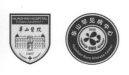

直面疑难 华山探案

（第一季）

华山探案
疑难病例集

王惠英　叶红英　主编

U0377262

复旦大学出版社

编委会

主　编　王惠英　叶红英
编　委（按姓氏笔画排序）

主编简介

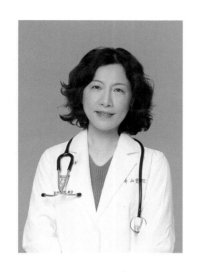

王惠英 医学博士，主任医师。现任复旦大学附属华山医院浦东院区院长、上海市女医师学会医务管理分会主任委员、上海市医疗质量管理委员会医务学组副组长、国家门诊专业质控中心专家委员会委员、中国医学救援协会卫生应急管理工作委员会委员、中国医院协会医院管理标准委员会委员等。曾任复旦大学附属华山医院医务处处长、质量管理办公室主任。

长期从事医疗质量安全管理、临床专科能力建设、医疗服务流程改进、诊疗服务模式创新、医疗管理数字化创新转型等医疗管理工作。建立并完善多院区医疗管理体系和制度，创建并推动罕见病中心发展，创新并推广多学科协作诊疗模式等。尤为重视青年医师诊疗能力的培养、疑难罕见疾病诊疗经验的共享，以及高质量医疗管理水平的提升。

发表数十篇权威核心管理杂志论文，主持多项国家级、省市级研究课题。主编包括《临床研究专病结构化数据集——肺栓塞标准数据集（2022）》在内的多本专著。曾获复旦大学抗击新冠肺炎疫情先进个人、中国医院管理奖个人菁英管理奖、上海市女医师协会第四届"医树奖"医疗（卫生）管理创新奖等荣誉。

主编简介

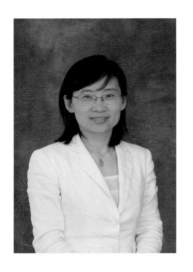

叶红英 医学博士，主任医师，硕士生导师。现任复旦大学附属华山医院教育处处长、内分泌科副主任、复旦大学附属华山医院罕见病中心专家委员会委员、中国垂体瘤协作组成员、中国罕见病联盟下丘脑垂体病学组委员、中国康复医学会糖尿病预防和康复专业委员会常委、上海医学会糖尿病分会委员、上海市医师协会内分泌代谢科医师分会委员、上海市中西医结合学会糖尿病专委会委员、上海中西医结合学会不孕不育专家委员会副主任委员、《中华内分泌代谢杂志》通讯编委、《上海医药》编委等。

亚专业方向为神经内分泌和肥胖。2013年开始作为主要人员之一促进华山医院内分泌科、神经外科等多学科在垂体病诊疗的全方位合作。2014年7月作为组长开设华山医院首个MDT门诊——垂体病MDT门诊。重点推进各种垂体瘤的规范化多学科合作综合治疗、尿崩症、垂体柄增粗和下丘脑病变的病因鉴别和综合管理治疗、库欣综合征的鉴别诊断、难治性库欣病和泌乳素瘤等综合治疗。主编《华山医院垂体疑难病多学科诊治病例精选》《复旦大学附属华山医院内分泌罕见病病例精解》《金垂体怎么做——鞍区疾病临床诊疗规范》，参编《实用内科学》《实用外科学》等著作。

前　言

随着诊断治疗技术的飞速发展,大数据、人工智能在临床广泛应用,临床医学快速向专科化、纵深化发展。如何突出专科特色优势、提高医疗技术水平、增强教学科研实力、选拔杰出的学科带头人、建设优秀人才梯队、更好地推进学科建设是医院高质量发展的关键。

疑难复杂疾病的综合诊治能力是衡量大型综合性三级甲等医院建设水平的重要标尺。作为一家大型的三级甲等综合性医院,复旦大学附属华山医院历来承担了大量疑难复杂疾病的诊治工作。疑难病例讨论制度一直是我们保证临床医疗质量的核心制度之一,也是华山医院的优良传统。

近年来,多学科诊疗(multidisciplinary team,MDT)模式的蓬勃发展为疑难复杂病例的诊疗注入了新的活力,越来越被学术界肯定并重视,为患者带来福音,同时也是临床人才培养和医院学科建设有效抓手。

2021年2月,在华山医院院领导大力支持下,由医务处和教育处牵头,各临床科室联合协办,"直面疑难,华山探案——华山医院疑难病例讨论系列"(简称"华山探案")正式启动。以提高医疗服务质量为出发点,提升临床诊治能力、学术能力和协作能力为落脚点,积极探索"临床价值"和"MDT学术协作"的快速落地,持续践行疾病管理的创新理念,发扬"直面疑难,不断探求"的华山精神。

"华山探案"一年一季,每月一期。每期均由主办科室精选病例,邀请相关科室专家共同精心准备,以MDT讨论的形式呈现,旨在倡导"鱼"与"渔"兼授的临床学习分享新模式。围绕病例讨论,从繁杂的临床信息中抽丝剥茧、层层深入、逐步探明,穿插国际最新诊治指南及学术新进展,不仅展示了成功的经验，也总结了失败的教训，为临床各级医生提供新颖的吸纳新知的方式，进一步开阔临床医生的疾病视野，提升青年医生对疑难病、复杂病、罕见病的诊断思维能力。

"华山探案"采用线下会议＋线上直播相结合的形式，经"华山医务""医道""壹生"三大学术平台同步直播分享。"华山探案"第一季共 12 期，吸引了全球 12 个国家 3.2 万余名临床医务人员的关注，会议视频浏览热度高达 10 万余次，已成为同道们临床工作之余必备的学术加餐之一。应广大临床医生的要求，特推出一季一书的《华山探案疑难病例集》，这是"华山探案"继同步线上线下直播、会议回看后的再次实践，有助于各级临床医生了解和熟悉 MDT 协作方式，学习和拓展疑难病例诊治思路，提升临床诊疗能力，规范临床诊治，令更多患者获益。

《华山探案疑难病例集》（第一季）收集整理了 2021 年 12 期的"华山探案"病例，凝集了来自 24 个专科 90 余名专家的共同智慧。"导读"例例精彩、引人入胜；"病史介绍""探案过程"跌宕曲折、思辨实证；"专家点评"提纲挈领、深入浅出；"相关知识点"悉心梳理、夯实新知。

"华山探案"充分显现了其原创性、实用性、可读性和先进性，不仅体现了华山医院临床严谨细致的诊疗思路和务实担当、严谨治学的工作态度，更是华山医院临床诊疗综合实力"三大维度"的彰显，即学术探索的深度、临床诊治的精（准）度以及系统思维、MDT 协作的广度。

复盘每个病例，我们再次倡导并强调医学的本质：以病人为本，扎根临床，夯实临床基本功，重视病史的详细询问及细致探寻，依据症状和体征的诊断分析是临床诊断学的核心和立足点。作为一名临床医生，不能只专注于自己的专科领域，还需有横向的临床分析能力，更要具备扎实的临床能力和前瞻性的创新临床思维。

最后，我们的诊疗经验尚需不断积累，诊治过程难免未能尽善尽美，文献阅读难免不够全面，讨论总结难免有所欠缺。衷心寄望各位临床同道给予批评和指正！

王惠英　叶红英

2023 年 5 月

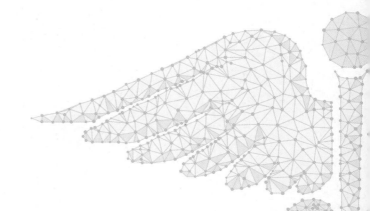

目　录

第 1 期

反复发作、伴有腹痛的
奇怪低钠血症究竟为何病

📋 **导　读**

　　年轻女孩反复发作剧烈腹痛,每次发作时均伴有低钠血症,先后接受了 2 次卵巢囊肿手术。术后持续低钠,甚至出现无法描述的全身剧烈疼痛。如此奇怪的病情究竟是什么原因导致的呢? 辗转各医院仍未能明确低钠血症的真正病因。低钠血症和疼痛到底有没有关联? 究竟是什么疾病让患者遭受如此折磨呢?

　　该病例由内分泌科提供并主导讨论,邀请消化科、普外科、神经内科、血液科及风湿免疫科共同参加讨论。

一、病史介绍

　　患者,女性,23 岁。因"反复腹痛、呕吐伴低钠血症 2 年余,再发 12 天"于 2020 年 12 月 30 日住院。

　　2018 年 8 月,患者出现腹痛、恶心、呕吐进行性加重伴便秘,就诊于上海某医院急诊科。腹部计算机体层成像(computed tomography,CT)提示右侧附件区囊肿,同时发现低钠血症(血钠最低为 102 mmol/L↓)。行右侧卵巢囊肿剥离 + 右侧肠系膜囊肿摘除术,术后腹痛等症状缓解,同时予补钠治疗后血钠恢复正常。2019 年 3 月及 2020 年 7 月,腹痛等症状再发,就诊于日本医院查血钠为 120 mmol/L 左右,具体诊疗情况不详。出院诊断为抗利尿激素不适当分泌综合征(syndrome of inappropriate antidiuresis,SIAD)。患者曾行全身荧光脱氧葡萄糖(fluorescent deoxyglucose,FDG)-正电子发射体层成像(positron emission tomography，PET)检查未发现明显异常，给予限水、补钠治疗后血钠升至140 mmol/L 左右，腹痛缓解。

2020 年 12 月 18 日晚餐后，患者再次出现中上腹部阵发性绞痛伴恶心、呕吐，伴有低热，自行服用退热药后体温降至正常，腹痛未缓解。12 月 21 日晚因腹痛持续伴停止排便至 B 医院急诊就诊，考虑急性胃肠炎，给予对症处理，效果欠佳。下腹部 CT 提示盆腔积液，左侧附件区囊性灶，查血钠为 128 mmol/L↓。12 月 25 日转入 C 医院急诊行腹腔镜下左侧卵巢囊肿(直径 2 cm)剥离术 + 右侧输卵管系膜囊肿切除术 + 盆腔内异位病灶电灼术。术后腹痛缓解，但仍有便秘，且经限水及补充盐胶囊后低钠血症持续(120～124 mmol/L)，并出现心动过速、血压升高及"不可描述"的全身疼痛，以腰背部为著。后转入我科进一步诊治。

自 2018 年发病以来，患者腹痛发作间歇期未监测血钠。患者腹痛多发生在月经前，腹痛缓解后出现全身疼痛，腰背部为著，2 周左右缓解。近 2 年患者自行控制饮食减重，每日进食 1～2 餐，进食量少，体重下降 5 kg。

患者有可疑青霉素过敏史；患者系领养，出生情况不详，生长发育正常。否认特殊药物服用史，否认肾脏疾病史。无法提供家族史。

体格检查：体温(temprature，T) 37.2℃，心率(heart rate，HR) 110 次/分，呼吸(respiration，R) 20 次/min，血压(blood pressure，BP) 135/86 mmHg。身高 1.68 m，体重 48.5 kg，体重指数(body mass index，BMI) 17.18 kg/mm²。神清，精神萎靡。皮肤弹性正常，全身皮肤、黏膜未见皮疹及色素沉着。甲状腺无肿大。心肺检查阴性。腹部可见手术瘢痕，腹壁软，全腹无压痛，肠鸣音 3 次/分。双下肢无水肿，双上肢肌力Ⅴ级，双下肢肌力Ⅳ级，肌张力正常。四肢腱反射对称引出，双侧病理征阴性，脑膜刺激征阴性，深浅感觉及共济运动正常。疼痛评分 7～8 分。

初步诊断：①低钠血症；②卵巢囊肿剥离术后。

二、探案过程

回顾患者整体病情，主要以低钠血症和腹痛以及全身疼痛为特征。需围绕这两个特征，抽丝剥茧、寻找元凶。

线索 1：低钠血症为何因？

低钠血症按照血钠浓度分类为：轻度为 130～135 mmol/L；中度为 125～

129 mmol/L;重度为<125 mmol/L。按照病程分类:慢性低钠血症为>48 h 以上或血钠降低<0.5 mmol/h;急性低钠血症为<48 h 或血钠降低>0.5 mmol/h。本例患者发现低钠血症持续时间>48 h,血钠波动在 120~128 mmol/L,考虑为慢性中、重度低钠血症。

　　根据患者无糖、脂代谢异常,无大量乙醇摄入史,无高蛋白血症,排除假性低钠血症及高渗性低钠血症,考虑慢性中度低渗性低钠血症。入院后查血渗透压为 249 mmol/kg H$_2$O↓,判断为低渗性低钠血症。根据低渗性低钠血症诊断流程(图 1-1),查尿渗透压为 479 mmol/kg H$_2$O,尿钠为 53 mmol/L 及 122 mmol/24 h。综上所述,患者血渗透压降低,尿渗透压大于血渗透压,尿钠浓度不适当升高(>30 mmol/L),同时完善相关检查示心、肝、肾、甲状腺及肾上腺功能未见明显异常,无低血容量表现(皮肤弹性正常,血压正常,血红细胞比容及尿酸低),未使用利尿剂,最终判断低钠血症病因为 SIAD。

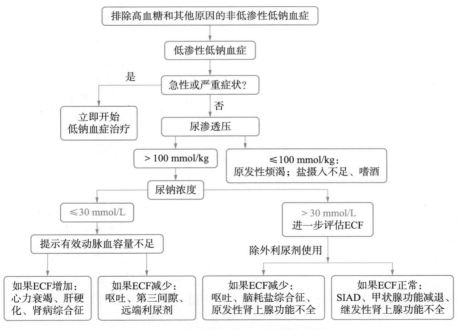

图 1-1　低渗性低钠血症诊断流程图

注:ECF,细胞外液。

明确低钠血症初步病因类型，经过限水、补钠以及托伐普坦（1.875 mg qd po 开始加量至 3.75 mg qd po）治疗，患者血钠逐步恢复至正常。患者监测血压基本正常，但难以描述的全身疼痛持续，伴随窦性心动过速、多汗等症状。非甾体抗炎药无效，在排除了器质性病变和肠梗阻等情况后，使用芬太尼透皮贴缓解疼痛。

线索 2：导致患者发生 SIAD 的原因又是什么？

SIAD 的常见病因如表 1-1 所示。查肿瘤标志物、心电图、骨密度未见明显异常；肺部 CT 示右肺上叶尖后段混合磨玻璃微结节，考虑炎性灶，该病灶引起 SIAD 可能性较小；头颅磁共振成像（magnetic resonance imaging，MRI）、骶髂 CT、垂体 MRI 及既往 FDG - PET/CT 检查均未见明显异常。患者否认特殊药物使用史，故目前肺部疾病、中枢神经系统疾病、恶性肿瘤和某些药物等因素导致 SIAD 依据不足，患者 SIAD 的病因未能查明。患者难以描述的全身疼痛和反复发作的腹痛与 SIAD 关系未明。

表 1-1　SIAD 常见病因

中枢神经系统疾病	肺部疾病	肿瘤
感染 　脑炎、脑膜炎、脑脓肿、 　获得性免疫缺陷综合 　征等	感染 　细菌性肺炎、病毒性肺炎、肺 　脓肿、肺结核、肺曲霉菌感 　染等	肺癌 　小细胞肺癌、间 　皮瘤
出血和肿块 　硬膜下血肿、脑出血、脑 　卒中、颅脑外伤、脑肿 　瘤等	哮喘	胃肠道肿瘤
其他 　多发性硬化症		生殖泌尿系统肿瘤、 　淋巴瘤、肉瘤等

线索 3：患者腹痛及全身疼痛是否与 SIAD 的病因相关？

就在持续寻找 SIAD 和全身疼痛的病因时，患者再次发作剧烈腹痛伴恶心、呕吐，但腹软，无明显固定压痛及反跳痛，无腹膜刺激三联征，肝区叩痛（－），Murphy 征（－），麦氏点压痛（－）。急查全腹部 CT、淀粉酶、脂肪酶及血常规等，无任何异常发现，4 h 后症状自行缓解。面对如此奇怪的腹痛，我们邀请了消化科和普外科医生会诊。

　　总结患者的腹痛特点：间歇性、急性腹痛发作伴恶心、呕吐、便秘，同时伴有反复低钠血症。前后 5 次发作，每次发作症状相似，其中 2 次似乎找到腹痛的病因，行手术治疗后腹痛缓解，但手术所见与疼痛并不相符。本次住院前有 2 次发作和本次住院期间的腹痛发作，未行特殊治疗也自行缓解。随腹痛后出现的是全身疼痛，本次还观察到患者多汗、心率加快和血压升高。根据腹痛的基本机制初步判定患者属于内脏痛（表 1 - 2），结合患者目前的检查结果，具体病因归结为代谢性疾病或中毒所致可能性大（图 1 - 2）。到底是什么病因呢？

表 1 - 2　腹痛的基本机制

疼痛性质	传导机制	疼痛特点
躯体痛	由壁层腹膜受刺激引起，由躯体神经传导	疼痛尖锐且定位准确 常为持续性，多不伴有恶心、呕吐症状
内脏痛	由内脏平滑肌痉挛、被膜扩张等引起，由内脏神经传导（交感、副交感神经）	疼痛位置多弥散而不确切 性质多为绞痛、胀痛等 常为阵发性，伴有恶心、呕吐、出汗、皮肤过敏、肌紧张以及自主神经紊乱现象
牵涉痛	内脏性疼痛刺激通过内脏神经传入，影像学相应脊髓节段而定位于体表	如胆囊疾病除右上腹痛外，常伴有右肩胛下疼痛。肾结石除患侧腰痛外，常伴有患侧大腿内侧及会阴部疼痛

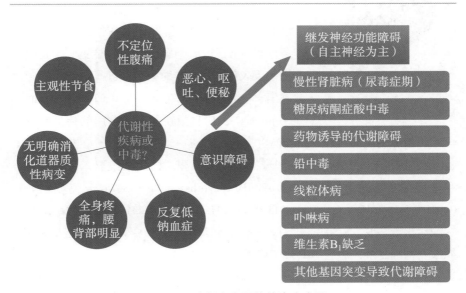

图 1 - 2　本例患者可能的腹痛病因

患者全身性不可描述的疼痛又该如何解释呢?请神经内科会诊,全身痛和阵发性腹痛均可见于偏头痛、视神经脊髓炎、线粒体病、癫痫及卟啉病等。患者的腹痛、呕吐、便秘等消化道症状,全身无定位意义的疼痛伴有高血压、窦性心动过速等症状均指向自主神经病。

自主神经病分为特发性、获得性(如糖尿病性、尿毒症性、肝病相关性、淀粉样周围神经病、获得性免疫缺陷综合征、中毒、麻风、干燥综合征及格林-巴利综合征等)及遗传性(法布里病、卟啉病等)。但是患者之前的实验室检查结果未有明确提示,肌电图和垂体 MRI 检查均正常,那到底是什么原因导致患者全身疼痛呢?现在结合各个科室的意见主要还是集中在中毒或者代谢疾病方向。

再次详细问询患者的工作和生活是否会暴露于有毒、有害物质,患者非常肯定地否认其可能性。

线索 4:患者发作时会伴有"血尿",为患者的诊断带来曙光。

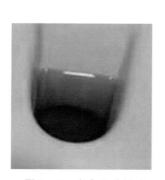

图 1-3 患者尿液样本

就在我们绞尽脑汁、剥丝抽茧寻找线索的时候,床位医生从患者母亲处了解到一个至关重要的伴随现象,患者本次腹痛发作时伴有"血尿"(图 1-3)。

汇总患者特点,主要包括:①发作性腹痛伴恶心、呕吐及便秘;②发作时有低钠血症;③全身性疼痛明显,但无器质性病变依据;④止痛药物效果欠佳;⑤发作时尿色深红。最后答案呼之欲出——急性间歇性卟啉病(acute intermittent porphyria,AIP)!重新学习卟啉病的相关知识后再回顾患者的病情,临床诊断确立!

经患者知情同意后,为患者进行了基因检测。检测结果显示患者存在羟甲基胆素合成酶(hydroxymethylbilane synthase,HMBS)杂合突变(NM_000190.3:c.731T>C,p. Leu244Pro),HMBS 基因第 731 位核苷酸由胸腺嘧啶脱氧核苷酸变为胞嘧啶脱氧核苷酸,导致其编码的蛋白第 244 位氨基酸由亮氨酸变为脯氨酸。患者 AIP 分子诊断确立。

三、最终诊断及诊断依据

(一)最终诊断

(1) 低钠血症。

(2) 抗利尿激素不适当分泌综合征(SIAD)。

(3) 急性间歇性卟啉病(AIP)。

(二)诊断依据

1. 低钠血症 患者入院前多次查血钠偏低,血钠在 120～127 mmol/L,入院后监测血钠为 121 mmol/L,故低钠血症诊断明确。

2. 抗利尿激素不适当分泌综合征 患者血渗透压为 249 mmol/kg H_2O,同步尿渗透压为 479 mmol/kg H_2O,尿钠为 53 mmol/L,甲状腺功能及肾上腺皮质功能正常,心、肝、肾功能正常,无水肿,诊断 SIAD 导致低钠血症。

3. 急性间歇性卟啉病 基因检测示 *HMBS* 基因外显子发生错义突变(c.731T＞C,Leu244Pro),符合 AIP 诊断。

四、治疗和病情转归

(一)治疗

1. 积极纠正低钠血症 继续限水,每天入量＜1 000 ml,同时补钠(盐胶囊),但因外院限水、补钠效果欠佳,故给予抗利尿激素(antidiuretic hormone,ADH)受体拮抗剂托伐普坦(15 mg/片)治疗,从 1.875 mg qd 起始后逐渐加量至 3.75 mg qd,血钠呈逐渐上升趋势。患者恶心、呕吐症状消失,进食正常,逐渐停用托伐普坦,继续限水治疗。出院时患者血钠在正常范围,嘱患者维持出入液量平衡,监测血钠。

2. 针对其全身疼痛 给予非甾体抗炎药及普瑞巴林治疗效果欠佳,换芬太尼透皮贴治疗后症状缓解。随着患者进食好转,疼痛症状逐渐减轻,出院时已停用所有止痛药。

3. 针对急性间歇性卟啉病 患者住院期间周身疼痛、神萎、食欲减退,予积极纠正低钠血症和缓解疼痛的同时鼓励患者进食,先给予半流质饮食,同时予胃肠外营养补充(每天 10% 及 5% 葡萄糖补液静滴,结合饮食每天摄入葡萄糖 200 g 左右)。患者胃纳逐步恢复,改为普通饮食,鼓励正常进食,尤其是碳水化合物占 60%～70%。患者症状明显好转。出院时告知患者诱发 AIP 发作的相关风险因素，避免节食。

（二）病情转归

出院后患者遵嘱规律饮食，体重增加，月经规律，尿色正常。出院后1年余未再发作。

五、专家点评

低钠血症是临床常见实验室检查异常，特别是在急诊和重症监护室，多予以对症处理而未深入分析其病因。反复发作或慢性低钠血症患者临床表现缺乏特异性，病因鉴别也常被忽视和延误。对内分泌专科医生而言，低钠血症病因鉴别是有待提高的基本功。

AIP是罕见病，更是SIAD的罕见病因。该病例是华山医院内分泌科诊断的首例AIP。AIP多数发作时以急症就诊，即使是了解AIP相关临床表现的医生，在急诊接诊急性腹痛患者时不太可能将AIP作为第一诊断。即使患者既往有过类似发作，急诊时患者的状态、医生的有限时间及病情处理的紧迫性使既往病史总是难以详细采集而难以识别AIP。该患者在内分泌科得以诊断，有赖于医生对患者整个病史的详细询问和资料收集，对低钠血症病因的逐步深入追问，在快速明确SIAD诊断和有效处理的情况下，常规寻找SIAD病因无果，细思众多伴随症状，通过家属挖掘了解信息，最终"红色尿液"这一独特特征，使大家想到AIP。重读AIP相关文献，复盘患者临床表现，才识别这是典型的AIP患者。基因检测的可及性使我们在无处可测传统代谢产物的情况下直接进入分子诊断。

六、相关知识点

（一）低钠血症及抗利尿激素不适当分泌综合征

低钠血症是临床常见的电解质紊乱相关疾病，其病因复杂，临床表现各异。低钠血症不能仅仅是补钠，应在进行低钠血症的病因鉴别后，再予以针对病因的治疗。根据该患者的实验室检查和临床表现，其低钠血症的主要病因考虑系SIAD所致。

SIAD是低钠血症的常见病因，是内源性ADH异常分泌或ADH活性增强而引起的以稀释性低钠血症、血渗透压降低、尿渗透压升高、尿渗透压大于血渗透压及尿钠排泄增多等为临床表现的综合征。诊断依据：①低血渗透压，血渗透压＜275 mmol/kg H_2O；②浓缩尿，尿渗透压＞100 mmol/kg H_2O；③高尿钠，尿钠浓度＞30 mmol/L；④血容量正常的临床表现；⑤排除甲状腺功能减退以及肾上腺功能减退等。临床上，SIAD 起病较为隐匿，也可急性起病，临床表现缺乏特异性，且本病的预后取决于基础病病因及治疗时机。若不及时明确病因并积极治疗，易造成严重后果。

（二）抗利尿激素不适当分泌综合征的病因和治疗

SIAD 的病因多样，包括肺部疾病、中枢性神经系统疾病、肿瘤及药物等。目前，仍以肺部疾病（如感染和肿瘤等）及中枢神经系统疾病（感染性、炎症性、血管性、肿瘤性或创伤等）最为多见，AIP 为其罕见病因。目前，针对 SIAD 的治疗主要包括对症治疗和对因治疗，即纠正低钠血症的同时，治疗患者的基础病。对症治疗方面，SIAD 的一线治疗为限制液体入量。本例患者接受限水治疗及口服盐胶囊效果欠佳，根据指南，给予托伐普坦治疗。托伐普坦是一种选择性 ADH 拮抗剂，通过与肾脏上加压素 V_2 受体结合阻滞 ADH 作用而起作用。临床研究证明，托伐普坦对任何病因引起的 SIAD 所致低钠血症均有效。托伐普坦在肝脏中由细胞色素 CYP3A4 代谢，是一种"不会诱发卟啉病发作"的药物，并在个别病例中报道，卟啉病发作时耐受性良好。美国食品和药物监督管理局建议托伐普坦治疗的持续时间取决于 SIAD 的性质和潜在疾病，建议使用时间不超过 30 天。本患者加用托伐普坦（1.875 mg qd 起始，每日复查电解质，根据结果调整托伐普坦剂量）。治疗后血钠逐渐恢复正常。针对 AIP，鼓励患者积极进食，增加碳水化合物的摄入，同时予止痛药物治疗和改善症状。经过综合治疗后，患者进食好转，疼痛缓解，停用托伐普坦后血钠仍维持正常。

（三）急性间歇性卟啉病概述

卟啉病是血红素生物合成途径中的酶活性改变所导致的代谢性疾病，表现为神经内脏症状和/或皮肤光敏性。血红素生物合成途径涉及 8 种酶，每种酶的活性缺陷导致相应的卟啉病亚型。其中相对多见的是迟发性皮肤卟啉病、AIP 和红细胞生成性卟啉病等，其他类型极其罕见。卟啉病是罕见病，其临床表现缺乏特异性，临床诊断极具挑战性。

AIP 是由于 HMBS（又称胆色素原脱氨酶，porphobilinogen deaminase，PBGD）缺乏所致的常染色体显性遗传病，但外显率极低。所有种族都可患病，北欧多见。女性多见，发病年龄多在 20～40 岁。一般青春期后才有临床症状。

AIP 的发病机制是 11 号染色体 *HMBS*／*PBGD* 等位基因发生突变，*PBGD* 活性下降，但大多数 *PBGD*／*HMBS* 基因突变者并不发生症状性 AIP，也就是说 *PBGD*／*HMBS* 基因突变是 AIP 发作的必要但非充分条件。在部分特殊诱因下，氨基酮戊酸（delta aminolevulinic acid，ALA）合成酶（ALAS1）活性增强，具有潜在毒性的胆色素原（porphobilinogen，PBG）和 ALA 在体内蓄积而诱发症状发作。

诱发因素主要有：低热量、低碳水化合物饮食；部分药物（曲马多、利多卡因、巴比妥类、磺脲类降糖药及卡马西平等抗癫痫药；抗感染药物如利福平、磺胺类、酮康唑及呋喃妥因等）（美国和欧洲有专门的网站供查阅可能诱发 AIP 的药物）；外源性化学物质和性激素（尤其是孕激素）；吸烟、饮酒等。AIP 发作始于青春期之后女性，黄体期多发，与孕激素相关。

AIP 潜伏期患者无任何症状，急性发作时的主要临床表现包括：①重度、定位不明，但往往仅有轻微压痛的腹痛（见于 85%～95% 的患者），常伴有便秘、腹胀、恶心、呕吐和肠鸣音减少；②可伴有周围神经系统（感觉和运动，表现多样如肢体痛、麻木、感觉异常及运动无力等）、自主神经系统（心动过速等）异常表现；③红色尿（不发作时尿色可恢复正常）或膀胱功能障碍（尿痛、排尿困难、尿潴留及尿失禁等）；④低钠血症较为常见，由 SIAD 引起和/或消化道等丢失。AIP 的诊断主要依靠临床表现，尿液中高 PBG，分子诊断为 *PBGD*／*HMBS* 突变。

AIP 发作期的治疗主要包括高铁血红素注射、葡萄糖负荷及对症支持治疗。高铁血红素疗法不仅通过负反馈下调 ALAS1 的转录，还可通过干扰 mRNA 的稳定性或阻断成熟酶进入线粒体降低肝脏的 ALAS1 水平。治疗尚无标准方案，但一般给药剂量为（1～4）mg/kg，最大剂量为 6 mg/kg。缓解症状平均需要 2～5 天。然而，在症状不断恶化的情况下，最长可使用 14 天。该疗法最常见的不良反应是静脉炎和铁超载。但高铁血红素因价格昂贵且国内不易获得，临床应用受到限制。葡萄糖负荷是目前唯一可实现的治疗，可以通过下调 ALAS1 合成来控制症状。该疗法通常使用 10% 葡萄糖，每天 300～500 g 口服，因消化道症状无法口服者可静脉给药。但持续饮用或静脉输注葡萄糖液有加重低钠血症可能，重症者甚至引起癫痫发作。因此，本例患者并未使用葡萄糖负荷疗法，予积极纠正低血钠和缓解疼痛，同时胃肠外营养支持后胃纳逐步恢复，鼓励正常进食。

　　除了针对 SIAD 发病机制采取限水补钠,必要时予托伐普坦治疗纠正低钠血症外,发作期疼痛管理非常重要。非甾体抗炎药通常止痛效果不足,且又因为胃肠道和肾脏不良反应常常需要使用阿片类镇痛药,且因常常伴随的恶心、呕吐或肠麻痹无法口服时常需胃肠外给药,芬太尼为可选药物。非甾体抗炎药如对乙酰氨基酚(扑热息痛)可安全地用于 AIP 患者日常的止痛治疗。

　　采取适当措施可有效预防 AIP 发作。最重要的预防措施是避免所有可能引起急性发作的因素,包括避免可诱发的相关药物(红霉素、硝苯地平、卡马西平及环磷酰胺等)、保证能量特别是碳水化合物的摄入、戒烟戒酒、避免感染等。有研究报道,10%～30%的周期性 AIP 发生在月经周期的黄体期。该患者有明确的节食史,每次发作均在月经周期的黄体期,饥饿及孕激素是该患者发病的诱发因素。因此,建议患者维持碳水化合物略高(60%～70%)的均衡饮食。经前反复发作的 AIP 妇女也可给予促性腺激素释放激素(gonadotropin releasing hormone,GnRH)类似物抑制排卵而抑制月经周期相关发作。

　　(四)卟啉病所致腹痛的特点

　　患者病程中反复腹痛、恶心、呕吐及全身疼痛,有心动过速及一过性高血压,考虑系 AIP 自主神经病变的表现。卟啉病的腹痛,属于定位不明的内脏痛,往往是卟啉病临床症状中最常见,也是最早出现的;以症状重、体征轻为特点,疼痛稳定,但定位不明确,90%的患者存在腹痛;可在数小时至数日内发作,持续数日至数周,因诱因和治疗而不同;腹痛发作频率有显著个体差异,月经、饥饿及感染等可诱发或加重腹痛。其他急腹症(如阑尾炎、炎性或缺血性肠病、胆结石或肾结石等)也可诱发 AIP。患者可伴有自主神经病变,包括窦性心动过速;高血压、血压不稳、直立性低血压;大汗淋漓;剧烈呕吐,便秘,腹胀、腹泻和尿潴留等。患者发热或白细胞升高不明显。

　　(五)卟啉病导致抗利尿激素不适当分泌综合征的机制

　　AIP 导致 SIAD 的机制可能是多方面的。研究发现,下丘脑正中隆起水平的视上核和室旁核可因 ALA 和 PBG 的积聚导致神经元丢失而造成下丘脑损伤,从而增加 ADH 分泌。其次,ALA 和 PBG 引起的血管痉挛导致的腹痛可直接刺激室旁核的微小细胞部分合成 ADH。再者,AIP 患者常伴急性发作的麻痹性肠梗阻。肠道内的水和电解质会刺激血管紧张素Ⅱ的分泌。第三脑室的底部有血管紧张素Ⅱ受体。这些受体能够通过压力感受性分泌 ADH 的机制直接刺激 ADH 分泌进入第三脑室。另外，剧烈的腹痛常被误诊为急腹症而进行剖腹探查，简单的手术操作也可直接刺激下丘脑分泌 ADH。

致　谢

感谢消化科刘懿教授、普外科项建斌教授、神经内科章悦医生、血液科丁天凌教授、风湿免疫科薛愉教授参与本次探案。

推荐阅读

1. CUESTA M, THOMPSON C J. The syndrome of inappropriate antidiuresis (SIAD) [J]. Best Pract Res Clin Endocrinol Metab, 2016,30(2):175 - 187.
2. MOHAN S, GU S, PARIKH A, et al. Prevalence of hyponatremia and association with mortality: results from NHANES[J]. Am J Med, 2013,126(12):1127 - 1137.
3. PISCHIK E, KAUPPINEN R. An update of clinical management of acute intermittent porphyria [J]. Appl Clin Genet, 2015,8:201 - 214.
4. SPASOVSKI G, VANHOLDER R, ALLOLIO B, et al. Clinical practice guideline on diagnosis and treatment of hyponatraemia [J]. Eur J Endocrinol, 2014,25,170(3): G1 - 47.
5. STÖLZEL U, DOSS M O, SCHUPPAN D. Clinical guide and update on porphyrias [J]. Gastroenterology, 2019,157(2):365 - 381.

（张　烁　刘　燕　叶红英　李益明）

第 2 期

蚀皮破骨之谜

📖 **导 读**

在长达半年多的时间里，这位年逾六旬的患者经受了常人无法想象的蚀皮破骨之痛，经历了种种有创检查，甚至先进的测序技术也未能帮助他明确诊断。看看华山医院医生如何抽丝剥茧、寻根究底，层层揭开背后的谜底。

该病例由感染科提供并主导，邀请血液科、肿瘤科、病理科、放射科和检验科共同参加讨论。

一、病史介绍

患者，男性，62岁。江西省宜春市人，就职于电力公司。因"右腋下包块伴骨痛7月，多发皮损伴破溃1月"于2021年2月22日收入感染科住院。

患者2020年7月在和他人发生肢体冲突过程中胸部曾受到轻度碰撞，随即出现双侧肋骨疼痛，尚能耐受。次日发现右侧腋下有一个包块，大小约2 cm×2 cm，质软，局部皮肤发红，无疼痛及发热，予特殊处理。1个月后患者右腋下包块自行破裂，流出淡血性液体（图2-1），至当地诊所行局部消毒换药，自觉症状好转不明显，并且逐渐出现右侧手背肿胀。

2020年10月，患者因咳嗽、咳痰2周于当地医院行肺部CT检查，提示右下肺肺炎，于10月15日至呼吸科住院治疗，期间没有发热，查血、痰、肺泡灌洗液、气管镜下刷检标本涂片及培养均为阴性。经过抗感染及充分控制血糖，患者肺部感染逐渐好转，但右侧腋窝的脓肿经久不愈，并持续流出黄色脓液（图2-2），

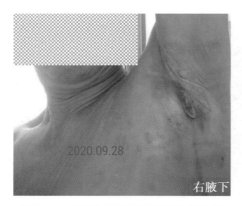
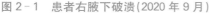

图 2-1　患者右腋下破溃（2020 年 9 月）

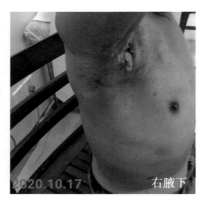

图 2-2　患者右腋下包块流脓
（2020 年 10 月）

脓液的涂片及培养也为阴性。10 月 26 日，患者转入该院烧伤科，先后两次在全麻下对右侧腋窝病灶进行清创、负压引流、缝合等手术处理，创面逐渐愈合。住院期间曾先后使用以下抗菌药物：利奈唑胺×7 日、哌拉西林他唑巴坦×20日、左氧氟沙星×11 日、比阿培南×7 日。11 月 18 日，患者好转出院。

　　出院后患者仍自觉双侧肋骨疼痛，不伴有发热等不适。12 月 23 日复查胸部 CT 提示有胸部多发骨质破坏。12 月 24 日行正电子发射断层扫描（PET/CT）（图 2-3）显示：①甲状腺左叶上方结节伴荧光脱氧葡萄糖（FDG）摄取增高，标准摄取值（standard uptake value，SUV）为 12.2，左侧甲状软骨局部受累，考虑恶性，原发及转移可能；②右上胸壁肌肉结节状 FDG 摄取增高，右腋窝淋巴结肿大伴 FDG 摄取增高，考虑转移；③部分颅底、颈胸腰骶椎椎体及附件、双侧锁骨、右侧肱骨近段、双侧肩胛骨、胸骨、双侧多根肋骨、部分骨盆组成骨多发溶骨性骨质破坏，局部伴软组织肿块形成，以胸骨肿块较著，FDG 摄取高，SUV 为 14.1。全身多发骨转移瘤可能大，建议骨髓穿刺行病理学检查；④部分胃壁及肠管 FDG 摄取值高，考虑炎性，建议内镜排除肿瘤。由于 PET/CT 高度怀疑肿瘤多发转移不能除外，患者遂就诊于肿瘤科，查白细胞 18.0×10^9/L，中性粒细胞比例 84.8%，肿瘤标志物[甲胎蛋白（alpha fetoprotein，AFP）、癌胚抗原（carcinoembryonic antigen，CEA）、前列腺特异性抗原（prostate specific antigen，PSA）]及甲状腺功能未见明显异常，血清碱性磷酸酶（alkaline phosphatase，ALP）163 U/L。2021 年 1 月 5 日，患者在外院全麻下行胸骨活检术，术后病理学检查提示：（胸骨肿物）纤维脂肪组织增生，小块炎性肉芽肿；免

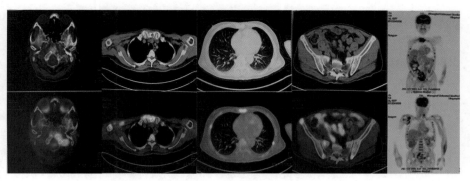

图 2-3　患者 PET/CT 表现(2020 年 12 月 24 日)

疫组化示 CKpan(-)，CK7(-)，CK20(-)，TTF-1(-)，PSA(-)，CD45(炎细胞阳性)，CD68/KP-1(组织细胞阳性)，P504S(-)，肿瘤体相关基因变异检测均为阴性。

　　虽然骨活检没有肿瘤的依据，但患者病情仍在进展。2021 年 1 月底，患者腋下包块、胸骨柄活检部位再次出现渗液、流脓，并于左侧胸壁、锁骨周围等部位陆续出现 2 枚皮下肿块，颜色同肤色，无疼痛及瘙痒(图 2-4)。2 月 3 日，患者至另外一家医院住院时全身已有多处肿块伴破溃：胸骨柄处可见一 5 cm×4 cm 红肿包块，边界清，皮温高，有波动感，上有 2 处破溃，按压见较多黄色脓液溢出，破溃处探查可探及 4 cm 空腔；右腋下可及一 2 cm×1 cm 暗红色包块，上有一破溃，按压见较多黄白色稠厚脓液溢出，向乳房方向可探及 3 cm 空腔；剑突下见一 6 cm×6 cm 暗红色包块，有波动感；右侧胁肋部、左侧锁骨区见多处包块，部分有波动感，部分质地较韧。查血常规：白细胞计数 18.98×10⁹/L，中性粒细胞百分比 91.8%，C 反应蛋白(C-reactive protein，CRP) 121.38 mg/L，降钙素原(procalcitonin，PCT) 0.73 ng/mL。肝功能：γ-谷氨酰转移酶(gamma glutamyl transferase，GGT) 265 U/L，ALP 500 U/L。外周血及脓液涂片、培养均为阴性，结核 T 细胞检测阴性，血免疫固定电泳阴性，外周血涂片未找见异常细胞。胸部 CT 扫描提示：右腋下及前胸壁皮下多发软组织团片状影，部分并窦道及空腔形成，相邻胸骨骨质破坏，附见胸廓诸骨多发骨质破坏并周围软组织肿胀，骨转移瘤可能，左侧胸腔积液。发射计算机体层成像(emission computed tomography，ECT)检查示：两侧多发肋骨、胸骨、T₄~₅、右肩关节放射性摄取不均匀增高，部分肋骨局灶性异常浓聚，建议结合临床除外恶性病变所致可能。同时完善胃镜检查,提示慢性胃炎。肠镜检查提示乙状结肠息肉,行摘除术,肠息肉病理学报告管状腺瘤伴低级别上皮内瘤变。由于患者有多处皮下包块伴有破溃、流脓,于2月9日在局麻下行胸骨柄和剑突下皮肤脓肿切开扩创引流术,脓液涂片、培养均为阴性,组织病理学检查示(剑突下坏死组织)广泛坏死纤维结缔组织,内见少量死骨碎片,(胸骨柄坏死组织)鳞状上皮增生伴溃疡,其下部分区呈囊性,囊内衬鳞状上皮,伴溃疡及假上皮瘤样增生,囊周及纤维结缔组织中见大量急、慢性炎细胞浸润及多核巨细胞反应,另见炎性坏死物,考虑表皮囊壁破裂感染,请结合临床。术后曾有一过性低热,积极予创面换药、冲洗。由于皮肤破溃经久不愈,患者2021年2月22日为进一步诊治被收入我科住院。

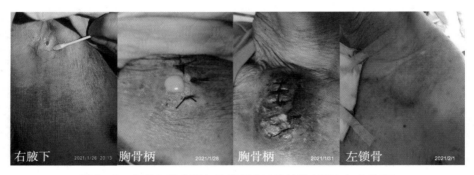

图2-4　患者多发皮下包块伴部分破溃流脓(2021年1月底)

总结外院病史:患者为中老年男性,病程半年余,表现为躯干多发的皮下包块伴有破溃、流脓,并有骨痛、骨质破坏,病原学检查无阳性发现,骨扫描、PET/CT等检查提示转移性肿瘤不除外,但软组织及骨活检均未发现肿瘤依据。经过手术清创及充分的抗感染治疗后,病灶仍迁延不愈、进行性加重。

追问病史:患者自2020年4月开始出现体重下降,至2021年2月入院时,体重下降15 kg。发病以来食欲差、精神萎。

患者既往有糖尿病史10余年,未行正规治疗及检测,近7个月在就诊过程中开始使用胰岛素,血糖控制可;有吸烟史40年,平均15支/日,未戒烟,居住于原籍。

入院体检:消瘦,身高167 cm,体重40 kg,贫血貌,胸骨柄及腋下部位可见皮肤破溃流脓,剑突下可见窦道伴流脓,左侧锁骨区、左侧胸壁、右侧胁肋部可触及皮下波动性包块,皮温不高,局部皮肤不红,无压痛(图 2-5)。

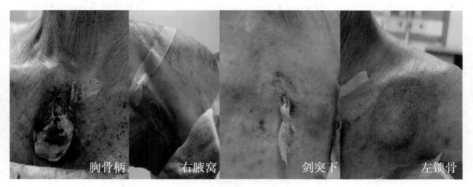

图 2-5　患者多发皮下包块伴部分破溃流脓(2021 年 2 月 22 日入院时)

入院初步诊断:①多发皮肤软组织肿块伴骨质破坏性质待查;②2 型糖尿病。

二、探案过程

阶段一:抽丝剥茧——诊断与鉴别诊断。

患者多发的皮下包块伴有骨质破坏,需要鉴别哪些疾病?

1. **复杂性皮肤软组织感染**　患者为中老年男性,有糖尿病基础,血糖控制不佳,是感染以及病变迁延不愈的危险因素。临床表现为多发皮下包块形成,伴有骨质破坏,部分病灶呈化脓性表现。血常规检查提示白细胞及中性粒细胞比例明显升高,伴有血沉、CRP 及 PCT 等炎症指标不同程度升高,而肿瘤标志物、胸骨活检等未找到肿瘤依据。既往病程中曾经在抗感染治疗后一过性好转,故考虑复杂性皮肤软组织感染可能,但病程中反复行涂片、培养均未发现致病菌,需进一步行病原学检查以明确诊断。

(1)细菌感染:化脓性皮肤软组织感染的致病菌以金黄色葡萄球菌、链球菌最为多见,且起病急,往往有外伤、侵入性操作等入侵途径,可表现为红、肿、热、痛及流脓等急性化脓性改变,并可造成血白细胞、中性粒细胞明显升高,严重者细菌入血可导致脓毒性休克。但该患者病程较长,反复脓液细菌培养未发现细菌,需考虑低毒力病原体感染的可能,如分枝杆菌等。

(2)真菌感染:播散性的真菌感染可累及皮肤软组织、骨质,但多见于粒细胞缺乏、大剂量激素或免疫抑制剂使用、器官移植受者等免疫极度低下的患者,通过脓液或病变部位组织的培养可明确病原体。该患者无严重的免疫低下基础疾病,目前缺乏真菌感染的依据。

2. 原发肿瘤 患者全身多处骨质破坏并 FDG 摄取明显增高,需鉴别多发性骨髓瘤、朗格罕细胞组织细胞增生症、淋巴瘤等血液系统疾病,但目前患者血、尿免疫固定电泳均为阴性,胸骨活检未见肿瘤依据。

3. 转移性肿瘤 患者中老年男性,全身多处骨质破坏、ALP 升高、PET/CT 检查提示甲状腺、皮肤软组织、多处骨质均有 FDG 摄取明显增高,需鉴别肿瘤转移,但目前各项检查未发现肿瘤原发病灶,且胸骨活检不支持肿瘤诊断。

为进行诊断和鉴别诊断,需要做哪些检查?

入院后患者完善了以下检查。

常规检查如下。

血常规检查:白细胞计数 $16.27 \times 10^9/L \uparrow$,中性粒细胞百分数 86.8% $\uparrow$,血红蛋白 72 g/L $\downarrow$,血小板计数 $669 \times 10^9/L \uparrow$。

肝、肾功能:丙氨酸氨基转移酶(alanine aminotransferase, ALT) 7 U/L,天冬氨酸氨基转移酶(aspartate amino transferase, AST) 9 U/L,ALP 441 U/L $\uparrow$,GGT 340 U/L $\uparrow$,白蛋白 25 g/L $\downarrow$,球蛋白 44 g/L,血肌酐 61 μmol/L。

血糖:血糖 9.3 mmol/L $\uparrow$,糖化血红蛋白 7.3% $\uparrow$。

炎症指标:CRP 56.61 mg/L $\uparrow$,血沉 82 mm/h $\uparrow$,PCT 0.28 ng/mL $\uparrow$,CD64 3.09 $\uparrow$。

甲状腺功能:促甲状腺激素(thyroid-stimulating hormone, TSH) 2.73 mIU/L,总三碘甲状腺原氨酸(total triiodothyronine, TT_3) 0.74 nmol/L,总甲状腺素(total thyroxine, TT_4) 65.2 nmol/L,游离三碘甲状腺原氨酸(free triiodothyronine, FT_3) 1.79 pmol/L,游离甲状腺素(free thyroxine, FT_4) 12.9 pmol/L,ATG、TPO、TRAb 阴性。

淋巴细胞分类计数:$CD4^+$ T 淋巴细胞 36%,$CD8^+$ T 淋巴细胞 46% $\uparrow$,自然杀伤细胞(natural killer cell, NK 细胞)10%。

免疫球蛋白:免疫球蛋白 G 22.1 g/L $\uparrow$,免疫球蛋白 A、免疫球蛋白 M 在正常范围内。

感染相关检查如下。

感染相关血清学检查:血结核 T 细胞检测、隐球菌乳胶凝集试验、G 试验、GM 试验均为阴性;巨细胞病毒(cytomegalovirus,CMV)-DNA、EB 病毒(Epstein-Barr virus,EBV)-DNA 阴性,人类免疫缺陷病毒(human immunodeficiency virus,HIV)阴性。

病原学培养:脓液革兰氏染色、抗酸染色、真菌荧光染色均为阴性;胸骨柄破溃处脓液培养示白念珠菌、溶血性葡萄球菌生长;脓液二代测序测得铜绿假单胞菌(序列数 5)和白念珠菌(序列数 167)。

自身免疫性疾病相关抗体检查如下。

自身抗体:抗核抗体(ANA)、抗可溶性抗原抗体(ENA)、抗中性粒细胞胞质抗体(ANCA)、抗心磷脂抗体(ACA)及肌炎抗体均为阴性。

肿瘤性疾病相关检查如下。

免疫固定电泳:血、尿免疫固定电泳阴性。

肿瘤标志物:糖类抗原 125(carbohydrate antigen 125,CA125) 66.5 U/mL↑,糖类抗原 19-9(carbohydrate antigen 19-9,CA19-9) 54.3 U/mL↑,铁蛋白 752 ng/mL↑。

骨髓穿刺:骨髓涂片示骨髓象增生活跃,粒系增生左移,部分伴退行性变,NAP 积分明显增高,红系比例减少,铁染色可见环状铁粒幼细胞,片上成熟单核细胞、浆细胞较易见,可见少量异型淋巴细胞。骨髓流式示未见明显异常淋巴细胞群,有核红细胞比例减低,部分 CD71/CD36 表达丢失,约占有核红细胞的 2.21%。骨髓病理学检查示骨髓活检示 7~8 个髓腔,造血细胞约占 50%,巨核细胞可见,各系造血细胞未见明显异常,请结合临床。网状染色(-),刚果红染色(-),PAS 染色(散在+)。

其他辅助检查如下。

胸部增强 CT 扫描:双侧胸壁多发软组织结节及胸骨正中胸壁包块,伴多根肋骨、双侧肩胛骨及胸骨、锁骨骨质破坏;右侧腋窝软组织内结节;双侧肺门、纵隔内多发小淋巴结;右肺上叶前段小钙化灶;双侧胸腔积液及胸膜增厚(图 2-6)。

超声检查:左侧锁骨上及左侧腰部、右侧胸部肋骨区皮下软组织内多发感染性病灶,部分内伴大量液化,部分伴骨侵蚀。双侧颈部、锁骨上、腋下、腹股沟区未见明显异常肿大淋巴结及未见明显占位。后腹膜大血管周围未见明显肿大淋巴结。甲状腺两叶滤泡结节,TI-RADS 2 类。

脊柱及扁骨摄片:两胸多发肋骨、右侧锁骨骨质破坏。

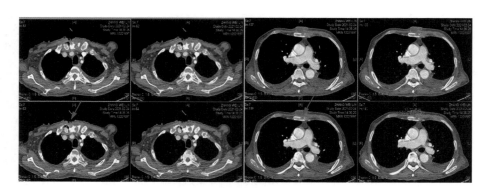

图 2-6　胸部增强 CT 表现(2021 年 2 月 24 日)

病理科会诊结果如下。

病理科会诊结果为：①无肿瘤性病变的依据；②可见骨质破坏和皮肤溃疡性病变；③考虑穿透性炎症伴表皮瘤样增生。

患者入院后初步检查没有发现原发或者转移性肿瘤的依据,脓液培养出的皮肤定植菌(白念珠菌、溶血性葡萄球菌)并不能解释病情,而此时患者骨痛症状越来越明显,病痛的折磨使他愈加消瘦,一般情况越来越差。

阶段二:时不我待——开始经验性治疗。

在没有原发及转移肿瘤依据的情况下,如何进行进一步的诊疗?

考虑到该例患者慢性迁延性的病程,主要表现为皮下脓肿形成和骨质的多发破坏,在没有原发及转移肿瘤依据的情况下,非结核分枝杆菌等低毒力病原体的感染仍是放在首位考虑的,于是从 2 月 25 日开始采取克拉霉素 0.5 g bid 口服、阿米卡星 0.6 g qd 静滴、莫西沙星 0.4 g qd 静滴、利奈唑胺 0.6 g q12 h 静滴的联合抗感染治疗方案,同时继续积极送检病原学检查。2 月 26 日,患者在超声引导下做了左侧锁骨区皮下积液穿刺引流,引流出 20 mL 脓液再次送检二代测序,结果仍为阴性。

幸运的是经过经验性抗感染治疗,患者皮肤表面的破溃渗出有了起色,逐渐好转。

阶段三:柳暗花明——病因浮上水面。

就在我们以为这个蚀皮破骨之谜的谜底可能要石沉大海时,3 月 3 日传来了振奋人心的消息,时隔 8 日,患者 2 月 23 日所留取的创面分泌物分枝杆菌培养回报了阳性,此后 3 月 5 日—12 日患者的骨髓、外周血及脓液的分枝杆菌培养相继回报阳性。

分枝杆菌培养回报阳性对于指导诊断和治疗有什么作用？

分枝杆菌包括结核分枝杆菌复合群、麻风分枝杆菌和非结核分枝杆菌（non-tuberculous mycobacteria，NTM），分枝杆菌培养 8～10 日回报阳性，尤其要警惕感染 NTM 的可能。由于 NTM 的耐药模式因菌种不同而有所差异，所以菌种鉴定和药敏试验结果十分重要；不同 NTM 病的用药种类和疗程有所不同，在制订 NTM 病治疗方案时应根据药敏试验结果选用药物。

NTM 的菌种鉴定方法包括对硝基苯甲酸选择性培养基法、MPB64 抗原检测法以及测序、序列比对及质谱等分子诊断技术。其中同源基因或序列比对的方法是目前 NTM 菌种鉴定的“金标准”。我们采用了 16S rRNA 测序和比对，这株分枝杆菌菌株最终鉴定为哥伦比亚分枝杆菌（Mycobacterium colombiense）。从而修正患者的诊断为：①播散性哥伦比亚分枝杆菌感染；②2型糖尿病。

进一步的药敏试验结果（表 2－1）提示该株哥伦比亚分枝杆菌对克拉霉素、利福布丁及阿米卡星敏感，对利奈唑胺中介，对乙胺丁醇、异烟肼、莫西沙星、利福平、复方磺胺甲噁唑、链霉素、多西环素及乙硫异烟胺耐药。根据以上药敏检查结果，将莫西沙星换为利福布丁，保留克拉霉素、阿米卡星及利奈唑胺继续抗感染治疗，同时给予伤口充分引流、换药。

表 2－1　该株哥伦比亚分枝杆菌的药敏结果

药物名称	MIC 参考值	MIC	结果
克拉霉素	CLA(S≤8，R≥32)	1	敏感
利福布丁	RFB(R≥2)	＜0.25	敏感
乙胺丁醇	EMB(R≥5)	8	耐药
异烟肼	INH(R≥0.1)	＞8	耐药
莫西沙星	MXF(S≤1，R≥4)	8	耐药
利福平	RIF(R≥1)	2	耐药
甲氧苄啶/磺胺甲噁唑	SXT(R≥2/38)	2/38	耐药
阿米卡星	AMI(S≤16，R≥32)	16	敏感
利奈唑胺	LZD(S≤8，R≥32)	16	中介
环丙沙星	CIP(S≤1，R≥2)	＞16	耐药

续　表

药物名称	MIC 参考值	MIC	结果
链霉素	STR(R≥1)	8	耐药
多西环素	DOX(S≤1, R≥4)	>16	耐药
乙硫异烟胺	ETN(R≥4)	>20	耐药
阳性对照	POS	+	正常

回顾本例病例为何会出现传统的病原体培养阳性,但 2 次二代测序均阴性的情况呢?

二代测序作为新兴的分子生物学检测方法,在临床上的应用越来越广泛。例如,感染性疾病的诊断、耐药基因的检测、微生物组学分析、检测病毒性肿瘤或进行肿瘤液体活检分析等。在感染性疾病诊断领域,二代测序的优势在于其能检测到其他传统手段无法检测到的病原体。因此,二代测序在应用于临床疑难杂症或免疫抑制患者时有更大意义。但同时我们也要认识到,实际的临床操作过程中,会有多种标本因素以及技术原因导致二代测序出现假阴性的结果,如送检标本种类并非感染部位的标本、送检治疗用药后的标本存在标本污染、标本处理不当、核酸提取不恰当等问题以及结果的解读不规范等原因。

本例患者在诊断过程中,脓液培养出 NTM,但同时送检的 2 次脓液的二代测序均未测到该病原体,分析可能的原因包括:该样本单位体积人细胞含量 3×10^8 个 cells/mL,存在高载量的宿主核酸数据,而 NTM 作为胞内菌,检测的难度更大,可能是导致本次标本阴性的原因。故而二代测序的检测结果应结合临床综合判断,对于二代测序结果为阴性,但根据其他辅助检查结果(如病原体培养)高度提示感染可能的病例,建议必要时再次取样重复二代测序检测。

阶段四:寻根究底——探寻背后的元凶。

患者会发生如此严重的播散性非结核分枝杆菌感染,蚀皮破骨病症的背后隐藏着何种易感因素?

尽管患者有 2 型糖尿病病史,血糖的监测和控制也不规范,但出现如此广泛播散的严重感染也非常少见。NTM 感染的危险因素包括:①宿主因素,如肺部基础疾病(如支气管扩张、慢性阻塞性肺疾病及囊性纤维化等)、免疫受损

（如 HIV 感染、抗干扰素-γ（IFN-γ）自身抗体阳性等）；②药物因素，如免疫抑制剂、化疗药物等的使用；③环境因素，如土壤、游泳池、供水管道、医源性感染等。此前入院后一系列的检查已排除了常见的结缔组织疾病、肿瘤性疾病等基础，并针对 NTM 感染的危险因素进一步检查，经酶联免疫吸附试验（enzyme linked immunosorbent assay，ELISA）检测，该患者的抗 IFN-γ 抗体为阳性。

三、最终诊断

至此，患者的最终诊断明确为：
（1）播散性哥伦比亚分枝杆菌感染。
（2）抗 INF-γ 抗体综合征。
（3）2 型糖尿病。

四、治疗和病情转归

查阅文献后，我们发现抗 IFN-γ 抗体综合征合并 NTM 感染时，主要是以针对性的抗感染治疗为主，针对 IFN-γ 抗体的治疗方法尚无充分证据证明其对疾病预后有益。经过充分的抗 NTM 治疗（利福布丁、克拉霉素、阿米卡星及利奈唑胺联合口服）以及胰岛素控制血糖，伤口引流、换药，1 个月后患者的伤口逐渐干燥、愈合（图 2-7），骨痛已不明显，精神和营养状态明显好转。截至2021 年 11 月末次来院随访，患者皮肤破损均已愈合，无骨痛症状，复查抗IFN-γ 抗体仍为阳性，目前还在继续抗感染治疗中。

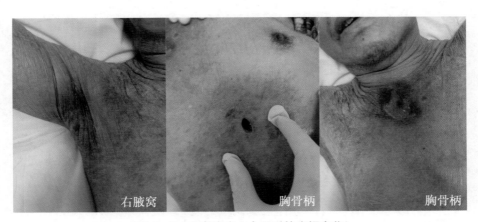

右腋窝　　　　　胸骨柄　　　　　胸骨柄

图 2-7　患者治疗 1 个月后的皮损变化

五、专家点评

非结核分枝杆菌病的发病率逐年增高，由于病原体种类繁多、病灶累及广泛、病程慢性迁延，给病患造成了极大的痛苦，尤其是对于免疫低下的患者来说，临床表现往往多种多样，且不典型，其诊断和治疗也给医务人员提出了挑战。随着分子检测技术的快速发展，如直接、间接同源基因或序列比较、宏基因测序及基质辅助激光解析电离飞行时间质谱（MALDI‐TOF）等，NTM 的检出率逐步提高。2020 年发布的《非结核分枝杆菌病诊断》一文强调了在病原学检测中菌种鉴定是诊断的必要程序之一，指出基于同源或序列比较的分子生物学方法是目前分枝杆菌菌种鉴定的"金标准"，但即使是目前分子生物学技术在分枝杆菌菌种鉴定中的应用已非常普遍与成熟，分子检测方法也不推荐作为 NTM 病确诊的技术手段，病原学的培养和组织病理学诊断仍然是目前应用较多的确诊手段。在实际的临床工作中，对于 NTM 病的准确诊断不仅仅依靠实验室检测和菌种鉴定，还要结合患者的流行病学特点、临床表现以及影像学特征进行综合判断。这也正是本例患者得以在宏基因测序反复阴性，同时病原学培养结果尚未明确前就得到了有效的抗感染治疗的基础。

六、相关知识点

（一）非结核分枝杆菌与哥伦比亚分枝杆菌

NTM 系除结核分枝杆菌复合群和麻风分枝杆菌以外的其他分枝杆菌，Runyon 分类法根据 NTM 在试管内的生长温度、生长速度、菌落形态及色素产生与光反应的关系等将其分为 4 组：Ⅰ组，光产色菌，以堪萨斯分枝杆菌、海分枝杆菌及猿分枝杆菌为主；Ⅱ组，暗产色菌，以瘰疬分枝杆菌、戈登分枝杆菌及苏尔加分枝杆菌为主；Ⅲ组，不产色菌，包括鸟分枝杆菌复合群、溃疡分枝杆菌及蟾分枝杆菌等；Ⅳ组，快速生长型分枝杆菌，包括脓肿分枝杆菌复合群、偶发分枝杆菌、龟分枝杆菌及耻垢分枝杆菌等。NTM 广泛存在于水、土壤及灰尘等自然环境中，人和某些动物均可感染。有肺部基础疾病（如支气管扩张、慢性阻塞性肺疾病、囊性纤维化等）、免疫受损（如 HIV 感染、抗 IFN‐γ 自身抗体阳性等）以及长期使用免疫抑制剂、化疗药物等的患者尤其易感。

NTM 病为全身性疾病，主要侵犯肺组织，但全身各个器官系统皆可罹患。因感染菌种、受累组织和器官不同，其临床表现各异。NTM 皮肤病开始往往表现为局部皮肤发红、肿痛和硬结。此阶段可持续 1～2 年,接着形成皮下及软组织脓肿并破溃,脓肿为冷脓肿,脓液较为稀薄,干酪样坏死物较少,甚至会侵犯局部骨与关节组织,造成骨质破坏。病变进展与愈合交替,此起彼伏,且长期迁延不愈。

哥伦比亚分枝杆菌是鸟分枝杆菌复合群中的一种,是一种缓慢生长的非结核分枝杆菌,广泛存在于外界环境中,是一种机会性致病菌。20 世纪末首次从哥伦比亚的 HIV 感染者中分离出来并命名,可以造成肺部感染、淋巴结感染以及播散性感染等。哥伦比亚分枝杆菌感染的治疗原则需要根据具体菌种的药敏试验制订,经验性治疗可参考鸟分枝杆菌复合群的治疗,推荐大环内酯类药物(克拉霉素或阿奇霉素)联合乙胺丁醇以及利福布丁。部分患者治疗开始 3 个月给予联合阿米卡星。

播散性 NTM 感染的疗程较长,需治疗至患者临床表现好转、病灶吸收并且免疫缺陷的因素得到缓解,如对于 HIV 感染合并播散性鸟分枝杆菌复合群感染的患者,抗分枝杆菌治疗应直至其免疫功能恢复后至少 1 年甚至终身服药。

(二) 抗 IFN - γ 自身抗体与 NTM 感染

IFN - γ 主要由 T 辅助细胞 1(Th1)和 NK 细胞分泌,和白介素 - 12(interleukin - 12,IL - 12)一起在机体对抗胞内菌感染中发挥重要作用,而抗 IFN - γ 抗体会在多个水平阻断 IFN - γ 的功能,包括 IFN - γ 受体信号转导、基因表达和蛋白质合成等。抗 IFN - γ 自身抗体所致的成人获得性免疫缺陷综合征与播散性 NTM 感染有关的报道首次见于 2004 年。现有报道的抗 IFN - γ 自身抗体阳性的病例大多没有基础疾病,且多为亚洲人,在我国主要分布在广西、广东、台湾地区等南方地区,没有家族聚集的特征。该类患者易患胞内菌导致的播散性感染,包括分枝杆菌(结核分枝杆菌和 NTM)、马尔尼菲篮状菌、沙门菌、组织胞浆菌及李斯特菌等,实验室检查往往表现为慢性炎症的特点,如贫血,白细胞升高,CRP、血沉、β2 微球蛋白升高以及多克隆高丙种球蛋白血症等。抗 IFN - γ 抗体综合征合并 NTM 感染时,尤以播散性感染的患者抗 IFN - γ 自身抗体的滴度要显著高于局限性 NTM 感染的患者。

治疗方面以针对性的抗感染治疗为主,但鉴于该类患者往往疗程都比较长(中位治疗时间为 31 个月),治愈率不高(37.5%),容易发生持续感染或复发(51.8%)。因此,有越来越多学者指出对于该类患者的治疗策略除了积极抗感染以外，还应侧重于恢复细胞免疫以及消除抗细胞因子自身抗体。已有病例报道将环磷酰胺用作难治性抗 IFN‑γ 抗体综合征合并播散性 NTM 感染患者常规抗感染治疗以外的辅助治疗方案，随访 6 个月后，患者的自身抗体滴度出现显著降低。此外，也有病例报道使用 CD20 单抗——利妥昔单抗治疗难治性播散性 NTM 病，在个别病例中观察到了降低 IFN‑γ 抗体滴度和改善预后的效果。2021 年，*CID* 杂志还报道了 1 例使用 CD38 单抗——达雷妥尤单抗治疗的难治性病例，CD38 单抗具有强大的免疫调节作用以及抗浆细胞的活性，可能有利于播散性 NTM 病患者恢复细胞免疫和消除细胞因子自身抗体。以上免疫调节药物在抗 IFN‑γ 抗体综合征合并播散性 NTM 感染患者中的应用还有待于进一步的研究和验证。

致 谢

该例患者的成功救治离不开相关科室默契的合作和整个医院强大的辅助检查平台，方可破解困扰患者许久的蚀皮破骨之谜。再次感谢血液科丁天凌教授、肿瘤科黄若凡教授为鉴别诊断提出专业的建议，感谢病理科陈忠清教授、放射科黎元教授细致阅片给出的宝贵看法，感谢检验科刘红、王蓓教授为患者最终确诊提供重要线索。

推荐阅读

1. 中华医学会结核病学分会. 非结核分枝杆菌病诊断与治疗指南（2020 年版）[J]. 中华结核和呼吸杂志，2020,43(11):918-946.

2. 《中华传染病杂志》编辑委员会. 中国宏基因组学第二代测序技术检测感染病原体的临床应用专家共识[J]. 中华传染病杂志，2020,38(11):681-689.

3. BROWNE S K. Anticytokine autoantibody-associated immunodeficiency [J]. Annu Rev Immunol, 2014,32:635-657.

4. BROWNE S K, BURBELO P D, CHETCHOTISAKD P, et al. Adult-onset immunodeficiency in Thailand and Taiwan [J]. N Engl J Med, 2012,367(8):725-734.

5. KOIZUMI Y, MIKAMO H. Anti-Interferon Gamma Autoantibody and Disseminated

Nontuberculous Mycobacteria Infection: What Should Be Done to Improve Its Clinical Outcome? [J]. Clin Infect Dis, 2021,72(12):2209 - 2211.

6. VALOUR F, PERPOINT T, SÉNÉCHAL A, et al. Interferon-γ Autoantibodies as Predisposing Factor for Nontuberculous Mycobacterial Infection [J]. Emerg Infect Dis, 2016,22(6):1124 - 1126.

（王　璇　徐　斌　陈嘉臻　艾静文　卢　清　邵凌云　张文宏）

第 3 期

史上最倒霉的人

📋 导 读

　　本案例主人公堪称"霉鬼",这个称号是患者自己起的。年纪轻轻,惊心动魄和生离死别已经经历了好几场。搁在任何人身上,恐怕都是难以承受之重。不过在此要为"霉鬼"加一个双引号。案例主人公是笔者从发热门诊回来接手的第一个患者。时间大约是 2020 年 4 月份,初诊的时候家属带着 MRI 检查结果来门诊咨询(图 3-1),笔者一看,咦,这不是胶质瘤么?

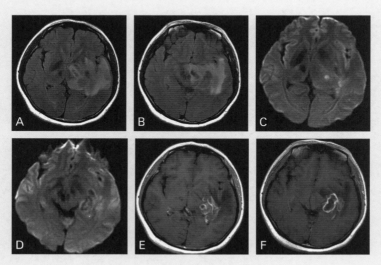

图 3-1　患者头颅 MRI 表现

注:MRI 显示左侧颞叶占位。FLAIR 加权像可见病变呈低信号(A、B),周边水肿明显,弥散加权为稍高信号(C、D),T_1 增强可见病灶呈环形强化(E、F)。

该病例由神经内科提供并主导,邀请放射科、血液科、神经外科及病理科共同参加讨论。

一、病史介绍

家属简述病史如下:患者于 2020 年 2 月份出现视物模糊,之后情况逐渐加重,以至于右侧的物体完全都看不见,但由于疫情未能前往医院检查,到 4 月份医院复工复产,患者才到外院就诊,做完 MRI 检查,医生强烈建议转上级医院就诊。照理说这样的患者应该推荐到脑外科去,但家属说起 4 年前的一段既往史后我犹豫了:4 年前患者曾因颅内病灶做过脑活检手术,但结果是什么? 家属说不清,但有一点很肯定,不是肿瘤,想想也是啊,恶性胶质瘤还能活 4 年? 后来患者在我们神经内科也住过院,可也没有定论。此时,我迫切地想知道 4 年前病灶长什么样子,于是家属就回家去取片子了,拿回来我一看,我瞬间想到一个成语——异曲同工(图 3 - 2)。于是,我就把这个患者收住院了。

既然不是胶质瘤,那又会是什么呢? 炎症,淋巴瘤,真菌感染,弓形虫? 各种可能性涌上心头,却没有头绪。第 2 天,我在病房见到患者本人。这是一名 40 岁的女性,她对我们病区丝毫没有陌生感,哪里是开水房,哪里是微波炉,哪里是小卖部,哪里是医生办公室,知道得一清二楚,明显是"二进宫"的。而我对

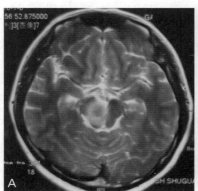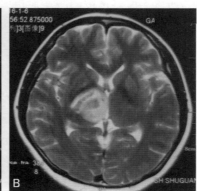

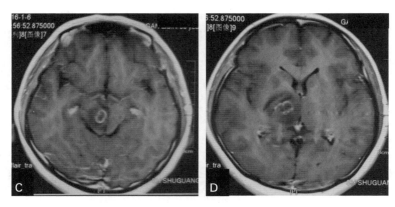

图 3 - 2　患者 2016 年的头颅 MRI 表现

注:MRI 提示右侧丘脑及中脑占位性病灶,表现与 2020 年雷同。

　　她好像也有点印象,似乎是某一年其他组的患者。她是见过大阵仗的,尽管脑袋瓜子里面长着个怪东西,她却并没有表现出多少恐惧;相反,她从容地跟我聊起她的过往史。早在 17 年前,也就是患者 23 岁的时候因为肾脏不好做过肾移植手术。术后长期服用霉酚酸酯(5 粒/天)和甲泼尼龙(1 粒/天),术后肾功能一直平稳。4 年前她因左侧肢体无力及复视去外院就诊。头颅 MRI 检查发现右侧中脑和丘脑两个环形强化的病灶(图 3 - 2)。当时神经外科考虑胶质瘤可能。尽管知道这个位置的胶质瘤等于判了死刑,但患者还是接受神经外科的建议进行右侧丘脑病灶的活检术。然而脑活检的结果却出乎所有人意料,没找到胶质瘤细胞。神经外科考虑细针活检可能没有取到病变核心组织,所以建议还是按照胶质瘤进行放射治疗。不过,此时患者下定决心要回家了,回家干啥? 等死。然而等了 1 个月症状反倒还有所好转,所以她纳闷了,于是就去医院复查 MRI,而结果却让人瞠目结舌,病灶几乎消失了(图 3 - 3)。

　　这也就是患者 4 年前为什么到我们科住院的原因。当时经过多方讨论,最后考虑为“淋巴瘤样肉芽肿”。住院期间用了些激素(地塞米松 15 mg/d)就回家了。4 年来患者随访过几次头颅 MRI,均未见到病灶复发。时光荏苒,一晃眼就到了 2020 年年初,患者同我们大多数人一样,每天惶惶不可终日,食,不甘味,夜,不能寐,偏盲这个症状就是从这个时候悄悄出现的。而等疫情控制住,她脑子里又跑出这个“老句三”(沪语此处指原本消失的颅内病灶),所以患者总

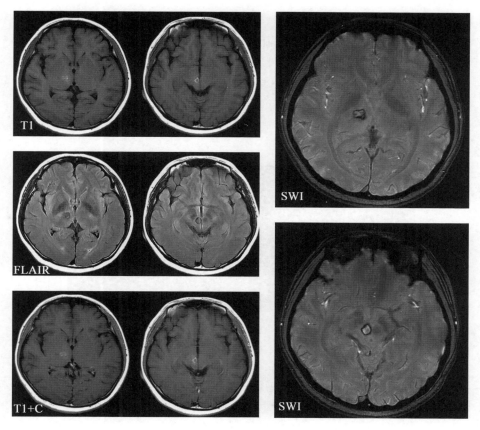

图 3-3　2016 年,患者脑活检术后 1 个月复查的 MRI

注:颅内病灶明显好转,SWI 可见环形的含铁血黄素沉积。

结陈词:"章医生,为什么世界上所有倒霉事都让我摊上了?!"。

初步诊断:①中枢神经系统淋巴瘤样肉芽肿;②肾脏移植术后。

二、探案经过

阶段一:探索可能的因果关系。

1. 和肾脏疾病有关　众所周知,系统性血管炎(如红斑狼疮)可以引起肾脏病变及颅内血管炎(图 3-4),尽管不尽相同,但自身免疫性疾病复发似乎可以顺理成章地解释这一切。那患者当年肾脏究竟是出了什么问题? 患者回忆说最开始是蛋白尿,起初内科保守治疗,但到后来发现肌酐、尿素氮显著升高,最后不得已只能换肾。在我强烈要求下,家属从家里拿来了出院小结,结论是:IgA 肾病。IgA 肾病是最为常见的一种原发性肾小球疾病,是指肾小球系膜区以 IgA 或 IgA 沉积为主的原发性肾小球病。其临床表现为反复发作性肉眼血尿或镜下血尿,可伴有不同程度蛋白尿,部分患者可以出现严重高血压或者肾功能不全,但我从没听说过 IgA 肾病引起颅内病变的报道,这条线路戛然而止。

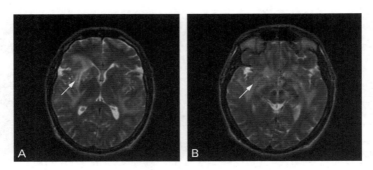

图 3-4　红斑狼疮引起的血管炎的影像学表现

2. 抗排异药引起的不良反应　抗排异的不良反应之一是引起机会性感染,仅从 MRI 上看,真菌、结核或者弓形虫感染都有可能(图 3-5),其影像学表现几乎无法区分。但不经治疗,它们能自行消失吗?

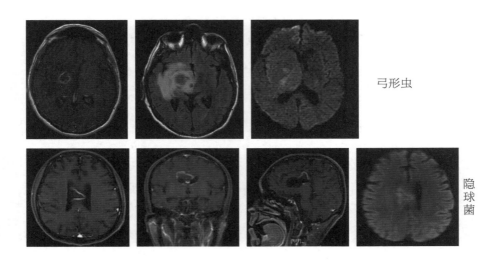

弓形虫

隐球菌

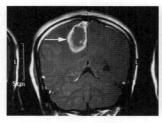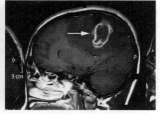

结核

图3-5　弓形虫、结核和真菌感染的影像学表现

阶段二：一语道破天机

难道她真的是那么倒霉？又是 IgA 肾病，又是淋巴增殖性疾病，弄不好还有一个胶质瘤？这横一刀、竖一刀，哪天是个头哇？寸有所长，尺有所短，尽管我会编故事，但要说实打实的影像学图像解读还得靠高人。我拿着这些资料去咨询影像学专家，"这不是 PTLD 吗？"专家如是说，我赶紧上网查阅影像图像表现，没得选，就是它。移植后淋巴增殖性疾病（posttransplant lymphoproliferative disorders，PTLD）是移植术后一种严重并发症，其发病与受者免疫功能低下及 Epstein-Barr 病毒（EBV）感染高度相关，中枢神经系统还是好累部位之一，只可惜 4 年来没人看出来。

阶段三：坐实诊断。

接着我们完善相关检查。患者血液中 EBV DNA 拷贝数为 $2.86×10^4/mL$（$<5.0×10^2/mL$），脑脊液的二代测序也捕捉到了 EBV 序列（511 序列数）。磁共振影像学表现也是很典型的（图3-6）。

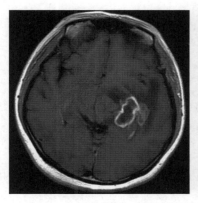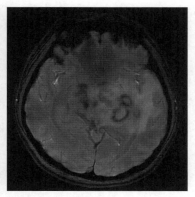

图3-6　患者头颅 MRI 增强及 SWI 的表现

关键是病理学报告，患者 4 年前的病理学报告没有确切结论。因此，我们让家属到手术医院借出当年的病理片，然后会同病理科进行会诊。HE 染色上可见大大小小形态不规则的淋巴细胞，伴有肉芽肿形成、出血和坏死，病理科补充了当年没有做的几个免疫标志物，其中 CD20 和 EBV 编码 RNA（EBER）为阳性，所以报告结论是淋巴瘤样肉芽肿（图 3-7）。这个时候无论从临床、影像学还是病理学表现都支持 PTLD 的诊断，那该怎么治疗呢？

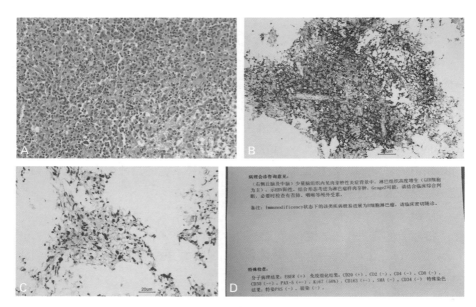

图 3-7　患者病理学检查

注：A. HE 染色；B. CD20 染色；C. EBER 染色；D.病理学报告。

三、治疗和转归

PTLD 没有统一的治疗方案，但免疫抑制剂的减量或调换是最根本的治疗措施，其他的方案有利妥昔单抗（美罗华）、化疗、手术、放疗、免疫治疗和抗病毒治疗等。所以，我们首先让家属去找患者的移植科医生，问问能不能改换或者减少免疫抑制剂的使用，不过移植科医生认为目前应该先把颅内的病灶解决掉，贸然改换免疫抑制剂有可能会发生排异反应。接下来我们该怎么办呢？我首先想到患者 4 年前等死的经历，等啊等啊居然就等好了，说不定此病有自愈的概率？所以我说先住院观察，期间给患者设计了地塞米松和更昔洛韦等神经科力所能及的治疗方案。还真别说，患者感觉她视力障碍一天比一天恢复。正当我们自我感觉良好之时，复查的头颅 MRI 表现让我们顿时傻眼，病灶变大了(图 3-8)。此时，我明显感觉力不从心，后面血液科接手这个患者，经过 6 轮利妥昔单抗(美罗华)治疗，患者颅内病灶几乎全部消失(图 3-8)。

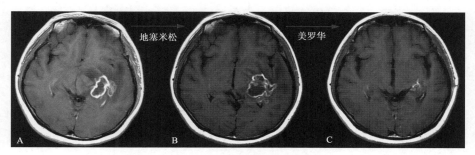

图 3-8　颅内病灶演变的影像学表现

四、专家点评

人的恐惧来源于对未来的不确定性，这个患者长久以来一直生活在不确定性中，不知道哪天麻烦又找上门来，最后，她归咎于"倒霉"两字。那我们做了什么事情呢？我们理顺了 10 多年来的前因后果，阐明了"倒霉"的源头。我们改变客观事实了吗？不，没有。但我们安抚了她的心。中枢神经系统 PTLD 确实不少见，但 4 年间神经内、外科没有人看穿，本期将此案例的前因后果作了一个说明。此为"史上最倒霉的人"的来历。

五、相关知识

PTLD 是一种罕见的器官移植术或骨髓移植术后出现的淋巴增殖性疾病，其发病与受者免疫功能低下及 EBV 感染高度相关。心脏移植、心肺联合移植和小肠移植术后出现 PTLD 的概率较高，而肾移植和肝移植的发生率相对较低，其机制可能与所需免疫抑制剂强弱度不同有关。本例患者为肾移植术后，肾移植术后 5 年出现 PTLD 的概率为 1%，10 年的概率为 2.1%。

中枢神经系统 PTLD 具体的发病率不详,尸检研究发现 PTLD 在移植术后患者中出现的概率为 2%～7%,在所有 PTLD 的患者中,累及中枢神经系统者约占 24.5%。中枢神经系统 PTLD 在 MRI 通常表现为环形强化病灶,实体部分在 DWI 上表现为高信号,非强化部分为低信号,SWI 上可见与强化对应的环形低信号带。该表现有别于原发性中枢神经系统淋巴瘤。脑脊液聚合酶链反应(PCR)如发现 EBV 核酸序列有助于 PTLD 的诊断。PTLD 最终的确诊依赖病理学活检。

淋巴瘤样肉芽肿也是一种淋巴增殖性疾病,同 PTLD 类似,它也和 EB 病毒感染和免疫缺陷有关,但病理学改变,淋巴瘤样肉芽肿一般为血管为中心/浸润的多形性淋巴细胞增殖,伴有部分区域的坏死,背景上有大量的 T 淋巴细胞。因此,也被称为富于 T 细胞的 EB 病毒相关 B 淋巴细胞增殖性疾病,而 PTLD 在背景上 T 淋巴细胞甚少,因而也被称为乏 T 细胞的 EB 病毒相关 B 淋巴细胞增殖性疾病。

致　谢

本案例在诊治过程中得到多学科的帮助,感谢神经外科陈功教授为患者行脑活检手术,感谢病理科杜尊国教授提供病理照片,感谢影像科初曙光教授提供影像学支持,感谢血液科林之光和高如攀医生提供治疗方面的建议。

推荐阅读

1. CATAÑO J C. Images in clinical medicine. Cerebral tuberculoma [J]. N Engl J Med, 2007,357(21):2166.

2. GAO R, ZHANG Y, CHEN G, et al. Spontaneous regression of central nervous system posttransplant lymphoproliferative disease: A case report [J]. Medicine (Baltimore), 2021,12,100(6):e24713.

3. ROWSHANI A T, REMANS P, ROZEMULLER A, et al. Cerebral vasculitis as a primary manifestation of systemic lupus erythematosus [J]. Ann Rheum Dis, 2005,64(5):784-786.

4. SAXENA A, DYKER K M, ANGEL S, et al. Posttransplant diffuse large B-cell

lymphoma of "lymphomatoid granulomatosis" type ［J］. Virchows Arch, 2002,441 (6):622 - 628.

5. WEI J, LI X Y, ZHANG Y. Central nervous system Cryptococcoma mimicking demyelinating disease: a case report. BMC Neurol ［J］. 2020,12,20(1):297.

（章　悦　王　坚　董　强）

第 4 期

命悬一线，生死时速

导读

本例患者因"胃癌术后 8 个月，恶心、呕吐 1 个月，加重 1 周"入院。门诊筛查上消化道钡餐检查提示胃肠吻合口狭窄，拟收入院行内镜下吻合口扩张治疗。结果，入院后查胃镜居然并未发现吻合口狭窄，并且迅速出现神经系统症状和循环衰竭，收缩压低至 60 mmHg 左右，多巴胺治疗效果不佳，命悬一线……这到底是怎么回事呢？

本案例由消化科提供和主导，联合普外科、心内科、呼吸科、神经内科以及营养科等多学科协作。在面对病因不明的急危重症时，抽丝剥茧，系统分析，迅速找到原因并进行针对性治疗，患者最终转危为安。

一、病史介绍

患者，男性，53 岁。因"胃癌术后 8 个月，呕吐 1 个月余，加重 1 周"于 2020 年 3 月 18 日入院。患者因体检发现胃角癌于 2019 年 7 月 17 日在我院普外科行腹腔镜下远端胃癌根治术（D2 淋巴结清扫，Billroth Ⅱ 式 + 改良 Braun 吻合），手术顺利。术后诊断：胃癌（管状腺癌，T1N0M0，ⅠA 期）。因属早癌，未行化疗。2020 年 3 月（术后 8 个月），患者来院随访，诉 2020 年 2 月起出现恶心、呕吐，发生时间不固定，非喷射性，呕吐物为黄绿色胆汁及胃内容物。无腹痛、腹泻，排便量少。近 1 周呕吐症状加重，进食后即有恶心呕吐，仅能进食少量半流质食物。门诊行上消化道钡餐检查（2020 年 3 月 18 日）提示胃癌术后，残胃肠管吻合口狭窄(图 4 - 1)。患者为进一步诊疗收入我科。

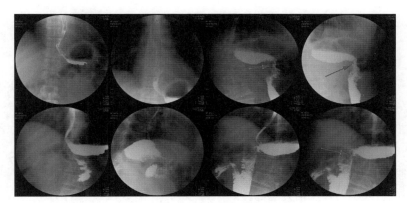

图 4 - 1　患者上消化道钡餐检查

注:上消化道钡餐提示胃癌术后,箭头示残胃肠管吻合口狭窄。

患病以来,患者精神尚可,胃纳差,睡眠欠佳。小便正常,大便量少。体重明显下降:手术后 8 个月体重下降 9 kg,近 1 个月余体重下降约 2.5 kg。

既往史:自述有轻度高血压病史 5 年,血压控制可,血压最高达 140/90 mmHg,未服用降压药。手术史见现病史,余外伤史、输血史、过敏史、预防接种史等并无特殊。

个人史:否认疫区接触史、新冠病毒暴露史。否认化学性物质、放射性物质、有毒物质暴露史。否认吸毒史。否认吸烟史。喝酒史为饮酒 20 余年,平均200 g/d,常喝白酒,术后戒酒。

家族史:否认家族遗传病史,否认家族肿瘤史。

婚育史:已婚、已育。

体格检查:T 36.5℃, 脉搏(pluse, P) 94 次/分, R 24 次/分, BP 92/60 mmHg。身高 175 cm,体重 79 kg。颈静脉无怒张,气管居中,甲状腺无肿大。胸廓对称无畸形,胸骨无压痛;双肺呼吸音清晰,双下肺呼吸音偏低,未闻及干、湿啰音。心率 94 次/分,律齐,各瓣膜区听诊未闻及杂音;腹平坦,腹壁软,全腹无压痛,无肌紧张及反跳痛,肝、脾、肋下未触及,肝、肾脏无叩击痛,肠鸣音4 次/分。肛门及外生殖器未检,脊柱、四肢无畸形,关节无红肿,无杵状指(趾),双下肢无水肿。

初步诊断:①呕吐待查:胃大部切除术后,胃-空肠吻合口狭窄? ②胃癌术后(管状腺癌,T1N0M0,ⅠA期)。

二、探案过程

阶段一:为何持续恶心、呕吐?

胃大部切除术后吻合口狭窄是临床上比较常见的术后并发症。该患者为Billroth Ⅱ式+改良 Braun 吻合,其吻合的术式狭窄率并不高[详见本期"六、相关知识点(一)"]。结合患者临床表现和门诊消化道钡餐 X 线所见,初步考虑呕吐原因为胃大部切除术后,胃-空肠吻合口狭窄,故收入消化科病房进行评估,拟行内镜下吻合口扩张治疗。

患者入院后完善相关检查。

实验室检查如下。

血常规:白细胞计数 $8.34 \times 10^9/L$,中性粒细胞百分比 73.8%,血红蛋白(hemoglobin,Hb)115 g/L↓,血小板计数 $290 \times 10^9/L$,CRP(−)。

尿、粪常规:尿常规(−);粪常规(+);粪便隐血(−);凝血功能无明显异常。

生化:肝功能(−),肾功能(−),血脂(−);空腹血糖 7.6 mmol/L↑,糖化血红蛋白 6.4%↑;Na^+ 135 mmol/L↓,Cl^- 97 mmol/L↓,K^+ 4.3 mmol/L,血清铁 3.4 μmol/L↓,铁饱和度 8%↓,余铁代谢指标未见异常。

甲状腺功能:甲状腺素(thyroxine,T_4)52.2 nmol/L↓,三碘甲状腺原氨酸(triiodothyronine,T_3)1.01 nmol/L↓,余正常,提示低 $T_3 T_4$ 综合征。

其他:肿瘤标志物(−),肝炎标志物(−)。

辅助检查如下。

心电图:①窦性心动过速(HR 113 次/分);②偶发房性早搏(注:检查时有呕吐发作)。

肺 CT(入院前外院,2020 年 3 月 13 日):双上肺多发小结节;右肺中叶及两肺下叶局部膨胀不全;双肺纤维灶;纵隔淋巴结稍肿大。

初步检查无特殊情况,入院次日即安排胃镜检查,准备行内镜下吻合口扩张治疗。但意外的是,胃镜检查发现食管正常、贲门扩张良好和胃底胆汁残留黏膜充血,胃-空肠吻合口黏膜充血但并无狭窄(图 4-2)。腹部 CT 检查(图4-3)也未见肠梗阻、肿瘤进展压迫等其他外科梗阻因素。

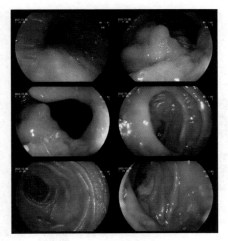

图 4-2 胃镜检查

注：胃大部切除术后改变（BillrothⅡ式）伴胆汁反流、吻合口炎症，未见明显胃-空肠吻合口狭窄。

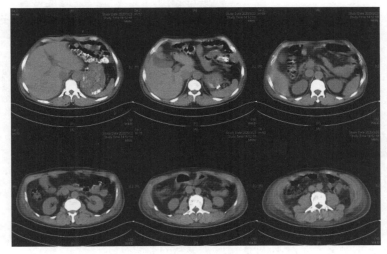

图 4-3 腹部 CT 表现

注：胃肠术后改变；结直肠扩张伴粪石淤积可能。

患者慢性呕吐的原因究竟是什么？

首先，先复习一下呕吐的发生机制［详见本期"六、相关知识点（二）"］。临床中，最常见的呕吐是急性呕吐，主要是由内脏感受器受到急性刺激所致，如急性消化道梗阻、急性胃肠炎、急性胰腺炎及急性胆囊炎等。但本例患者恶心、呕吐已持续 1 个月，考虑为慢性呕吐。对于慢性呕吐而言，诊断和鉴别诊断有所不同。慢性呕吐的常见病因按照发病机制可以分为六大类：胃肠道运动障碍、慢性胃肠道炎症、药物与毒素、代谢与内分泌异常以及中枢系统疾病（图 4 - 4）。

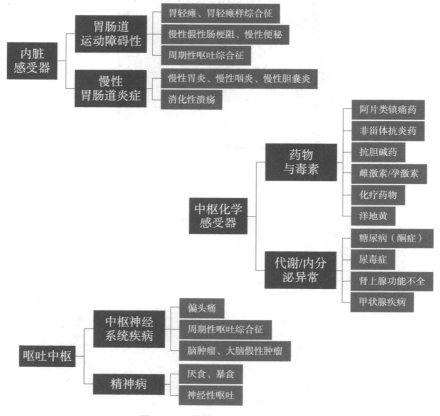

图 4 - 4　慢性呕吐的常见病因

对于本例患者而言，需要着重鉴别诊断的类型有以下。

1. 胃肠道来源的慢性呕吐

（1）术后胃瘫：一般是由于迷走神经损伤、胃蠕动"起搏点"被切除等原因引起，多为术后即起病。本例患者为远端胃术后，且为缓慢起病，不考虑该诊断。

（2）Roux-en-Y 空肠滞留综合征：本例患者为 Billroth Ⅱ 式 + 改良 Braun 术，不考虑该诊断。

（3）术后粘连梗阻：术后粘连所致的梗阻，部位多位于小肠，伴有近端肠管扩张。而该患者 CT 影像学检查未见明显的小肠扩张，故不考虑该诊断。

2. 内分泌代谢紊乱引起的慢性呕吐 本例患者既往无糖尿病病史，但入院查空腹血糖 7.6 mmol/L↑，糖化血红蛋白 6.4%，血酮（-），动脉血气分析 pH＝7.42，排除糖尿病相关的急、慢性呕吐。

3. 肿瘤相关的慢性呕吐 如胃癌颅内转移、胃癌腹腔复发所致梗阻、副肿瘤综合征等引起的呕吐。患者为早癌，目前均无相关肿瘤复发或进展的证据。

4. 其他原因引起的慢性呕吐 甲状腺功能减退、电解质紊乱、神经性呕吐等，目前并无证据；患者术后戒酒已长达 8 个月，近月出现呕吐症状，不考虑酒精戒断综合征。

阶段二：病情突变，命悬一线。

正当我们计划完善相关检查，进一步对慢性呕吐进行鉴别诊断时，患者出现了突发情况，病情急转直下。

3 月 20 日上午，患者完成胃镜检查，下午出现双下肢明显的肌无力、大腿肌肉酸痛、视物重影。追问病史，患者自述 3 月 17 日出现轻度双下肢乏力。请神经内科会诊，查体：神清，对答切题；双瞳孔 3 mm，对光反射灵敏；眼球运动正常，双眼水平眼震，脑神经（-）；双上肢肌力正常，肌张力正常，腱反射正常，Hoffman 征（-）；双下肢近端肌力Ⅳ级，远端肌力Ⅴ级；肌张力正常，腱反射（-）；双下肢膝关节以下浅感觉稍减退；双侧 Babinski 征（-），闭目难立征（-），指鼻试验左侧稍差，轮替（-），跟膝胫无法配合；步态无法配合。会诊建议完善头颅 MRI 增强、肌电图检查。

3 月 20 日晚上 9 时左右，患者突发呼吸困难，胸闷气喘，测 BP 84/64 mmHg，P 115 次/分，R 23 次/分，经皮动脉血氧饱合度（percutaneous arterial oxygen saturation，SpO_2）94%。曾一过性 SpO_2 88%，BP 74/51 mmHg，后好转。查体：深大呼吸，肺部听诊未闻及干、湿啰音；双下肢无明显水肿。请心内科和呼吸科医生会诊，建议予纠酸、扩容等对症处理，必要时给予血管活性药物。

3 月 21 日上午，患者病情加重，有明显的乏力、气促及端坐呼吸。测 BP 77/50 mmHg，心率（heart rate，HR）104 次/分，SpO_2 97%。查体：精神萎，对答可。双肺未闻及干、湿啰音；心律齐，未闻及杂音；腹软，无压痛；双下肢无明显水肿。晚上 9 时：BP 74/45 mmHg，HR 101 次/分，SpO_2 95%。扩容 3 000 ml 后 BP 64/45 mmHg。予多巴胺 48 mg/h 升压，BP 维持在 80～85/50～55 mmHg，HR 110～120 次/分，SpO_2 95%～97%。当日出入液量：补液

4 500 ml,饮食 1 750 ml,尿量 600 ml。

　　监测动脉血气提示代谢性酸中毒合并呼吸性碱中毒(图 4 - 5),阴离子间隙(anion gap,AG)和乳酸升高。3 月 20 日—22 日期间,积极给予纠酸、扩容及多巴胺升压等治疗,未见明显改善,并且开始出现心功能、肾功能及肝功能等多器官功能障碍(图 4 - 6)。

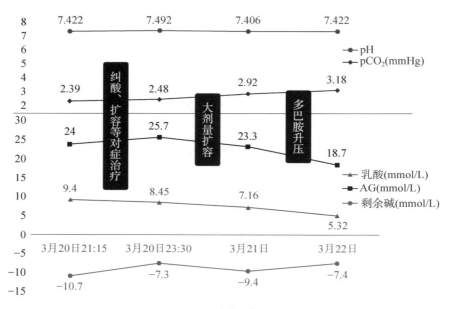

图 4 - 5　动脉血气分析

　　患者入院时状态尚可,为何入院后病情急转直下? 病情呈急、危、重形势,需要在多脏器支持治疗、维持生命体征的同时,尽快有针对性地开展鉴别诊断,明确原因。

　　线索 1:为何会出现突发呼吸困难?

　　患者既往无基础肺病史,入院时无咳嗽咳痰、发热等症状。入院次日突发情况:21 时左右,突发呼吸困难,胸闷气喘。测 BP 84/64 mmHg,P 115 次/分,R 23 次/分,SpO_2 94%。曾一过性 SpO_2 88%,BP 74/51 mmHg,后自行回到基线(BP 85/65 mmHg,SpO_2 94%～96%)。实验室检查:CO_2 - BP 偏低,血气分析提示代酸中毒合并呼吸减弱(代偿)。故宜对呼吸困难进行鉴别诊断。

　　1. 重症肺炎　重症肺炎可以出现呼吸困难和循环衰竭。该患者反复呕吐

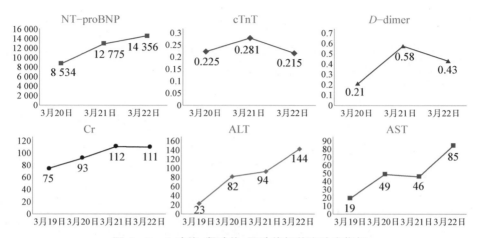

图4-6　心功能、肾功能、肝功能相关实验室指标

注：NT－proBNP，氨基末端利钠肽前体；cTnT，心肌钙蛋白T；D－dimer，D－二聚体；Cr，肌酐；ALT，丙氨酸氨基转移酶；AST，天冬氨酸氨基转移酶。

史，近段时间又大部分时间卧床，会不会因为误吸而导致的重症肺炎呢？

予复查胸部CT检查，可见两肺炎症，两肺下叶部分实变，双侧胸腔积液；纵隔内肿大淋巴结，心脏增大。考虑肺部表现为坠积性肺炎，胸腔积液与心力衰竭（简称心衰）有关，血常规检查白细胞计数、中性粒细胞百分比、CRP等各项指标不支持重症肺炎（图4-7）。

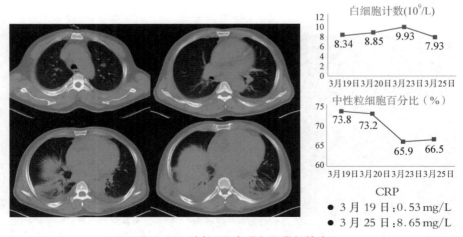

图4-7　肺部CT表现和血常规检查

注：肺部CT示两肺炎症，两肺下叶部分实变，双侧胸腔积液；纵隔内肿大淋巴结，心脏增大。考虑坠积性肺炎；重症肺炎依据不足。

2. 急性肺栓塞　患者突发呼吸困难、低氧血症、心衰、血流动力学不稳定，加之近期有长时间卧床史，需考虑急性肺栓塞可能。完善 D-二聚体检查未见明显升高，心电图无 S_I Q_{III} T_{III} 等肺栓塞的典型表现(图4-8)。

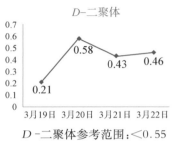

D-二聚体

D-二聚体参考范围:<0.55

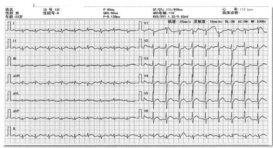

图4-8　D-二聚体检查和心电图检查

注:心电图检查提示窦性心动过速，D-二聚体无明显升高。

进一步查下肢血管 B 超提示左小腿肌间静脉长段血栓，双下肢动脉及伴行深静脉检查未见明显异常。肺部 CT 纵隔窗(图4-9)示肺动脉干无明显增宽，右心无明显增大。心脏超声检查提示:左心房增大，主动脉根部及升主动脉增宽，轻度肺动脉高压伴轻度三尖瓣反流，少量心包积液。左心收缩功能正常[左心室射血分数(left ventricle ejection fraction，LVEF) 54%]，左心舒张功能轻度减退。

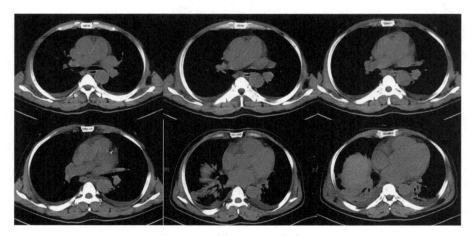

图4-9　肺部 CT 纵隔窗表现

注:肺动脉干无明显增宽，右心无明显增大。

呼吸科会诊意见：虽有下肢肌间静脉血栓，但目前肺栓塞诊断依据不足。肺栓塞后可出现过度通气，常表现为呼吸性碱中毒。血气分析提示，患者存在酸中毒，需进一步明确原因，如呕吐失碱、心衰、代谢障碍及肾功能不全等。条件许可下，完善肺动脉 CT 血管成像（computed tomography angiography，CTA）检查。继续给予吸氧、扩容、升压等支持治疗。由于患者存在端坐呼吸，不能够长时间平卧，无法耐受肺动脉 CTA 检查，故暂未完成。

线索 2：为何会出现突发循环衰竭？

本患者住院后迅速出现循环衰竭，入院次日 21 时左右，突发呼吸困难，胸闷气喘。测 BP 84/64 mmHg，P 115 次/分，R 23 次/分，SpO₂ 94%。曾一过性 SpO₂ 88%，BP 74/51 mmHg。查体：呈深大呼吸，肺部听诊未闻及干、湿啰音。双下肢无明显水肿。通过扩容、纠酸、血管活性药物升压等治疗后，循环改善并不明显，需要进一步进行分析和鉴别。追问病史，患者近半年有时有夜间自觉气促无法平卧，坐起或向左侧卧可好转，自诉外院心肺检查未见明显异常。术前心肺功能正常。

该患者的循环衰竭是否为心源性休克呢？对于急性循环衰竭或心衰而言，需要迅速识别 5 种威胁生命的疾病或伴随临床情况［详见本期"六、相关知识点（三）"］，简写 CHAMP，分别是：急性冠脉综合征（acute coronary syndrome）、高血压急症（hypertension emergency）、心律失常（arrhythmia）、急性机械性病因（acute mechanical cause）、急性肺栓塞（acute pulmonary embolism）。若患者收缩压≤90 mmHg，平均动脉压＜60 mmHg，HR＞100 次/分，同时存在相关临床症状（如端坐呼吸等），就需要考虑循环衰竭，一般常合并呼吸衰竭和肾衰竭。该患者心电图无急性冠脉综合征表现（图 4-8），心脏超声 LVEF 为 54%，故心源性休克诊断依据不足，需要重新思考。

除了上述 CHAMP 因素外，还需考虑其他引起循环衰竭的原因。

1. 心脏原因 ①心肌收缩力极度降低，包括大面积心肌梗死、急性暴发性心肌炎、原发性及继发性心肌病、家族性贮积疾病及浸润（血色病、糖原贮积病、黏多糖体病、淀粉样变及结缔组织病）、家族遗传性疾病（肌营养不良、遗传性共济失调）、药物性和毒性过敏性反应、心肌抑制因素（严重缺氧、酸中毒、药物、感染毒素以及代谢相关因素）、心瓣膜病晚期、严重心律失常（心室扑动或颤动）以及各种心脏病的终末期表现；②心室射血障碍；③心室充盈障碍，包括急性心包压塞，严重二、三尖瓣狭窄，心房肿瘤（常见的如黏液瘤）或心室内占位性病变、限制型心肌病等。

2. 血管原因　如各种原因导致血管舒缩功能障碍（代谢因素、酸中毒、电解质紊乱、维生素或特定微量元素缺乏）、血管迷走神经性晕厥及颈动脉窦综合征。

3. 血液成分异常　如缺氧、低血糖、嗜铬细胞瘤、铅中毒及类癌综合征等因素。

综合上述分析，心内科会诊认为对于本例患者出现的循环衰竭而言，心脏本身的原因基本可除外，结合乳酸明显升高，需进一步考虑是否存在代谢原因。目前，治疗上以呼吸、循环的支持为主，后续需深入挖掘病因，再对因处理。

线索 3：神经功能障碍又是怎么回事？

需要注意的是，在患者出现呼吸困难和心衰之前，有明显的神经功能症状。3 月 20 日胃镜结束后，患者出现双下肢明显肌无力，大腿肌肉酸痛，视物重影。追问病史，患者在 3 月 17 日起已出现视物重影，后逐渐加重，自认为呕吐过度引起，未予重视。回顾患者病史：胃癌手术史，术前嗜酒史，症状出现前 1 月呕吐、进食少、体重减轻，存在复视、眼球震颤，可疑共济受累，有大腿酸痛，下肢肌力减退、反射消失、膝以下浅感觉减退，同时存在乳酸升高、心脏受累。从神经功能障碍上看，主要累及中枢神经（脑干 + 小脑）以及周围神经（长度依赖）。

因患者之后很快出现呼吸困难、循环衰竭，存在端坐呼吸，无法耐受 MRI 检查，先予完善头颅 CT 及肌电图检查。头颅 CT（图 4 - 10）示未见明显颅内病灶。胃癌脑转移依据不足。肌电图检查提示多发性周围神经损害，下肢运动神经轴索损害为主，感觉神经轻度累及。

针对神经功能障碍的鉴别诊断如下。

1. 营养缺乏所致神经病

（1）维生素 B_1 缺乏症：可以出现 Wernicke 脑病［Wernicke encephalopathy，WE，详见本期"六、相关知识点（四）"］及周围神经病（peripheral neuropathy，PN）。需进一步完善头颅 MRI、血维生素 B_1 浓度测定等进一步明确。

（2）维生素 B_{12} 缺乏症：亚急性联合变性（脊髓后索 + 侧索、PN），可合并有大细胞贫血。该患者完善维生素 B_{12} 检测为 550.0 pg/ml，不考虑维生素 B_{12} 缺乏。

2. 肿瘤相关的神经功能障碍　除了需要排除胃癌脑转移以外，还需要排

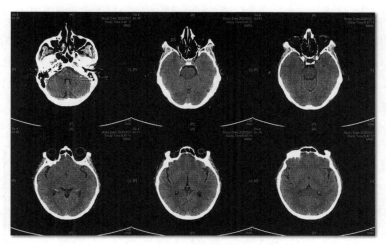

图 4-10 头颅 CT 表现

注:未见明显颅内病灶。

除副肿瘤综合征[边缘叶脑炎、亚急性小脑变性、脑干病变、脊髓病变、PN、系统性红斑狼疮(systemic lupus erythematosus，SLE)及皮肌炎等]。

3. 代谢障碍 如糖尿病酮症酸中毒、肝性脑病等代谢因素引起的神经功能障碍,结合患者病史及相关检查,基本排除。

4. 中毒因素 如铅中毒等重金属中毒、神经毒物等,结合患者无特殊毒物暴露史,基本不考虑。

5. 免疫因素 尤其是 Miller-Fisher 综合征(Miller-Fisher syndrome，MFS),是吉兰-巴雷综合征的一个亚型,以眼外肌麻痹、共济失调和腱反射消失三联征为其特点,必要时可完善腰椎穿刺进一步明确诊断。

线索 4:为何出现与缺血缺氧程度不相符的高乳酸血症?

患者动脉血气分析结果提示存在明显的代谢性酸中毒,pH 呈代偿状态(见图 4-5),其中阴离子间歇和乳酸明显升高,尤其是乳酸,最高达 9.4 mmol/L。一般来说,乳酸可反映微循环衰竭的程度:若血乳酸含量>4 mmol/L,说明微循环已有衰竭,机体处于中度缺氧;若>9 mmol/L,则表明微循环已经衰竭,有严重缺氧,预后不良。而该患者虽然血压偏低,但是四肢相对温和,末梢循环灌注尚可,乳酸的异常升高与患者缺血缺氧的临床表现并不完全一致,是否有其他原因导致的乳酸升高呢?

先回顾一下乳酸的生成:乳酸是由葡萄糖糖酵解产物丙酮酸通过乳酸脱氢酶(lactate dehydrogenase，LDH)产生。在有氧条件时,丙酮酸通过线粒体三羧酸(tricarboxylic acid，TCA)循环进行氧化磷酸化,产生大量腺苷三磷酸(adenosine triphosphate，ATP)供能。但在缺氧情况时,丙酮酸通过 LDH 可产生少量 ATP 用于供能,同时生成乳酸(图 4-11 左上角)。

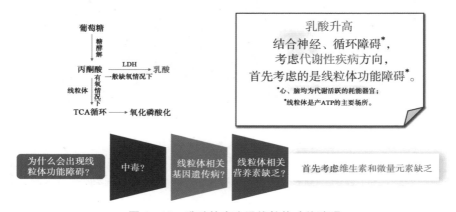

图 4-11　乳酸的产生及线粒体功能障碍

高乳酸血症的常见原因有:①休克或循环衰竭;②糖尿病酸中毒;③全静脉营养;④癫痫性发作;⑤线粒体代谢障碍;⑥肿瘤代谢产生;⑦蛋白酶抑制剂类抗 HIV 药物;⑧药物或毒物,如双胍类、水杨酸、异烟肼、丙泊酚及氰化物等。

在本例中,患者除了神经功能障碍外,还有突出的循环功能障碍。由于心、脑均为代谢活跃的耗能器官,而线粒体是产生 ATP 的主要场所,故考虑患者存在代谢障碍,特别是线粒体功能障碍。线粒体功能障碍的常见原因有(见图 4-11):①各种原因的中毒,尤其是影响线粒体氧化呼吸链的毒物,如铅中毒、鱼藤酮中毒等;②线粒体相关基因遗传病,主要是线粒体脱氧核糖核酸(mtDNA)疾病;③线粒体功能相关的重要营养素缺乏,主要是各类维生素及微量元素缺乏。

该患者无明确的中毒因素,并且中年起病,前两项可能性低,需高度怀疑维生素或微量元素的缺乏。结合患者有神经、循环、胃肠道等多系统功能障碍、高乳酸血症、胃癌术后消化道改建(Billroth Ⅱ式旷置一部分十二指肠)、术前有长期酗酒史（酒精可影响维生素等营养物质吸收）等因素，需高度怀疑维生素 B_1 缺乏。故予抽血送检维生素测定，并迅速给予维生素 B_1 补充治疗。

三、最终诊断及诊断依据

正如临床所推测，维生素测定结果回报：维生素 B_1 0.15 ng/mL↓［参考范围 2.41～9.03 ng/mL），证实为维生素 B_1 缺乏症（即脚气病，beri-beri；注意脚气病并非是"脚气"，具体详见本期"六、相关知识点（七）"］。患者的神经系统表现 WE 和多发性 PN（即干性脚气病，dry beri-beri），循环系统的表现也符合维生素 B_1 缺乏相关的急性心衰（即湿性脚气病，wet beri-beri），故综合考虑为混合型脚气病。

至此，患者的诊断水落石出：

（1）维生素 B_1 缺乏症（混合型脚气病），合并代谢性酸中毒、急性心功能不全、多发性 PN 及 WE。

（2）坠积性肺炎。

（3）左小腿肌间静脉血栓。

（4）胃癌术后（管状腺癌，T1N0M0，ⅠA 期）。

四、治疗和病情转归

该患者自3月22日起予维生素 B_1 100 mg tid im（后加量至200 mg bid）、维生素 B_{12} 100 mg qd im（后改甲钴胺片口服），水溶性维生素及脂溶性维生素静滴，复合维生素 B 口服。3月23日患者生命体征明显恢复，停用多巴胺，血压维持在110/60 mmHg左右，HR 60～80次/分，SpO_2 95%。恶心、呕吐消失，食欲恢复。下肢肌力逐渐改善。仍有平卧胸闷气促，需夜间床头抬高15°夹角。生命体征和临床症状明显改善，相应的 NT-proBNP、cTnT、肌酐、ALT 等反映心功能、肾功能、肝功能等指标迅速好转，二氧化碳结合率（CO_2 - BP）、乳酸水平明显下降（图4－12）。

对于维生素 B_1 缺乏需要补充多少量的维生素 B_1，尚无明确的共识。一般认为，一旦怀疑存在维生素 B_1 缺乏，即应开始积极给予补充治疗。合并 WE 时，维生素 B_1 剂量需要更大，酗酒者剂量大于非酗酒者，多次给药效果更好。由于维生素 B_1 为水溶性的维生素，可正常代谢排出，故大剂量使用无明显不良反应（除过敏反应）。

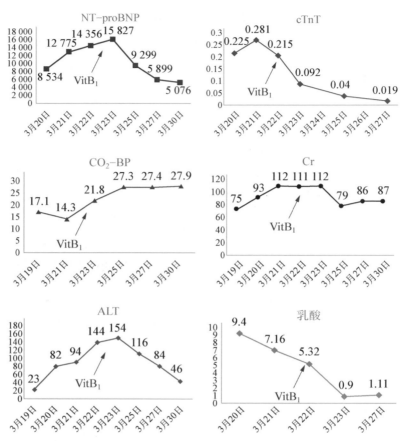

图 4-12　给予维生素 B_1 治疗后的实验室检查结果

注：患者各项指标迅速好转。

　　疑诊 WE 的患者需要立即胃肠外给予维生素 B_1。国外推荐方案是静脉输注 500 mg 维生素 B_1（输注时间 30 分钟）tid，连用 2 日，之后静脉或肌内给予 250 mg 维生素 B_1 qd，再用 5 日，同时使用其他 B 族维生素。对于普通的维生素 B_1 缺乏症（如只累及周围神经）：维生素 B_1 的初始负荷剂量为静脉给予 100～500 mg，然后口服 25～100 mg/d，至少持续 2 周。由于目前国内维生素 B_1 注射剂说明书只批准了肌内注射的给药途径，故国内住院患者主要以肌注治疗为主，口服片剂为辅。推测因成分纯度等原因，静脉输注相对肌内注射可能容易引起过敏反应。但也有不少文献报道表明静脉输注也是安全的，不过还需更多的临床证据支持。

需要注意的是，如果仅给予葡萄糖而未给予维生素 B_1，可能会加重丙酮酸脱氢酶体系的压力，可诱发或加重 WE。因此，应在给予葡萄糖之前，先给予维生素 B_1。在酗酒者及营养不良的患者中，胃肠道对维生素 B_1 的吸收不稳定，所以对于 WE 的初始治疗，口服维生素 B_1 并不可靠。对于某些 WE 患者，使用较小剂量的维生素 B_1 不能改善临床症状。因此，更推荐给予大剂量维生素 B_1。然而，目前没有支持特定给药剂量方案的随机研究。

虽然维生素 B_1 的每日膳食需求量仅为 $1\sim2$ mg，但维生素 B_1 的吸收和利用并不完全，某些患者的基因多态性决定其需要更大量的维生素 B_1。在患者完成肌内注射治疗后以及出院后，应继续每日口服 100 mg 维生素 B_1，直到评估其不再有风险。患者还应补充镁和其他维生素，如果还存在其他营养物质缺乏，也应补充。

对于维生素 B_1 缺乏的患者，补充维生素 B_1 一般能取得较好的治疗效果，预后良好。对于有吸收障碍的患者，需要进行长期补充。

本例患者为既往酗酒的胃癌术后患者，胃癌手术中可能存在消化道改建，胃容量减少等导致的摄入不足、吸收障碍等问题。因此，需要特别重视胃癌术后患者的营养支持治疗，主要是做到以下三个方面。

（一）"早"

1. 早识别　胃癌患者营养不良率高达 87%；根据 NRS2002、SGA、PG－SGA、GLIM 等进行营养风险筛查和评估；患者术前和术后均应行营养风险筛查和评估。

2. 术前营养支持要早　术前存在中度至严重营养不良患者，术前营养支持的时间 $7\sim14$ 天为宜。

3. 术后及早开始营养支持　术后，$6\sim12$ h 内小肠功能恢复，即可肠内营养（enteral nutrition，EN）；术后早期 EN 可显著减少术后并发症，缩短住院时间。

4. 术后早期营养支持要适宜　术后前 2 天可以给予低热量饮食，3 天内热能达到 80%，7 天内应达到目标量；长期低热能导致明显的瘦组织群丢失。

（二）"足"

1. 热量充足　成年男性和成年女性热能分别为 0.46 MJ（2 500）kcal 和 8.79 MJ（2 100）kcal；或者按照拇指法计算 $105\sim146$ KJ（$25\sim35$）kcal/（kg·d）；公式法、生物电阻抗法或间接能量测定法（"金标准"）。

2. 蛋白质充足　蛋白质达到 $1.0\,g/(kg \cdot d)$ 减少病亡率，达到 $1.2\,g/(kg \cdot d)$ 可减少感染率和机械通气时间；蛋白质要达到并维持机体正氮平衡；蛋白质予以 $1.2 \sim 2.0\,g/(kg \cdot d)$。

3. 维生素矿物质充足　维生素和矿物质足量，即达到推荐摄入量；特别是维生素 B_1、维生素 B_{12}、叶酸、铁等。

4. 足疗程　营养治疗贯穿患者围手术期的全过程，甚至包括术前和出院后继续营养治疗 $3 \sim 6$ 个月口服营养补充（oral nutritional supplements，ONS） $1.67 \sim 2.51\,MJ(400 \sim 600\,kcal)/d$。

（三）五阶梯营养治疗法则

对于营养治疗而言，遵循五阶梯法则，如图 4-13 所示。

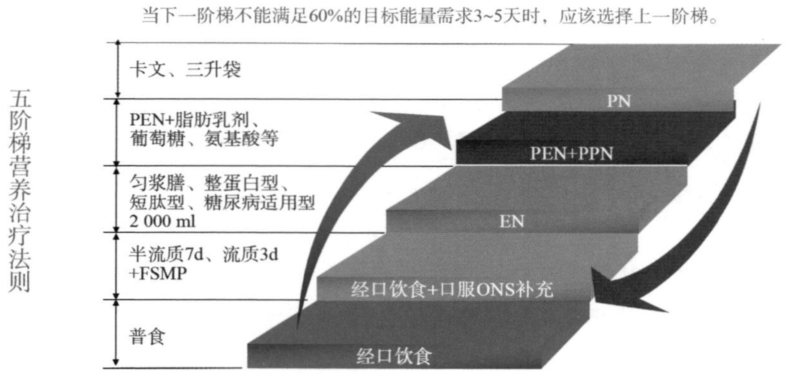

图 4-13　五阶梯营养治疗法则

注：PN，肠外营养；PEN，全肠内营养；PPN，部分肠外营养；EN，肠内营养；ONS，口服营养补充；FSMP，肠内营养制剂。

五、专家点评

本例患者的诊治跌宕起伏，原以为慢性呕吐由吻合口狭窄引起，但是胃镜检查结果并不支持。同时，患者病情变化快，呈急、危、重的特点，对临床医生要求较高：一方面，需要较强的重症治疗能力，积极进行脏器维护治疗，维持生命体征；另一方面，需要较高的临床思维能力，尽快找到病因，从而针对性治疗。

在该案例中，患者的高乳酸血症非常蹊跷，乳酸最高达到 $9.4\,mmol/L$，而患者缺血缺氧的临床特征并不是特别明显（尤其是经过后期治疗后），难以用微循环障碍所引起的缺血缺氧来解释。结合患者同时具有可疑的 WE、PN、循环衰竭及胃肠道症状等，主诊医生考虑线粒体功能障碍可能，并通过查阅文献，进一步定位到维生素 B_1 缺乏。这启发我们临床医生，在考虑多脏器累及的疑难重症诊治从何处入手时，需重视"一元论"的思考模式。不仅如此，在本案中，还需要临床医生具有扎实的基础医学功底，尤其是生物化学及分子生物学功底，能够想到乳酸的堆积和线粒体功能障碍有关。

随着生活条件的改善，营养的富足，维生素 B_1 缺乏在当代社会并不常见。维生素 B_1 缺乏者往往具有特定原因。以本案为例，患者有酗酒史、消化道改建史，术后为改善可能消化不良，主食以精米面为主，从而引发维生素 B_1 缺乏。这提示我们，营养支持治疗是肿瘤临床治疗未被足够重视的一环。营养支持治疗包括营养检测、营养评估及营养治疗，需要普外科、消化科、肿瘤科及营养科等多学科的通力合作。

六、相关知识点

（一）远端胃大部切除术后的消化道重建方式
远端胃大部切除术后的消化道重建方式如图 4 - 14 所示。

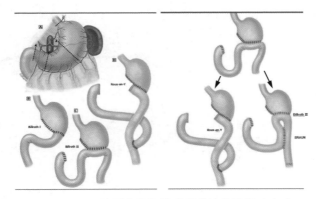

图 4 - 14　远端胃大部切除术后的消化道重建方式

1. Billroth Ⅰ 式　远端胃大部切除后，将残胃与十二指肠吻合。优点是吻合后的胃肠道接近于正常解剖生理学状态，食物经吻合口进入十二指肠，减少胆汁胰液反流入残胃，术后因胃肠功能紊乱而引发的并发症相对较少。

2. Billroth Ⅱ式　远端胃大部切除后，缝合关闭十二指肠残端，残胃和上端空肠端侧吻合。优点是即使胃切除较多，胃-空肠吻合也不至于压力过大。但这种吻合方式改变了正常解剖生理学关系，胆汁、胰液流经胃-空肠吻合口，术后并发症和后遗症较 Billroth Ⅰ式多。

3. Roux-en-Y 吻合　远端胃大部切除术后，缝合关闭十二指肠残端，在距离屈氏韧带 10～15 cm 处切断空肠，残胃和远端空肠吻合，距此吻合口以下 45～60 cm 空肠与空肠近侧行断端吻合。其优点为防止术后胆汁、胰液进入残胃，减少反流性胃炎发生。

其中，在 Billroth Ⅱ式中，临床上还可能加做改良 Braun 吻合。方法主要是在胃肠吻合口远端 10 cm 左右行侧侧吻合。Braun 吻合可有效减少梗阻，减少胃肠吻合口的扭曲、成角和水肿，使食物更易通过，也可减少胆汁反流，降低胃黏膜刺激。此外，与 Roux-en-Y 相比，Billroth Ⅱ + Braun 吻合操作更为安全、简便，同时在预防贫血和营养不良方面可能更具优势。

（二）慢性恶心、呕吐的诊断和鉴别诊断

图 4-15 展示呕吐的发生机制。位于延髓中央的呕吐中枢，是呕吐反射的中心环节。呕吐中枢的刺激信号来源共有 3 类。

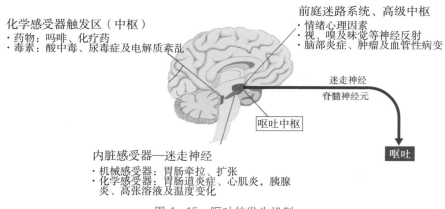

图 4-15　呕吐的发生机制

第一类存在于脑干内。第四脑室底部的视网膜区域，化学感受器触发区（chemoreceptor trigger zone，CTZ），接受血液或脑脊液内的药物、毒素变化。

第二类来源是迷走神经。内脏感受器将信息通过迷走神经传入纤维传送到中枢，内脏感受器有两类。机械感受器在肌层内，接受内脏牵拉刺激和物理性损伤刺激；化学感受器在粘膜内，感受内脏的刺激化学刺激，如胃肠道炎症、心肌炎及胰腺炎等。

第三类来源于前庭迷路系统、高级中枢如边缘系统和视觉皮质直接兴奋呕吐中枢。由视、嗅、味觉等神经反射，精神心理因素的影响，或脑部炎症、肿瘤及血管性病变，通过大脑皮质、延脑的神经冲动，直接兴奋呕吐中枢。

最后，通过迷走神经和脊髓运动神经元这两条途径至平滑肌和骨骼肌，协调舒缩完成呕吐过程。

（三）疑似急性心衰的早期诊断

1. 心衰的定义　心衰是一种临床综合征。其特征是由于心脏结构和或功能异常，导致静息或负荷时心输出量减少和/或心内压力增高，从而引起典型症状（如呼吸困难、踝部肿胀和疲乏），也可伴有体征（如颈静脉压升高、肺部啰音及外周水肿）。

2. 心衰的分类　可分为急性心衰、疑似急性心衰和慢性心衰。无论哪一种心衰，强调症状，即症状为诊断临床心衰的主要指标。

3. 射血分数与心衰　临床上，除非是慢性心衰，不把射血分数（ejection fraction，EF）作为单独判断是否发生临床心衰的一个指标。EF 的动态变化更为重要。

4. 疑似急性心衰的诊断　缩短诊断治疗时间，完善相关检查的同时，尽快早期启动给予患者适宜治疗（图 4 - 16）。指南强调，对于急性心衰，需要迅速识别 5 种威胁生命的疾病或伴随临床情况，简写 CHAMP，分别是：急性冠脉综合征（acute coronary syndrome）；高血压急症（hypertension emergency）；心律失常（arrhythmia）；急性机械性病因（acute mechanical cause）；急性肺栓塞（acute pulmonary embolism）。除了 CHAMP，还需考虑的循环衰竭原因：心脏原因、血管原因以及血液成分异常。

对于心衰的诊断而言，指南强调临床症状和体征、心电图、脑利尿钠肽（brain natriuretic peptide，BNP）/NT - proBNP 和超声心动图在心衰诊断中的作用，利尿钠肽（NPs）的血浆浓度可被用作心衰的初步检测，尤其是在超声心动图不能及时应用的非急症情况下，利钠肽升高有利于确立初步诊断，区分需要进一步心脏检查的患者，如 NT - proBNP $\geqslant$125 pg/ml、BNP $\geqslant$35 pg/ml（慢性心衰），NT - proBNP $\geqslant$300 pg/ml、BNP $\geqslant$100 pg/ml（急性心衰）。对于慢性心衰患者，BNP 和 NT - proBNP 更多用于排除心衰，而非确诊。

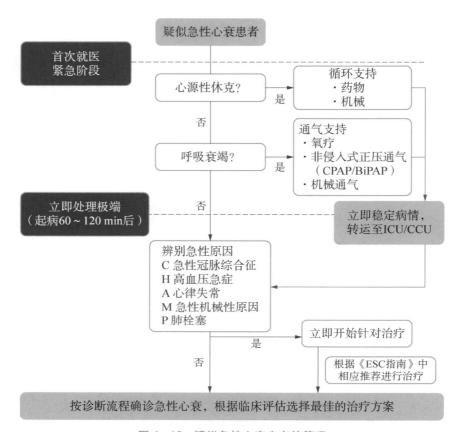

图 4-16　疑似急性心衰患者的管理

（四）Wernicke 脑病的典型表现

维生素 B_1 缺乏可以导致 WE。其典型的三联征为：意识障碍、共济失调及眼球震颤，但三者均同时出现的情形只占 16%～38%。WE 常累及内侧丘脑、乳头体、杏仁核、颞叶内侧面、脑干及小脑，只有约 53% 的患者有特征性的 MRI 表现（图 4-17）。有 80% 的 WE 患者伴发 PN。

根据诊断标准（EFNS2010），对于酗酒者而言，只要符合以下 4 项中的 2 项，就可以考虑 WE 的临床诊断：饮食缺乏、眼征、小脑功能障碍、精神状态改变或轻度记忆障碍。维生素 B_1 是一种水溶性维生素，即使补充过量，机体也可自行代谢排出。故一旦临床上怀疑维生素 B_1 缺乏，可立即开始补充治疗，即"If in doubt，treat"。

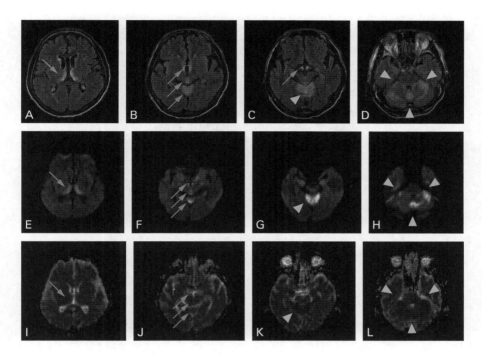

图 4‑17　WE 的典型 MRI 表现

注：MRI 显示内侧丘脑(A)、导水管周围灰质(B)、乳突体(C)、小脑蚓部(B、C、D)和小脑蚓旁上区(D)的典型高信号。所有病变在 DWI(E～H)上均表现为高信号。小脑蚓部(K、L)和副蚓上小脑(L)的 ADC 图像显示低信号(箭头)，而其他描述区域(I、J)显示等高信号(箭头)。

（五）引发维生素 B_1 缺乏的常见原因

引发维生素 B_1 缺乏的常见原因如图 4‑18 所示。

1. 酗酒　乙醇抑制小鼠肠上皮细的刷状缘基底外侧膜(Na^+、K^+)‑ATP 酶活性，阻止维生素 B_1 进入浆膜腔；长期酗酒导致的严重的脂肪肝，肝实质细胞团缩小，肝摄取和储存维生素 B_1 减少。

2. 疾病导致吸收和储存障碍　慢性胃肠病(长期慢性腹泻)、胃肠道肿瘤、胃肠道手术后、胰腺炎、慢性肝病、慢性消耗性疾病及围手术期。

3. 胃大部切除术　远端胃大部切除术剩余胃为原先的 50% 以下，摄食量减少；Billroth Ⅱ + Braun 式，十二指肠无吸收功能，维生素 B_1 的吸收面积减少；术后抗生素、化疗药物等一类抗维生素的使用，有可能干扰维生素在体内的代谢。

4. 长期摄入不足　长期摄入以精白面、精白米为主的半流质；近 1 个月恶

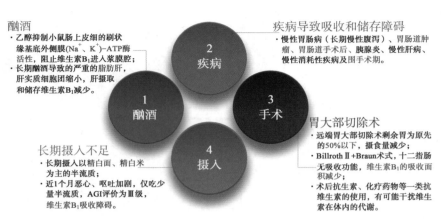

酗酒
· 乙醇抑制小鼠肠上皮细的刷状缘基底外侧膜(Na⁺、K⁺)-ATP酶活性，阻止维生素B₁进入浆膜腔；
· 长期酗酒导致的严重的脂肪肝，肝实质细胞团缩小，肝摄取和储存维生素B₁减少。

疾病导致吸收和储存障碍
· 慢性胃肠病（长期慢性腹泻）、胃肠道肿瘤、胃肠道手术后、胰腺炎、慢性肝病、慢性消耗性疾病及围手术期。

长期摄入不足
· 长期摄入以精白面、精白米为主的半流质；
· 近1个月恶心、呕吐加剧，仅吃少量半流质，AGI评价为Ⅲ级，维生素B₁吸收障碍。

胃大部切除术
· 远端胃大部切除术剩余胃为原先的50%以下，摄食量减少；
· Billroth Ⅱ+Braun式，十二指肠无吸收功能，维生素B₁的吸收面积减少；
· 术后抗生素、化疗药物等一类抗维生素的使用，有可能干扰维生素在体内的代谢。

图 4 - 18　引发维生素 B₁ 缺乏的常见原因

心、呕吐加剧，仅吃少量半流质，AGI 评价为Ⅲ级，维生素 B₁ 吸收障碍。

（六）维生素 B₁ 缺乏的病理生理学

对于本例患者而言，不明原因的高乳酸血症、既往的酗酒史、手术史以及循环、神经、消化道等多系统受累的临床表现，提示线粒体功能障碍的方向，并最终锚定在维生素 B₁ 缺乏上。那么维生素 B₁ 缺乏会导致哪些病理生理学改变呢？

维生素 B₁ 是线粒体 TCA 循环中重要的辅酶，是丙酮酸脱氢酶以及 α-酮戊二酸脱氢酶的重要辅酶，其缺乏会导致酶活性明显下降，导致丙酮酸不能进入 TCA 循环以及 TCA 循环中 α-酮戊二酸的堆积无法转化为琥珀酸，从而引起 TCA 循环障碍，引起 ATP 合成不足，进而导致细胞功能障碍。这一点在高耗能脏器如心血管、神经系统等尤其明显，引发相应器官功能障碍。维生素 B₁ 缺乏致丙酮酸脱氢酶活性下降引起丙酮酸的堆积，进而通过乳酸脱氢酶引起乳酸堆积，故造成高乳酸血症，引起酸中毒（图 4 - 19）。酸中毒刺激中枢化学感受器，引发恶心、呕吐，同时还可引起周围小动脉扩张、外周阻力下降、静脉回流量增加，心肌对氧的利用率降低，从而出现循环衰竭。另外，维生素 B₁ 还可以引起胆碱酯酶的活性增强，从而使乙酰胆碱水平下降，影响神经传导及胃肠道蠕动（图 4 - 20）。

（七）脚气病及维生素 B₁ 的背景及特点

1. 脚气病　需要注意的是，脚气病（beri-beri）并不是指足癣等足部真菌

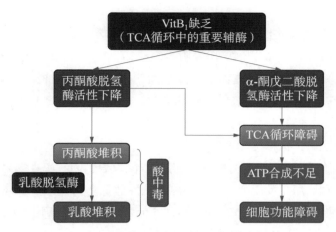

图 4-19　维生素 B_1 缺乏引起线粒体功能障碍

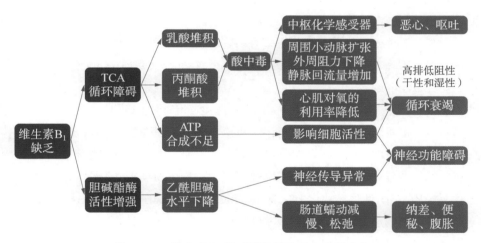

图 4-20　维生素 B_1 缺乏引起的病理生理学改变

感染引起的"脚气"（即 athlete's foot）。两者意义完全不同，前者是由维生素 B_1 缺乏引起的系统性疾病。其英文 beri-beri 是由斯里兰卡的僧伽罗语引用而来。在僧伽罗语中是"不能不能"的意思，意为"极度虚弱"，指病重到不能做任何事。由于维生素 B_1 缺乏引起的对称性周围神经病变常变现为下肢感觉异常、肌肉酸痛，有时可有足底烧灼感、针刺感，呈袜套式感觉障碍，故称被翻译为"脚气病"。若以神经系统表现为主称干性脚气病（dry beri-Beri），以心衰表现为主则称湿性脚气病（wet beri-beri），兼而有之的则为混合性脚气病。

（1）干性脚气病：表现为上升性对称性周围神经炎，可出现感觉和运动障碍，肌力下降、肌肉酸痛以腓肠肌为重，部分病例发生足垂症及趾垂症，行走时呈跨阈步态。脑神经中迷走神经受损最为严重，其次为视神经、动眼神经等。重症病例可见出血性上部脑灰质炎综合征或 WE（即脑性脚气病），表现为眼球震颤、健忘、定向障碍、共济失调、意识障碍和昏迷。还可与 Korsakoff 综合征并存，有严重的记忆和定向功能障碍。

（2）湿性脚气病：表现为软弱、疲劳、心悸、气急。因右心衰竭患者出现厌食、恶心、呕吐、尿少及周围性水肿。体检阳性体征多为体循环静脉压高的表现。脉率快速但很少超过 120 次/分，血压低，但脉压增大，周围动脉可闻及枪击音。叩诊心脏相对浊音界可以正常，或轻至重度扩大。心尖部可闻及奔马律，心前区收缩中期杂音，两肺底闻及湿啰音，可查见肝大、胸腔积液、腹水和心包积液体征。

（3）急性暴发性心脏血管型脚气病：表现为急性循环衰竭，可出现气促、烦躁及血压下降、严重的周围型发绀、心动过速、心脏扩大明显，颈静脉怒张。患者可在数小时或数天内死于急性心衰。

2. 维生素 B_1 的背景　1886 年，荷兰医生 Christiaan Eijkman 在印度尼西亚发现米糠可以治疗脚气病，并获得诺贝尔生理学或医学奖。1911 年，波兰化学家 Kazimierz Funk 从米糠中得到了一种胺类的结晶，认为这就是米糠中治疗脚气病的成分。因为是胺类，所以被他命名为 Vitamine，这也是维生素名称的由来。1926 年，两位荷兰化学家 Jansen B C P 和 Donath W 在 Robert Williams 的帮助下得到了硫胺的真正结晶，后者将其命名为 thiamin，美国化学会将其改为 thiamine，即硫胺素（图 4 - 21）。该维生素可以治疗脚气病，故将硫胺素命名为 Vitamine B_1（Vit B_1）。因此，Vit B_1 是第一个被发现的维生素，其发现曾获

Vitamin(e)=Vita+amin
　　　　生命　氨

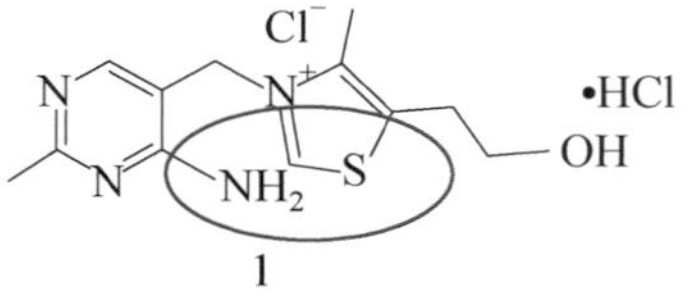

维生素B₁

图 4 - 21　维生素（维他命）翻译的由来及维生素 B_1 的结构

得诺贝尔生理学或医学奖，其维生素或维他命的翻译，字如其名，可谓真正维持"生命"的元素，充分体现了翻译的"信达雅"。

3. 维生素 B_1 的特点

（1）吸收：近端小肠（十二指肠及空肠上段），被动扩散及主动运输。

（2）排泄：主要通过尿液，少量通过胆汁排泄。

（3）自身无法合成，正常机体储存量少，仅为 25～30 mg。

（4）来源：全谷物、豆类、肉类及动物内脏。

（5）作用：硫胺素焦磷酸酯（thiamine pyrophosphate，TPP）作为糖代谢辅酶。因此，摄入不足或吸收障碍是引起维生素 B_1 缺乏的主要因素，具体的原因可参考本期"六、相关知识点（五）"。

致　谢

感谢一起参与讨论和编撰的普外科项建斌教授、消化科罗忠光教授和刘懿教授、呼吸科李圣青教授、心内科李剑教授、神经内科卢家红教授和营养科邵春海教授。

推荐阅读

1. 中华医学会肠外肠内营养学分会. 成人围手术期营养支持指南[J]. 中华外科杂志，2016,54(9):641-657.

2. LACY B E, PARKMAN H P, CAMILLERI M. Chronic nausea and vomiting: evaluation and treatment [J]. Am J Gastroenterol, 2018,113(5):647-659.

3. PONIKOWSKI P, VOORS A A, ANKERET S D, et al. 2016 ESC Guidelines for the diagnosis and treatment of acute and chronic heart failure: The Task Force for the diagnosis and treatment of acute and chronic heart failure of the European Society of Cardiology (ESC). Developed with the special contribution of the Heart Failure Association (HFA) of the ESC [J]. Eur J Heart Fail, 2016,18(8):891-975.

4. SECHI G, SERRA A. Wernicke's encephalopathy: new clinical settings and recent advances in diagnosis and management [J]. Lancet Neurol, 2007,6(5):442-455.

5. SINGER P, BLASER A R, BERGERET M M, et al. ESPEN guideline on clinical nutrition in the intensive care unit [J]. Clin Nutr, 2019,38(1):48-79.

6. WHITFIELD K C, BOURASSA M W, ADAMOLEKUNET B, et al. Thiamine deficiency disorders: diagnosis, prevalence, and a roadmap for global control programs [J]. Ann N Y Acad Sci, 2018,1430(1):3-43.

（潘亦达　罗忠光　刘　懿　刘　杰）

第 5 期

貌似殊途，生死同归

——"鬼门关"前的晕厥

　　晕厥，突发意识丧失，常没来得及到急诊室已自行恢复，但多数患者依旧会赶到急诊室就诊。晕厥主诉占急诊就诊患者的 0.9%～1.7%。晕厥原因多样，临床上，也可能出现猝死等严重后果，确实不能掉以轻心。

　　反复晕厥让患者恐惧，医生积极追寻病因，找到真凶——阵发性室性心动过速，安装植入型心脏转复除颤仪(implantable cardioverter-defibrillator, ICD)后一切恢复正常。就在患者安心享受生活之时，晕厥再次袭来。

　　该病例由心内科提供并主导讨论，邀请急诊科、神经内科以及呼吸科参与，开启了一次紧急又焦灼的探案之旅。

一、病史介绍

　　患者，男性，69 岁。因"ICD 植入术后 2 年，18 小时前晕厥发作 1 次"至急诊室就诊。

　　患者 2 年前因反复晕厥发作住心内科病房，发作时床旁心电监护发现阵发性室性心动过速、长 QT 综合征(long QT syndrome，LQTS)。患者符合心源性猝死二级预防的 ICD 植入指征，植入双腔 ICD(St. Jude Medical Fortify™ DR 2231‑40)。术后规律随访，ICD 各项参数处于正常范围内，2 年来晕厥未再发作。

　　就诊前一天下午 2 时，患者打理庭院时出现一过性黑矇，随后意识丧失，伴冷汗，持续数秒自行缓解。无心悸、胸闷、胸痛等伴随症状，无 ICD 导致的"电击感"。清醒后感觉头晕气急，遂至急诊室就诊。

急诊查 T 36.5℃，HR 78 次/分，R 18 次/分，BP 98/67 mmHg，SpO_2 95%，心肺、神经系统体格检查无异常发现。

患者既往无高血压病、糖尿病病史，无肝炎、结核病史。吸烟 50 年，平均 20 支/日，未戒烟；饮酒 50 年，平均 500 g（黄酒）/d，未戒酒。

二、探案过程

阶段一：急诊室内的群英会。

1. 急诊医生的急症处理　急诊科接诊晕厥患者诊治原则如下。

（1）现场紧急处理：快速询问病史同时评估生命体征、实施床旁血糖/心电图的快速检查，同时给予必要的急症对症处理，如保持呼吸道通畅、建立静脉通路、纠正低氧、监测血压等。

（2）急诊初始评估：详细询问患者的现病史和既往史，排查重点病种的相关症状，前驱症状，发生晕厥时患者情况及周围环境情况、伴随症状和持续时间，完善详细的查体，辅助检查包括头颅 CT、三大常规、电解质、血气分析、血糖及心肌标志物，以鉴别其他原因导致意识丧失，是否存在心脏疾病，病史中有无重要的有助于诊断的临床特征。

（3）危险分层：在神经反射性晕厥、心源性晕厥、直立性低血压相关晕厥三大类晕厥类型中，需识别出存在危及生命或猝死可能的高危患者，并进行积极干预。高危因素包括心脏疾病（如心功能不全、心律失常、心肌缺血、心包压塞、结构异常及起搏器功能障碍），失血（急性消化道失血、创伤、动脉瘤破裂及异位妊娠），肺栓塞，蛛网膜下腔出血。

急诊医生第一时间给患者进行"IV - O_2 - Monitor"处理。即：开通静脉通路、吸氧、生命体征监测。同时询问病史、进行体检，安排初步检查。

患者晕厥发作前无闷热、恐惧紧张、疼痛等诱因，与排尿、胃肠道刺激、咳嗽、运动、转头、衣领过低不相关，暂不考虑血管迷走性或神经反射性晕厥；患者否认利尿剂、抗心律失常药物、抗抑郁药用药史，近日无出血、腹泻、呕吐等容量不足的情况，否认自主神经功能障碍病史，暂不考虑直立性低血压相关晕厥。

急诊室内就诊过程中患者再次突发意识丧失，伴大汗淋漓，呼之不应，持续约 10 秒，心电监护显示窦性心律。结合患者既往长 QT 综合征、阵发室性心动过速致晕厥和 ICD 植入病史,首先要考虑是否存在影响血流动力学的室性心律失常和 ICD 的异常工作,呼叫心内科医生会诊。

　　2. 心内科的初步考虑　心内科医生在急诊室内对患者进行 ICD 程控。

　　程控结果(图 5 - 1)提示:ICD 的电池寿命 5.5~6.1 年;心房电极阈值 0.5 V(0.5 ms)、感知 3.2 mV、阻抗 430 Ω,心室电极阈值 1.0 V(0.5 ms)、感知＞ 12.0 mV、阻抗 450 Ω,ICD 未发现工作异常。除颤设置为室性心动过速频率检测第一区间(VT - 1,检测标准为心率达到 150 次/分,共计 18 个心动周期)仅监测,室性心动过速频率检测第二区间(VT - 2,检测标准为心率达到 181 次/分,共计 20 个心动周期)进行 3 次抗心动过速的超速起搏(ATP)治疗,室性心动过速频率检测第三区间(VT - 3,检测标准为心率达到 214 次/分,共计 16 个心动周期)下进行 1 次放电除颤治疗。

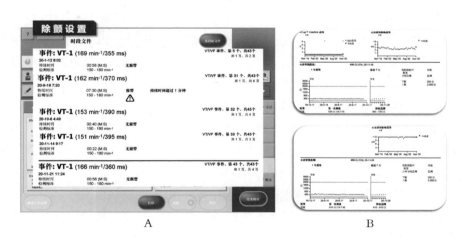

图 5 - 1　患者 ICD 程控

注:ICD 各项基本参数及除颤工作模式未见明显异常。A. 显示 ICD 的所有治疗事件的详细内容,图中"事件"即指 ICD 检测到患者出现心律失常事件,并做了相应治疗。图中显示,最近一次治疗为 2020 年 11 月,患者无症状。B. 患者 ICD 的心房和心室电极出参数变化,提示自植入以来,患者的心房电极和心室电极参数稳定,未出现工作异常或者参数异常现象。

　　既往一年 ICD 记录到 5 次心动过速事件,最快频率为 169 次/分,持续最久达 11 分 24 秒,均未达到起搏器放电治疗标准。患者及家属对 5 个时间点进行回忆,否认晕厥发作,也无心悸等不适。就诊前和诊室内晕厥发作时无相应事件记录。因此,患者的晕厥发作与 ICD 无关。

程控结束,相关辅助检查结果回报如下。

生化检查:血钾 4.9 mmol/L,血钠 140 mmol/L,氯化物 103 mmol/L,血钙 2.18 mmol/L,血镁 0.88 mmol/L,血肌酐 88 μmol/L,随机血糖 7.5 mmol/L,NT-proBNP 3 205.0 pg/ml↑,肌红蛋白 35.22 ng/ml,cTnT 0.068 ng/ml↑,肌酸磷酸激酶同工酶(CK-MB mass) 3.44 ng/ml,D-二聚体 6.75↑。

头颅 CT 扫描:脑实质未见明显异常密度影,脑室系统大小及形态未见异常,脑裂及脑沟未见增宽,脑中线结构居中。

急诊心电图检查:起搏心律,起搏器感知功能正常,起搏功能正常;室性早搏,短阵室性心动过速(多形性,频率 155 次/分);T 波变化:Ⅰ Ⅱ Ⅲ aVF aVL V₄ V₅ V₆ 低平或倒置(图 5-2)。

心内科医生的初步考虑:根据患者既往室性心律失常和 ICD 植入病史,结合此次入院心肌标志物异常升高,心电图见 ST-T 段改变,符合急性冠脉综合征的诊断标准,D-二聚体的升高也考虑与冠状动脉血栓形成相关。因此,患者心源性晕厥的可能性仍较大。

患者的初步诊断为:①晕厥,心源性可能,高危;②阵发室性心动过速;③急性冠脉综合征(GRACE 评分 125);④长 QT 综合征,ICD 植入术后。

心内科进一步诊治同时,邀请神经内科医生会诊。

3. 神经内科的鉴别助力　神经内科按意识障碍的病程特征分为意识障碍、一过性意识障碍和晕厥 3 类。而一过性意识障碍(丧失)包括由晕厥导致的意识丧失和非血流灌注不足导致的非晕厥发作(图 5-3)。

常见的非晕厥发作包括伴意识障碍的癫痫、短暂性脑缺血发作、偏头痛、猝倒及过度通气等。本患者否认既往癫痫发作病史,且发病特征不符合常见的癫痫表现(不能应答、重复动作、一般持续 3 分钟,随后伴长时间的嗜睡、意识模糊和头痛),暂不考虑癫痫;血糖正常;无单眼偏盲、失语和构音障碍等短暂性脑缺血发作的典型症状,神经系统查体未见异常,头颅 CT 也未见急性缺血表现,暂不考虑短暂性脑缺血发作;否认偏头痛病史,此次发作也无猝倒、过度通气表现。

结合该患者前述特点,确认属于晕厥。

与神经反射性晕厥不同,神经源性晕厥常合并自主神经系统相关的器质性疾病,如多系统萎缩、帕金森及路易体痴呆等中枢自主神经系统疾病和纯自主神经障碍、各种周围神经病变导致的周围自主神经疾病所导致的晕厥。晕

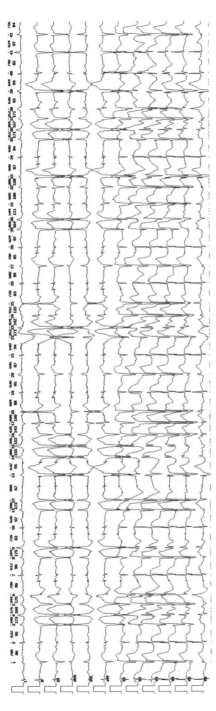

图 5 - 2　患者入急诊时心电图

注：起搏心律，起搏器感知功能正常，起搏功能正常；室性早搏，短阵室性心动过速（多形性；频率 155 次/分）；T 波变化：Ⅰ Ⅱ Ⅲ aVF aVL V₄ V₅ V₆ 低平或倒置。

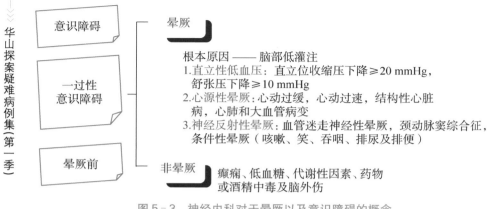

图 5-3 神经内科对于晕厥以及意识障碍的概念

厥的发生往往和血压一过性降低有关。因此,也称为"神经源性直立性低血压",归入"直立性低血压"的类别中。患者常合并性功能障碍、尿失禁、嗅觉减退、帕金森症、共济失调、认知障碍、其他中枢神经系统症状、周围神经病、餐后低血压、进行性自主神经功能障碍及神经源性姿位性心动过速综合征(postural orthostatic tachycardia syndrome,POTS)。该患者的病史和体征均无以上提示,暂不考虑神经源性晕厥。

有医生会安排进一步行头颅磁共振、脑电图和颈动脉影像学检查进一步确认。然而,《2017ACC/AHA/HRS 晕厥患者评估和管理指南》明确提出无局灶神经系统症状体征或外伤的晕厥,不推荐常规行头 MRI 或 CT、颈动脉影像学检查和脑电图检查(Ⅲ,B-NR)。

目前,该患者头颅 CT 检查示脑实质未见明显异常密度影,脑室系统大小及形态未见异常,脑裂及脑沟未见增宽,脑中线结构居中,暂无须进一步行头颅磁共振或脑电图检查。

结合患者明确的心律失常和 ICD 植入史。目前,异常心电图、心肌标志物和 D-二聚体的升高,考虑心源性晕厥,拟心内科医生继续诊治(图 5-4)。

急诊科医生、心内科医生和神经内科医生的群英会,初步判断患者为心源性晕厥,高危,收入心内科进一步确认晕厥原因及对因治疗。

阶段二:心内科监护室的疑犯追踪。

1. 主治医生回顾 2 年前病史　心内科会诊医生正好是 2 年前的主诊医生。2 年前患者因"反复晕厥 2 日"就诊,当时心电监护见反复非持续性室性心

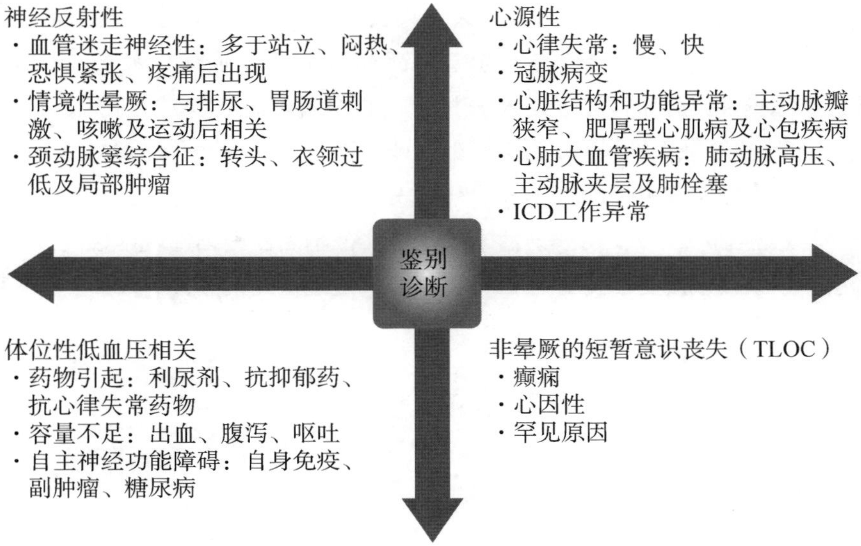

神经反射性
· 血管迷走神经性：多于站立、闷热、恐惧紧张、疼痛后出现
· 情境性晕厥：与排尿、胃肠道刺激、咳嗽及运动后相关
· 颈动脉窦综合征：转头、衣领过低及局部肿瘤
心源性
· 心律失常：慢、快
· 冠脉病变
· 心脏结构和功能异常：主动脉瓣狭窄、肥厚型心肌病及心包疾病
· 心肺大血管疾病：肺动脉高压、主动脉夹层及肺栓塞
· ICD工作异常
鉴别诊断
体位性低血压相关
· 药物引起：利尿剂、抗抑郁药、抗心律失常药物
· 容量不足：出血、腹泻、呕吐
· 自主神经功能障碍：自身免疫、副肿瘤、糖尿病
非晕厥的短暂意识丧失（TLOC）
· 癫痫
· 心因性
· 罕见原因

图 5-4　晕厥的鉴别诊断

注：经过神经内科的鉴别诊断，考虑患者的晕厥仍然为心源性晕厥，需要至心内科鉴别五大类疾病。

动过速，未发作时常规 12 导联心电图检查（图 5-5）显示：窦性心律，QT 间期显著延长（QT/QTc 460/496 ms）。完善相关检查排除了心脏缺血和结构功能异常的相关因素，考虑为长 QT 综合征相关的室性心动过速和晕厥发作，作为心源性猝死的二级预防，为患者植入了 ICD。

纸速：25mm/s 灵敏度：10mm/mv BL:ON AC:ON MF:60Hz
I
II
III
aVR
aVL
aVF
II
V1
V2
V3
V4
V5
V6
QT/QTc ↑

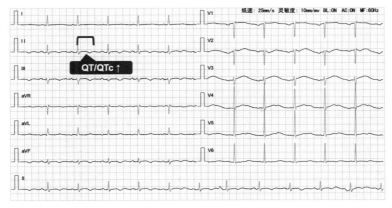

图 5-5　2 年前患者植入 ICD 前 12 导联心电图

注：QT 间期延长，460/496 ms。

　　长 QT 综合征可进一步分为先天性和获得性两大类。该患者当时否认使用过任何导致 QT 间期延长的药物，查血钾 4.5 mmol/L，血镁 0.92 mmol/L，冠脉造影检查未见冠脉异常，心超检查提示左心收缩功能正常，左心舒张功能欠佳。因此，患者获得性长 QT 综合征的可能性不大。

　　患者虽无家族史，其 Schwartz 评分（表 5-1）高达 4 分（QTc≥480 ms 计 3 分，晕厥无应激计 1 分），是先天性长 QT 综合征基因检测阳性可能性约 80%。但患者和家属未接受相关基因检测的建议，未能确认先天性长 QT 综合征的基因诊断。

表 5-1　先天性 LQTS 诊断评分（Schwartz 评分）

诊断依据	评分/分
心电图表现	
QTc	
≥480 ms	3
460～470 ms	2
450 ms（男）	2
尖端扭转型	2
T 波交替	1
T 波有切迹	1
低心率（与年龄相比）	0.5
临床病史	
晕厥	
有应激	2
无应激	1
先天性耳聋	0.5
家族史	
家族成员中有明确的长 QT 综合征	1
直系亲属中有 30 岁前不明原因的心源性猝死	0.5

注：低概率（<1 分），不应进行基因检测，不要将这类个体归为边界 LQTS 或疑诊 LQTS；中等概率（2～3 分），中等可能性 5%～20%，并不能诊断先天性 LQTS，需要进一步评估先天性 LQTS 可能性（即对患者进行基因检测，以及对其亲属进行心电图检查）；高概率（≥3.5 分），高度可能（即≥3.5 分）时，LQTS 基因检测阳性的可能性约为 80%。本例患者 QTc≥480 ms 计 3 分，晕厥无应激计 1 分，共 4 分，属高概率。

　　患者有明确的心脏疾病，目前的晕厥风险分层评估属于高危。此次晕厥发作查心肌标志物升高，心电图见 ST－T 段改变，符合急性冠脉综合征的诊断标准。因此，将患者收入心内科监护室。心电监护同时从冠状动脉疾病、心脏结构及功能异常、心电活动 3 个维度对患者进行针对性的鉴别诊断和治疗。

　　2. 心源性晕厥的全面检查　入院当天予以充分抗血小板、抗凝治疗，美托洛尔缓释片 47.5 mg 控制基本心率，门冬氨酸钾镁稳定心肌细胞膜等对症治疗，并快速安排冠脉造影，后行心超和大血管超声检查，持续心电监护。

　　冠脉造影检查：左主干、对角支、回旋支、钝缘支、左室后支及后降支均未见明显狭窄，前降支血流偏慢，前向血流 TIMI 2 级，中段心肌桥，收缩相压缩 30%，右冠血流偏慢，前向血流 TIMI 2 级（图 5-6）。

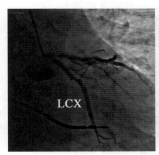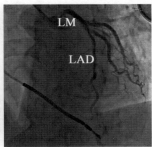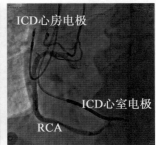

图 5-6　冠脉造影图像

注：左主干、对角支、回旋支、钝缘支、左室后支、后降支均未见明显狭窄，前降支血流偏慢，前向血流 TIMI 2 级，中段心肌桥，收缩相压缩 30%，右冠血流偏慢，前向血流 TIMI 2 级。LM，左主干；LAD，左前降支；LCX，左回旋支；RCA，右冠状动脉。

　　心脏超声检查：右心腔内见起搏导管回声，肺动脉收缩压为 30 mmHg，可见右心房饱满，左心房、左心室结构正常，LVEF 71%，左心收缩及舒张功能均正常（图 5-7）。

　　大血管超声检查：双下肢动脉内中膜散在小斑点，血流通常，双下肢深静脉未见明显血栓；颈部血管超声检查提示双侧颈动脉内中膜增厚伴斑块形成，血流通常，双侧椎动脉和颈内静脉未见明显异常。

　　心电监护：未见＞160 次/分、超过 3 秒的持续性室性心动过速，窦性心律下可见 QT 间期延长（QT/QTc：460/496 ms）（图 5-8）。

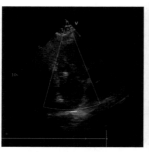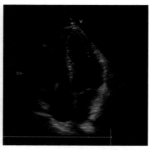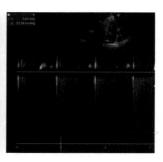

图 5-7　心脏超声图像

注：彩色多普勒检查判断血流、四腔心切面评价基本结构、连续多普勒测量肺动脉收缩压，未见明显的结构、功能异常，未见异常瓣膜反流。

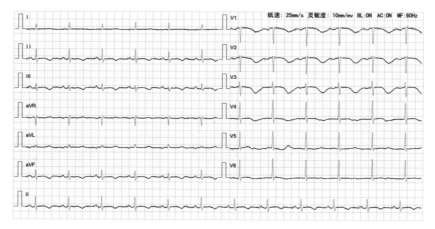

图 5-8　心内监护室床旁 12 导联心电图

注：窦性心律，T 波改变（Ⅰ $V_5 V_6$ T 波低直立＜R1/10；$V_2 V_3 V_4$ T 波双向；Ⅱ Ⅲ aVFT 波浅倒），Q-T 间期延长（QT/QTc:436/470 ms）。

　　入院次日复查相关检验项目如下。

　　血电解质：钾 3.9 mmol/L，钠 136.6 mmol/L，氯化物 100 mmol/L，血钙 1.14 mmol/L；

　　心肌标志物：NT-proBNP 198.1 pg/ml↑，肌红蛋白 37.24 ng/ml，cTnT 0.031 ng/ml↑，CK-MB mass 2.58 ng/ml；

　　凝血功能：D-二聚体 3.64 ng/ml↑。

　　肿瘤标志物、甲状腺功能、风湿系列抗体未见明显异常。

在院期间血压维持于 92/67～101/92 mmHg 之间。

所有针对心源性晕厥的检查发现该患者并无冠状动脉粥样硬化性心脏病，不存在心脏结构和功能的异常，室性心动过速也并非是晕厥的原因，ICD 的工作未见异常。

那到底是什么原因引起的晕厥？患者的晕厥求因陷入困境。

3. 主任医师复盘心电图，细节决定成败　主任医师查房，复盘患者所有相关信息（图 5 - 9），特别仔细阅读心电图。果然，最简洁的辅助检查常能提供最关键的信息。本次急诊首张心电图细节将诊断指向了肺大血管。

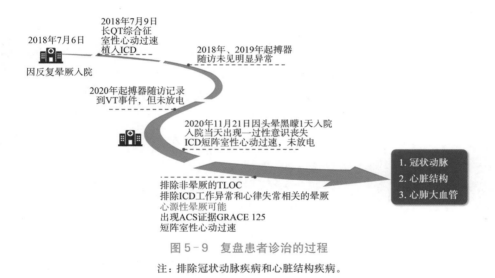

图 5 - 9　复盘患者诊治的过程

注：排除冠状动脉疾病和心脏结构疾病。

在回顾患者数次心电图的过程中，发现患者急诊就诊首次心电图存在可疑的 $Q_{III} T_{III} S_{I}$ 的形态学改变（图 5 - 10），即 III 导联 q 波、T 波倒置、I 导联 S 波。当心电图出现这种特征性改变的时候，需要考虑肺栓塞的诊断。分析病史，该患者吸烟、起搏器植入，为肺血栓栓塞风险因素；入院后两次 D -二聚体均升高（6.75～3.64），提示患者深静脉血栓可能；患者晕厥发作后有气急症状，提示有肺栓塞导致晕厥可能。作为心肺大血管的筛查，肺血管也是不可忽略却常常被忽略的要素。因此，立即请呼吸科医生会诊支持。

4. 评分低危，CTA 确认肺栓塞

对患者进行肺栓塞风险相关评分提示低危（简化 Wells 评分 1 分，修订版

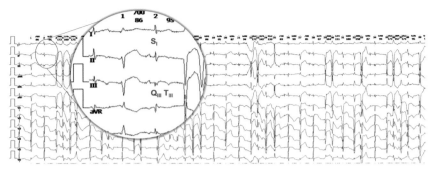

图 5‑10　急诊就诊首次心电图

注：可疑的 Q_{III} T_{III} S_I 改变。

Geneva 评分 2 分）（表 5‑2），仔细判读患者心电图可见肺栓塞 Q_{III} T_{III} S_I 的形态学改变，我们为患者安排了肺动脉 CTA 检查。放射科回报肺动脉 CTA（图 5‑11）危急值：两上、下肺动脉近段管腔内充盈缺损，两肺下叶动脉明显，管腔狭窄，提示两肺动脉栓塞。

表 5‑2　肺栓塞简化 Wells 评分和 Geneva 评分

简化 Wells 评分		修订版 Geneva 评分	
项目	评分	项目	评分
具体内容		具体内容	
肺血栓栓塞或深静脉血栓形成病史	1	肺血栓栓塞或深静脉血脉形成病史	1
4 周内制动或手术	1	1 月内手术或骨折	1
活动性肿瘤	1	活动性肿瘤	1
心率≥100 次/分	1	心率 75~94 次/分	1
咯血	1	心率≥95 次/分	2
DVT 症状或体征	1	咯血	1
其他鉴别诊断的可能性低于 PTE	1	单侧下肢疼痛	1
		下肢深静脉触痛及单侧下肢水肿	1
		年龄>65 岁	1
临床可能性		临床可能性	
低度可能	0~1	低度可能	0~2
高度可能	≥2	高度可能	≥3

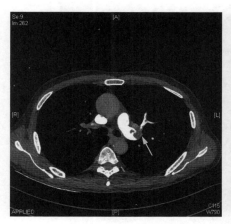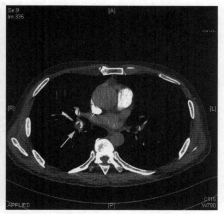

图 5-11　肺动脉造影(CTPA)

注：见两上、下肺动脉近段管腔内充盈缺损，两肺下叶动脉明显，管腔狭窄，提示两肺动脉栓塞。黄色箭头指向较为明显的肺动脉充盈缺损处。

根据非手术 PESI 评分和 sPESI 评分进行危险分层，患者属高危(PESI 109分，sPESI 1 分)(表 5-3、表 5-4)，开始足量低分子肝素抗凝(那曲肝素 100 IU/kg 体重 q12 h 皮下注射)，同时继续吸氧(3 L/min)，心电监护，予以美托洛尔缓释片 47.5 mg，门冬氨酸钾镁 1 粒 tid 治疗。

表 5-3　肺栓塞的危险评分

比较项	危险评分	
	PESI	sPESI
年龄	分/岁	1(若>80 岁)
男性	10	—
癌症	30	1
慢性心衰	10	1
慢性肺病	10	1
脉搏≥110 次/分	20	1
收缩压<100 mmHg	30	1
呼吸>30 次/分	20	—
体温<36℃	20	—

续　表

比较项	危险评分	
	PESI	sPESI
精神状态改变	60	—
动脉血氧饱和度＜90%	20	1

注：PESI 危险评分标准：Ⅰ级≤65 分，30 天死亡风险（0～1.6%）；Ⅱ级为 66～85 分，低死亡风险（1.7%～3.5%）；Ⅲ级为 86～105 分，中死亡风险（3.2%～7.1%）；Ⅳ级为 106～125 分，高死亡风险（4.0%～11.4%）；Ⅴ级＞125 分，极高死亡风险（10%～24.5%）。
sPESI 危险评分标准：0 分，30 天死亡风险为 1%；≥1 分，30 天死亡风险为 10.9%。

表 5-4　肺栓塞危险分层评估

早期死亡风险	危险参数			
	休克或低血压	PESI Ⅲ～Ⅴ级或 sPESI ＞1 分[a]	影像检查显示右心室功能障碍[b]	心脏实验室生物学检查[c]
高危	＋	（＋）[d]	＋	（＋）[d]
中危	中高危	－	＋	均阳性
	中低危	－	＋	1 个阳性或均阴性[e]
低危	－	－	选择性评估；如评估，均阴性[e]	

注：PESI＝肺栓塞严重指数；RV＝右心室；sPESI＝简化的肺栓塞严重指数；[a]，PESI Ⅲ～Ⅴ级提示 30 天死亡风险中等至极高；sPESI＞1 分提示 30 天死亡风险高；[b]，右心室功能障碍的超声心动图标准包括右心室扩张和（或）右心室-左心室舒张末期直径比值（大多数研究中报告的界值为 0.9 或 1.0）；右心室壁运动功能减弱；三尖瓣反流速度增加；或合并以上几种。CT 造影定义的右心室功能障碍为右心室-左心室舒张末期直径比值（界值 0.9 和 1.0）；[c]，心肌损伤标志物（肌钙蛋白Ⅰ或 T 浓度增加），或因（右）心室功能障碍导致的心衰（血浆利钠肽浓度增；[d]，患者存在低血压或休克时，无须考虑计算 PESI（或 sPESI）或实验室检查；[e]，PESI Ⅰ～Ⅱ级或 sPESI 0 分的患者，如存在心脏生物学指标升高或影像学检查显示右心室功能障碍，应归为中-低风险。这适用于虽未计算临床严重指数但已经有影像学或生物学结果的情况。

　　低分子肝素抗凝治疗后患者气急缓解，未再发作晕厥。治疗 1 周复查动态心电图，见窦性心律与起搏心律，平均心率 71 次/分，室性早搏有 6 个，房性早搏 371 个，DDD 起搏器功能未见明显异常，未见缺血性 ST-T 改变和肺栓塞 $Q_Ⅲ T_Ⅲ S_Ⅰ$ 的形态学改变，改用利伐沙班 15 mg bid 抗凝，2 周后改为 20 mg qd 抗凝。

　　虽然患者的诊断和分层已明确，但仍然需要积极明确肺栓塞的病因，寻找遗传性和获得性的肺栓塞风险因素（表5-5）。从获得性风险因素上看，该患者存在起搏器植入和吸烟导致内皮损伤的风险因素；而遗传性风险因素需进行基因检测进一步确证。此次，患者接受了易栓症基因筛查的建议。

表5-5　肺血栓栓塞症的常见危险因素

遗传性危险因素	获得性危险因素		
	血液高凝状态	血管内皮损伤	静脉血流淤滞
抗凝血酶缺乏	高龄	创伤/骨折	瘫痪
蛋白S缺乏	恶性肿瘤	中心静脉置管或起搏器植入	长途航空或乘车旅行
蛋白C缺乏	抗磷脂抗体综合征	吸烟	急性内科疾病住院治疗
V因子Leiden突变	口服避孕药	高同型半胱氨酸血症	居家养老护理
凝血酶原20210A基因突变（罕见）	妊娠/产褥期	肿瘤静脉内化疗	
XII因子缺乏	静脉血栓个人史/家族史		
纤溶酶原缺乏	肥胖		
纤溶酶原不良血症	炎症性肠病		
血栓调节蛋白缺乏	肝素诱导血小板减少症		
纤溶酶原激活物抑制因子过量	肾病综合征		
非O血型	真红细胞增多症		
	巨球蛋白血症		
	植入人工假体		

5. 肺血栓栓塞的遗传因素——易栓症　患者出院后10天，易栓症基因检测结果回报，提示 F5 基因存在 NM_000130：c.1112T＞C，p. Met371Thr，杂合突变位点（图5-12）。

凝血因子V是一种糖蛋白，由位于1q23染色体上的 F5 基因负责编码，凝血因子V在凝血级联反应中起放大凝血酶生成的促凝血作用，进而促进纤维

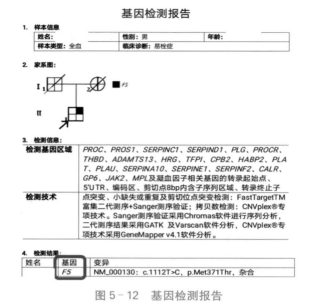

图 5-12　基因检测报告

蛋白原形成纤维蛋白,导致血凝块形成。而活化的凝血因子 V(凝血因子 Va)作为凝血酶原酶复合物的辅因子,可促进凝血酶原酶复合物裂解为更多凝血酶原以生成更多凝血酶,形成正反馈环路。F5 基因 Leiden 突变是由荷兰 Leiden 大学研究人员首次发现,是遗传性易栓症中最常见的类型。该突变多见于高加索人群,而在亚洲人群比较少见。凝血因子 V 基因突变时,活化蛋白 C 对凝血因子 V a 和Ⅷ a 的灭活作用明显减弱而造成血液高凝状态,导致静脉血栓栓塞症(venous thromboembolism,VTE)风险增加。

因此,患者发生肺栓塞既有获得性风险因素(起搏器植入、吸烟),又有遗传性风险因素(F5 变异)。建议患者戒烟,但 ICD 植入和遗传因素无法去除,患者需要长期抗凝治疗和随访。

三、最终诊断及诊断依据

患者反复晕厥起病,具备吸烟、ICD 植入的获得性肺栓塞风险因素,也具备 F5 基因突变的遗传性肺栓塞危险因素,D -二聚体升高、心电图 $Q_{Ⅲ} T_{Ⅲ} S_{Ⅰ}$ 形态学改变,肺动脉 CTA 确诊两上下肺动脉近段肺血栓栓塞;根据易栓症基因检测结果可诊断为易栓症(*F5* 基因变异)；患者反复晕厥伴黑矇，排除了大脑器质性病变的非晕厥发作，考虑因肺血栓栓塞，血流灌注不足导致的一过性意识丧失，可诊断为晕厥；根据患者既往病史和心电图检查结果可诊断为心律失常(阵发室性心动过速、长 QT 综合征)；据患者既往病史可诊断为 ICD 植入术后。

至此，患者反复晕厥发作的元凶终于浮出了水面，最终诊断如下。

(1) 肺血栓栓塞症(PESI 109 分，sPESI 1 分，高危)。

(2) 易栓症(*F5* 基因变异)。

(3) 晕厥。

(4) 心律失常(阵发性室性心动过速、长 QT 综合征)。

(5) ICD 植入术后。

四、治疗和病情转归

(一)治疗

(1) 心电监护，吸氧 3 L/min。

(2) 抗凝：足量低分子肝素抗凝 1 周(那曲肝素 100 IU/kg 体重 q12h 皮下注射)，后改用利伐沙班 15 mg bid 抗凝 2 周，后改用利伐沙班 20 mg qd 抗凝。

(3) 予美托洛尔缓释片 47.5 mg qd 控制心率，门冬氨酸钾镁 1 粒 tid 稳定心肌细胞膜。

(4) 出院后每 3 个月门诊随访，复查肝、肾功能，弥散性血管内凝血(disseminated intravascular coagulation，DIC)，心电图，心脏超声，对 ICD 进行程控，6 个月后复查肺动脉 CTA。

(二)病情转归

6 个月后患者门诊复诊，诉出院后再无晕厥、心悸等不适。出院后前 3 个月起搏器仍记录到多次快速心室事件，事件持续时间逐渐减少，从第 4 个月起至今未记录到快速心室事件(图 5 - 13、表 5 - 6)。12 导联心电图检查示起搏心律，感知和起搏功能未见异常，QT/QTc：470/507 ms(图 5 - 14)。复查 *D* -二聚体 0.28，复查肺动脉 CTA 两侧上下肺动脉管腔通畅，未见充盈缺损(图 5 - 15)。

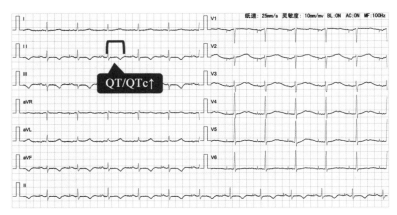

图 5‑13　患者入急诊前和出院后 ICD 记录事件情况

注:A. 患者入急诊前 ICD 记录事件情况;B. 患者出院后抗凝期间 ICD 记录事件情况。

表 5‑6　出院后 ICD 记录事件情况

月份	事件*	次数	最长持续时间(M:S)	治疗
出院后第 2 个月	VT	2	60:18	3ATP,监测
出院后第 3 个月	VT	16	32:34	3ATP,监测
出院后第 4 个月	VT	2	10:46	仅监测
出院后第 5 个月	VT	0	0	—
出院后第 6 个月	VT	0	0	—

注:* 患者出院后抗凝期间快速心室事件(VT)次数逐渐减少,持续时间缩短,近 2 个月内无室性心动过速发作。

图 5‑14　出院 6 个月门诊随访心电图

注:窦性心律,QT/QTc 为 470/507 ms。

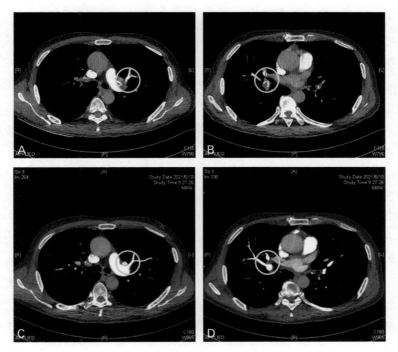

图 5 - 15 抗凝治疗前后肺动脉 CTA 图像对比

注：A、B.肺动脉 CTA 确诊肺血栓栓塞（同图 5 - 10）；C、D.患者抗凝治疗 6 个月后复查肺动脉 CTA 图像，原先充盈缺损处复见血流造影剂充盈良好（圆圈所示为同一部位治疗前、后图像）。

本例患者既往反复晕厥，合并长 QT 综合征、ICD 植入、心肌标志物升高等提示心源性晕厥的风险线索，然而一系列评估排除了心源性晕厥，最终通过回顾 D-二聚体升高、心电图 Q_{III} T_{III} S_1 的形态学改变的证据后调整诊断方向，立即通过肺动脉 CTA 确诊了两上下肺动脉近段的肺血栓栓塞。确诊后进一步求因，发现该患者既存在吸烟、ICD 植入的获得性肺栓塞风险因素，也有增强 Va 因子促凝作用、降低 V 因子抗凝作用的 $F5$ 基因突变的遗传性肺栓塞危险因素。

因此，考虑该患者为 ICD 植入后再发的反复晕厥，是由遗传性风险因素和获得性风险因素共同作用下形成的肺血栓栓塞所致。

五、专家点评

晕厥的鉴别诊断多种多样，纷繁复杂。然而在实际的诊疗中，不可能详尽周全地完善所有的检查,这种方式也不符合临床医学的诊疗规范。如何在复杂中抓住重点,抓住主要矛盾,是医生临床思维的体现,直接考验医生的临床应变能力。

晕厥主要是由大脑血供不足导致的意识障碍。在人体中,对于缺血最敏感的不是大脑,也不是心脏和肾脏,而是眼底的血管。因此,大脑一旦供血不足,在晕厥之前往往会表现一过性黑矇。捕捉到这一类征象,就需要提高警惕,考虑三大类导致晕厥的原因。

心源性晕厥包含心律失常、冠心病及心脏结构异常与心肺大血管疾病。心肺大血管疾病最容易被忽视,但这一类疾病并不依赖复杂而高级的辅助检查,其蛛丝马迹往往隐含在最基础的病史和检查中。本例患者,心电图的判读对于诊断起到了关键性的作用。心电图所蕴含的信息可能远远不止初次判读所获得的诊断信息。在疾病发生发展过程中,要善于在诊治同时,反复对比读图,见微知著,睹始知终。D-二聚体的单纯升高不足以诊断肺血栓栓塞。因此,临床上我们更加重视其排除诊断的价值。然而,当D-二聚体升高,合并了心电图具有肺栓塞特征改变的提示时,需要提高警惕,积极评估肺血栓栓塞的可能性。

六、相关知识点

（一）合并多种晕厥危险因素患者的晕厥诊疗原则探讨

对于可能合并多个晕厥风险因素和病因的患者,诊疗的基本原则依然离不开初始评估风险分层和把握常见的少见晕厥类型两大原则。

初始评估风险分层的意义在于鉴别晕厥和非晕厥导致的短暂性意识丧失,及时筛查出高风险的患者以降低远期的病死率。在明确是血流灌注不足导致的意识丧失之后,结合患者的病情特点从心源性晕厥、神经介导的反射性晕厥和直立性低血压导致的晕厥三大类进行逐一分析,有助于筛选出少见的晕厥原因。在本例中,急诊科医生率先对患者进行了风险分层,并完善了初步的化验和辅助检查;神经内科医生对患者的晕厥和非晕厥性意识丧失进行了重点鉴别,排除了神经源性的晕厥和类晕厥发作的可能性;心内科医生和呼吸科医生整理了患者合并的多个心源性晕厥风险因素,边治疗,边溯源,按照轻重缓急展开了一系列的心血管评估。多学科晕厥诊疗模式在本例中得以体现。

PICTURE研究对570例不明原因的晕厥患者展开了12~36个月的观察,

发现晕厥患者平均需要辗转 3 个科室，接受 13 种检查后方可得到初步的晕厥原因诊断。其中为患者首次就诊比例最高的医生为心内科医生（43%），反复晕厥患病期间就诊比例最高的为全科医生（63%），提示当前对多部门协作的晕厥诊疗模式的迫切需求。本例患者来急诊室首诊时，得益于同时开设的神经内科专科急诊诊室、心内科起搏器随访诊室及普通内科急诊等多个诊室的共同协作诊疗，使患者尽早得到了多专科专家的共同评估。肺血栓栓塞症在不明原因的晕厥患者中并不少见，建立多学科晕厥单元，遵从晕厥诊治的规范化流程，完善患者的长程跟踪和随访有助于更好地对晕厥患者进行诊治。

（二）心肺大血管相关的晕厥

心源性晕厥是次于血管迷走性晕厥、直立性晕厥后的第三大晕厥原因，但往往和较高的风险分层相关。在 Framingham 研究中，有心血管疾病的参与者年龄校正后的晕厥发病率几乎是无心血管疾病者的 2 倍（10.6 例/1 000 人年 vs 6.4 例/1 000 人年）。心律失常时，若心率太慢或太快引起心输出量和体循环动脉压不足，可能导致晕厥或近乎晕厥。长时间窦性停搏导致的心动过缓、高度房室（atrioventricular，AV）传导阻滞或在房性快速性心律失常终止时，也可能导致晕厥或近乎晕厥。合并基础心脏疾病（如陈旧性心肌梗死、心脏瓣膜病）、离子通道病（长 QT 综合征和 Brugada 综合征）、肥厚型心肌病、先天性心脏病或严重血管疾病的患者，发生快速性心律失常（常是室性心动过速）引起晕厥的风险更高。

（三）长 QT 综合征

长 QT 综合征是一种以 QT 间期延长，T 波异常，易产生室性心律失常，尤其是尖端扭转性室性心动过速，临床表现为晕厥发作后猝死的一组综合征。其诊断建立在 QT 间期延长（男性 QTc＞470 ms，女性 QTc＞480 ms）、临床表现（晕厥）、长 QT 和心源性猝死家族史的基础上。长 QT 综合征分为遗传性长 QT 综合征和获得性长 QT 综合征两类。

遗传性长 QT 综合征研究较为充分，相关基因为涉及钾通道的 KCNQ1（LQT1）、KC－NH2（LQT2）、KCNE1（LQT5）、KCNE2（LQT6）和 KCNJ2（LQT7），涉及钠离子通道的 SCN5A（LQT3）、SCN48，涉及钙通道的 CACNA1C、CALM1－3。遗传性长 QT 综合征的初始诊断可以应用 Schwartz 评分来进行可能性评估，引导后续的基因检测。遗传性长 QT 综合征和心搏骤停、心源性猝死关系密切，如果首发表现为心跳骤停，且未识别到可逆病因，大多数患者应接受 ICD 和 β 受体阻滞剂治疗。对于接受 β 受体阻滞剂治疗后仍发生 LQTS 相关心搏骤停的患者和持续性室性心动过速的患者，应植入 ICD 进行二级预防，但基因检测的结果并不能改变治疗策略。

获得性长 QT 综合征的原因包括药物（如奎尼丁、普鲁卡因、氟哌啶醇、西沙比利、三氧化二砷及大环内酯类抗生素）、电解质紊乱（低血钾、低血镁）、心动过缓性心律失常、缺血性心脏病或心肌病引起。治疗方面应当纠正病因，对因治疗，密切随访心电图。

（四）肺栓塞是否可能导致长 QT？两者是否相关？

国内外有病例报道认为肺血栓栓塞导致获得性长 QT 综合征诱发心律失常，随着肺栓塞的治疗和血栓消失，心电图的 QTc 恢复正常。国外学者研究 129 位急性肺栓塞患者的心电图，发现随着肺栓塞的 PESI 风险分层增加，肺栓塞心电图的发生率和 QT 间期延长程度相关性显著增加（$r = 0.69$，$P < 0.001$），还有部分患者除 QT 间期延长外，同时还会合并全导联 T 波倒置。

肺栓塞导致 QT 间期延长的发生机制可能与肺栓塞时儿茶酚胺激增、右心室扩张收缩功能障碍、诱导心肌细胞后除极、心室复极和机械应变分散相关。然而，肺栓塞患者发生长 QT 综合征的概率，或者长 QT 综合征中肺栓塞的占比目前还缺乏调查数据。本例患者晕厥的直接原因虽然是肺栓塞，然而长 QT 综合征和肺栓塞之间的因果关系，也值得进一步深究。

由于患者拒绝接受遗传性长 QT 综合征的基因检测，暂无法明确该患者是否具有先天性固有长 QT 的异常。然而，患者预测先天性 LQTS 评分的 Schwartz 评分为 4 分，预测 LQTS 基因检测阳性的概率高达 80%，且经过充分抗凝 6 个月后，肺动脉 CTA 检查证实栓塞消失，心电图检查仍见较长 QT 间期。因此，该患者先天性长 QT 综合征的可能性更大，长 QT 综合征可能是独立于肺栓塞之外的一个晕厥风险因素。

（五）肺栓塞与心电图 $Q_{III} T_{III} S_I$ 特征性

$Q_{III} T_{III} S_I$ 是提示肺栓塞的心电图异常，但并不常见（既往认为 < 10%）。肺栓塞最常合并的心电图表现，是心动过速及非特异性 ST 段和 T 波改变（70%）。在诊断为肺栓塞的患者中，与预后不良有关的心电图异常包括房性心律失常（如心房颤动）、心动过缓（< 50 次/分）或心动过速（> 100 次/分）、新发右束支阻滞、下壁导联出现 Q 波（II、III 和 aVF 导联）、前壁 ST 段变化及 T 波倒置。

（六）肺血栓栓塞所致晕厥的临床特点及病理生理学机制

肺血栓栓塞症是在晕厥鉴别诊断中常被忽视的一种情况，实际上两者之间存在较强的相关性。据报道有 8%～17% 的肺栓塞患者以单纯晕厥起病。意大利一项发表于 2016 年 *NEJM* 的临床研究显示，初次晕厥住院的患者中，有 1/6 被最终证实存在肺栓塞（最终确诊依靠肺动脉 CTA 检查、肺通气灌注显像或尸检）（图 5 - 16）。

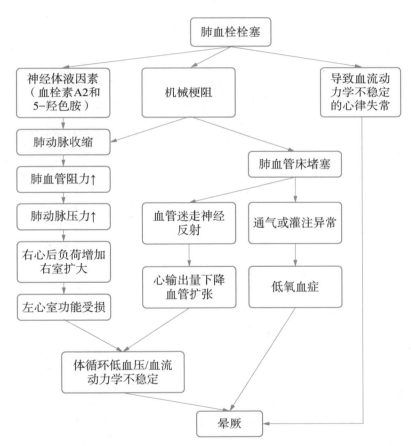

图 5 - 16　肺血栓栓塞导致晕厥的病理生理学机制

肺栓塞患者的晕厥临床特点往往与血栓存在的位置相关。如果近端肺动脉突然梗阻，一方面，通过急性的机械梗阻堵塞肺血管床，诱发血管迷走神经反射使心输出量下降，造成脑血流灌注不足；另一方面，可通过慢性神经体液改变(血栓素 A2、5 - HT)诱导肺血管收缩,肺动脉压力增大,使右心后负荷增加,右心室功能受损回心血量不足,间接引起体循环低血压导致反复晕厥或近似晕厥。然而,在大约 40%的患者中,肺血管阻塞的程度较小,晕厥的发生可能涉及血管抑制或心脏抑制等机制。此外,当小的血凝块离开肺循环静脉系统,通过心脏时,可能会诱发心律失常。因此,更小的凝块也可能是晕厥的潜在原因(见图 5 - 16)。肺血栓栓塞的晕厥并不具备特异性的临床表现。目前,指南仍将其归类为心源性晕厥中的一种。敏锐地捕捉患者的血栓形成风险因素,为每一位患者进行 VTE 风险的评分,关注呼吸加快、心动过速、腿部肿胀、啰音等体征,有助于挖掘出肺栓塞所致的晕厥可能性,进行快速的评估和治疗。

致 谢

感谢呼吸科朱柠医生、神经内科杨敏婕医生、神经内科程忻教授一起探究本案。

推荐阅读

1. APPLEGATE J S, GRONEFELD D. Factor V Leiden [J]. Radiol Technol. 2019,90(3): 259 - 273.

2. BAUERSACHS R M. Clinical presentation of deep vein thrombosis and pulmonary embolism [J]. Best Pract Res Clin Haematol, 2012,25(3):243 - 251.

3. BLANC J J, L'HER C, TOUIZA A, et al. Prospective evaluation and outcome of patients admitted for syncope over a 1 year period [J]. Eur Heart J, 2002,23(10): 815 - 820.

4. BONNEMEIER H, MAUSER W, KRAUSS T, et al. Significant QT-interval prolongation in pulmonary embolism — evidence for mechanoelectrical feedback [J]. Heart, 2009, 95(2):147.

5. BRIGNOLE M, MOYA A, DE LANGE F J, et al. 2018 ESC Guidelines for the diagnosis and management of syncope [J]. Eur Heart J, 2018,39(21):1883 - 1948.

6. CASTELLI R, TARSIA P, TANTARDINI C, et al. Syncope in patients with pulmonary embolism: comparison between patients with syncope as the presenting symptom of pulmonary embolism and patients with pulmonary embolism without syncope [J].

Vasc Med, 2003,8(4):257 - 261.

7. EDVARDSSON N, FRYKMAN V, VAN MECHELEN R, et al. Use of an implantable loop recorder to increase the diagnostic yield in unexplained syncope: results from the PICTURE registry [J]. Europace, 2011,13(2):262 - 269.

8. KONSTANTINIDES S V, MEYER G, BECATTINI C, et al. 2019 ESC Guidelines for the diagnosis and management of acute pulmonary embolism developed in collaboration with the European Respiratory Society (ERS) [J]. Eur Heart J, 2020, 41 (4): 543 - 603.

9. LINZER M, YANG E H, ESTES N A 3RD, et al. Diagnosing syncope. Part 2: unexplained syncope. clinical efficacy assessment project of the american college of physicians [J]. Ann Intern Med, 1997,127(1):76 - 86.

10. LUI C Y. Acute pulmonary embolism as the cause of global T wave inversion and QT prolongation. A case report [J]. J Electrocardiol, 1993,26(1):91 - 95.

11. LU Y, ZHAO Y, LIU G, et al. Factor V gene G1691A mutation prothrombin gene G20210A and MTHFR gene C677T mutation are not risk factors for pulmonary thromboembolism in Chinese population [J]. Thromb Res, 2002,106(1):7 - 12.

12. PRANDONI P, LENSING A W, PRINS M H, et al. Prevalence of pulmonary embolism among patients hospitalized for syncope [J]. N Engl J Med, 2016,375(16):1524 - 1531.

13. PUNUKOLLU G, GOWDA R M, KHAN I A, et al. QT interval prolongation with global T-wave inversion: a novel ECG finding in acute pulmonary embolism [J]. Ann Noninvasive Electrocardiol, 2004,9(1):94 - 98.

14. SCHWARTZ P J. The congenital long QT syndromes from genotype to phenotype: clinical implications [J]. J Intern Med, 2006,259(1):39 - 47.

15. VELASQUEZ E M, QUINTAL R E, WADGAONKAR S U. Marked QT-interval prolongation in a young woman with pulmonary embolism [J]. J La State Med Soc, 2004,156(4):210 - 211,213 - 214.

16. ZHANG S, TAYLOR A K, HUANG X, et al. Venous thromboembolism laboratory testing (factor V Leiden and factor Ⅱ c. *97G>A), 2018 update: a technical standard of the American College of Medical Genetics and Genomics (ACMG) [J]. Genet Med, 2018,20(12):1489 - 1498.

（赵奕凯　李　剑　谢　坤　包丽雯　陈羽斐　罗心平　施海明）

第 6 期

神机莫测，一元论之

📋 **导 读**

有一个疾病，几乎每个科的医生都能遇到，但称呼它的名字又截然不同。有人说它是古老的，因为关于它的记载可追溯百年；又有人说它是年轻的，因为它的名字诞生仅十余年。都说患者是不会按照教科书生病的，但有个患者却照着教科书生着这个病。下面我们将用一个教科书级的病例来揭开这个有着年轻名字的古老疾病的神秘面纱。

该病例由肾病科提供和主导，邀请胰腺外科、放射科及风湿免疫科参加讨论。

一、病史介绍

患者，男性，58 岁。因"发现血肌酐进行性升高 2 年余"于 2019 年 3 月 19 日入住肾内科。患者 2017 年 4 月体检发现血肌酐 105 μmol/L，伴口干、眼干，间断服用中药治疗（具体不详）。2018 年 10 月至我院查血肌酐 129 μmol/L，B 超检查示右肾轻度积水，服用肾衰宁。2019 年 3 月，我科门诊查血肌酐 170 μmol/L，尿常规检查示蛋白微量，红细胞 18.3/μL，白细胞 1/μL，为进一步诊治收住入院。追问病史，患者 2009 年因反复上腹部饱胀不适，外院 CT 及 MRI 检查提示肝门部胆道梗阻，壶腹部占位，胰腺头颈部软组织密度影伴胰管扩张，行剖腹探查、胆囊切除，术后病理学检查提示慢性炎症。2013 年，因颌下肿大于外院就诊，B 超检查示颈部与耳后多发淋巴结肿大，颌下腺细针穿刺见淋巴组织，抗核抗体（ANA）1：1 000 阳性，考虑"干燥综合征"。患者拒绝激素治疗，接受白芍总苷、中药调理治疗。

既往史：有慢性支气管炎病史5年，否认高血压、糖尿病及冠心病病史。2009年术后发现丙型肝炎，曾用干扰素治疗，后丙型肝炎病毒RNA（HCV－RNA）转阴性。否认乙型肝炎、结核史，否认食物药物过敏史；有吸烟史（30包/年）和饮酒史，已戒烟戒酒。

个人史：生长于原籍，否认疫区疫水接触史。

婚育史：已婚、已育。

家族史：否认遗传性疾病家族史。

体格检查：T 36.5℃，P 72次/分，R 14次/分，BP 135/89mmHg。身高169 cm，体重66.5 kg。神志清，营养中等，发育正常，走入病房，对答切题，查体合作。颜面无水肿，全身皮肤无皮疹、瘀点瘀斑，无黄染。耳后与颈部可扪及多枚黄豆大小的结节，触之较硬，活动度一般，无压痛，局部皮肤无水肿。颈软，颈静脉无怒张，气管位居中，双侧甲状腺未触及肿大。胸廓无畸形，呼吸运动正常，语颤正常，无胸膜摩擦感，叩诊清音，双肺呼吸音粗，未闻及干湿啰音及哮鸣音。心率72次/分，律齐，各瓣膜听诊区未闻及病理性杂音。腹部稍膨，未见胃肠型、蠕动波。腹部皮肤可见手术瘢痕，无腹壁静脉曲张。无明显压痛、反跳痛，肝脾肋下未触及，胆囊未触及，Murphy征阴性，移动性浊音（－），无肾区叩痛，无输尿管点压痛。双下肢无明显水肿，双侧足背动脉搏动存在。

实验室检查如下。

血常规检查：白细胞计数6.4×10⁹/L，红细胞计数4.23×10¹²/L↓，血红蛋白131 g/L↓，血小板计数287×10⁹/L，嗜酸性粒细胞百分比12.3%↑。

尿常规检查：尿蛋白阴性，红细胞11.7/μL。

尿蛋白定量检查：尿蛋白/尿肌酐848.3 mg/g↑，尿微量白蛋白比肌酐113.53 mg/g↑，尿α₁微球蛋白31.5 mg/L↑，尿β₂微球蛋白13.1 mg/L↑，尿免疫球蛋白G 13.8 mg/L，尿转铁蛋白＜2.20 mg/L，尿总蛋白1.09 g/24 h↑。

血液生化检查：ALT 22 IU/L，AST 26 IU/L，AKP 116 U/L，γ－GT 14 U/L，总胆红素5.8 μmol/L，结合胆红素1.9 μmol/L，血清白蛋白36 g/L，球蛋白62 g/L，血尿素氮12.7 mmol/L↑，血肌酐179 μmol/L↑，血淀粉酶95 U/L，空腹血糖5.3 mmol/L，糖化血红蛋白6%。

免疫学指标检查：ANA阴性，ENA阴性，ANCA阴性，dsDNA阴性，抗

GBM 抗体阴性，补体 C3 0.46 g/L↓，补体 C4 0.09 g/L↓，IgE＜41.2 ng/ml。

感染和炎症指标：CRP＜3.02 mg/L；乙型肝炎表面抗原（HBsAg）阴性；丙型肝炎病毒抗体（HCV-Ab）阳性，丙型肝炎病毒核糖核酸（HCV-RNA）阴性；HIV 阴性；快速血浆反应素试验 C 检梅毒（RPR）阴性；

肿瘤相关指标：血、尿免疫固定电泳阴性；细胞角蛋白 19 片段 3.81 ng/mL↑，鳞癌相关抗原（squamous cancinoma-associated antigen，SCC）3.5 ng/mL↑，AFP 2.17 μg/L，CEA 2.52 μg/L，CA19-9 9.13 U/mL。

辅助检查如下。

颈部及淋巴结 B 超检查：双侧腮腺内低回声结节，考虑肿大淋巴结可能。左耳后、左锁骨上淋巴结肿大。双侧颈部、右侧锁骨上、双侧腋下、双侧腹股沟淋巴结未见肿大。甲状腺未见明显异常。甲状旁腺未显示。

腹部 B 超检查：双肾肿大（右肾 126 mm×57 mm，左肾 129 mm×64 mm），双肾轻度积水（肾盂分离 12 mm）。肝囊肿，胆囊切除术后，胰腺显示不清。脾脏未见明显异常。

腹部 CT 检查：双肾体积增大；肝囊肿；胰腺萎缩；胆囊术后改变。

胸部 CT 检查：两肺支气管广泛病变，考虑支气管扩张合并炎症可能。双侧肺门、纵隔内多发融合肿大淋巴结。心包增厚。肝脏低密度影。胃壁可疑增厚。

眼科检查：泪膜破裂时间为 5 秒。诊断为双眼干眼症。眼科余检查无明显异常。

入院初步诊断：①慢性肾脏病 3b 期（CGA 分期为 G3bA2）；②干燥综合征；③胆囊切除术后；④慢性支气管炎；⑤慢性丙型病毒性肝炎（已治疗）。

二、探案过程

线索 1：患者肌酐升高的原因是什么？

患者，男性，58 岁。近 2 年肌酐从 105 μmol/L 逐渐上升到 179 μmol/L。目前，估计肾小球滤过率（estimated glomerular filtration rate，eGFR）＜60 ml/min。因此，考虑存在慢性肾脏病。

引起慢性肌酐升高的原因包括肾后性梗阻和肾实质损伤。该患者 B 超检查和腹部 CT 检查虽然提示双肾轻度积水，但是肾盂分离仅 12 mm，无输尿管扩张，故不考虑肌酐升高与梗阻相关。该患者 24 小时尿蛋白定量 1.09 g，尿蛋白/肌酐 843 mg/g，反映肾小球损伤的尿白蛋白/肌酐仅 113.53 mg/g，提示肾小球损伤很轻，而反映肾小管损伤的尿 α_1 微球蛋白 31.5 mg/L↑，尿 β_2 微球蛋白 13.1 mg/L↑均显著升高。因此，可将肾脏损伤的部位定位在肾小管间质（图 6-1）。

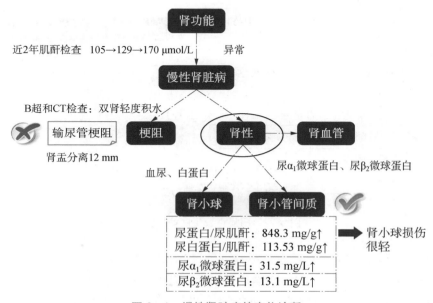

图 6-1　慢性肾脏病的定位诊断

引起肾小管间质损害的疾病包括五大类（图 6-2）。

1. *药物*　药物相关过敏性间质性肾炎是临床上间质性肾炎最常见原因。该患者既往有间断使用中成药的病史，因此暂不能排除。但是该病慢性或亚急性病程者肾脏体积通常偏小，该患者双肾体积大，故可能性不大。

2. *自身免疫性疾病*　其中常见疾病为系统性红斑狼疮，该患者虽然有 C3 和 C4 的显著下降，但目前 ANA 和 dsDNA 阴性，且狼疮性肾炎通常以肾小球累及为主，因此暂不考虑；其次是干燥综合征，该患者有口干、眼干症状，补体下降和淋巴结肿大，曾 ANA 阳性，病理学活检提示干燥综合征，因此需要考虑，但该患者无肾小管酸中毒和低钾血症，非典型干燥综合征肾脏累及表现；再者是 IgG4 相关性疾病，该患者曾经怀疑胰腺占位，胆囊炎，口干、眼干伴腺体异常，补体下降，双肾肿大，IgG4 相关性疾病可能性较大，查血清 IgG4 水平可

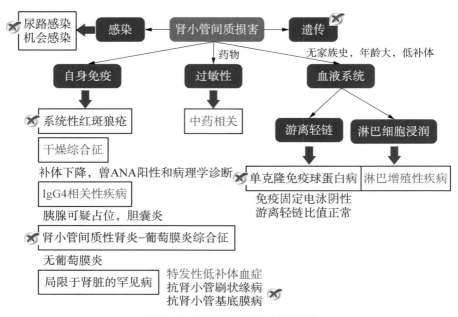

图 6-2　间质性肾炎的病因分析

辅助诊断。此外，还需考虑肾小管间质性肾炎–葡萄膜炎（tubulointerstitial nephritis and uveitis，TINU）综合征，但该患者眼科检查未发现葡萄膜炎，故不考虑；最后是局限于肾脏的罕见间质性肾炎，如特发性低补体血症、抗肾小管刷状缘病及抗肾小管基底膜病，后两者无补体下降，故不考虑，特发性低补体血症虽然有补体下降，但一般肌酐升高速度较快，肾活检可辅助诊断。

　　3. 血液系统疾病　单克隆免疫球蛋白病可通过引起肾小管间质损伤。虽然该患者 IgG 65 g/L，显著升高，但血和尿免疫固定电泳阴性，游离轻链比值正常，故暂不考虑；淋巴增殖性疾病如黏膜相关淋巴样组织（mucosa-associated lymphoid tissue，MALT），Castleman 病（Castleman disease），可因淋巴细胞在肾间质浸润导致双肾增大，并伴有多发淋巴结肿大，且有干燥综合征的患者合并淋巴增殖性疾病的概率增加。因此，该类疾病尚不能排除，确诊需行病理学检查。

　　4. 感染　尿路感染或免疫低下状态时的机会感染，如 BK 病毒（Bovine Kobu virus，BKV）、巨细胞病毒（cytomegalovirus，CMV）感染等，也可表现为间质性肾炎。该患者尿常规正常，非免疫低下状态，故暂不考虑。

5. 遗传　遗传性肾间质损害一般无补体下降。该患者无家族史,年龄偏大时发病,且存在低补体血症,故目前暂不考虑。

综上所述,该患者考虑慢性肾脏病 3b 期,因存在:①口干和眼干症状;②双肾体积增大,双肾盂轻度积水;③曾经有胰腺的可疑占位,目前胰腺萎缩;④有慢性支气管炎 5 年,双肺支气管广泛病变;⑤多处淋巴结肿大;⑥补体下降,但 ANA,抗 SSA 抗体和抗 SSB 抗体均阴性;⑦嗜酸性粒细胞增多。临床上,首先考虑 IgG4 相关性疾病,但因患者自诉有干燥综合征病史,干燥综合征引起的上述系统性病变仍需考虑。此外,药物相关过敏性间质性肾炎、特发性低补体血症和慢性淋巴增殖性疾病也不能完全除外。因此,血清 IgG4 测定和肾活检对于上述病因的鉴别具有重要的价值。

线索 2:患者目前干燥综合征的诊断是否成立?

目前,患者干燥综合征相关间质性肾炎不能除外。因此,首先需要确定该患者干燥综合征诊断是否成立。该患者 2009 年 ANA 1∶100 阳性,ENA 阴性,IgG 35 g/L;2013 年有口干、眼干,ANA 1∶1000,ENA 不详,淋巴结肿大,颌下腺肿大,穿刺见淋巴组织,考虑"干燥综合征";本次入院 ANA 阴性,ENA 阴性,C3 0.46 g/L↓,C4 0.09 g/L;泪膜破裂时间＜5 s,提示干眼症;双侧肺门、纵隔内多发融合肿大淋巴结,双侧腮腺内低回声结节,考虑肿大淋巴结可能;两肺支气管广泛病变,考虑支气管扩张合并炎症可能;HCV - Ab 阳性,HCV - RNA 阴性。根据 2016 年美国风湿病学会/欧洲抗风湿病联盟(American College of Rheumatology, ACR/The European league Against Rheumatism, EULAR)原发性干燥综合征分类诊断标准(图 6 - 3):即使该患者有眼干和口干的症状,满足进入标准;即使在评分标准中,有唇腺活检灶性淋巴细胞浸润 3 分,泪膜破碎试验阳性 1 分,总分 4 分,仍然需要满足排除标准干燥综合征的诊断才能成立。在排除标准第②条,患者在 2013 年诊断干燥综合征时存在活动性丙型肝炎感染并在这段时间行干扰素治疗,干扰素治疗可使得 ANA 1∶100 变为 1∶1000 阳性,即出现丙型肝炎相关干燥样综合征,而非原发性干燥综合征。随着患者丙型肝炎的治愈,ANA 也转阴了,但患者的症状仍持续,系统的损害仍在加重;而且还存在胰腺和胆管周围的纤维化,以及支气管哮喘而非经典的干燥综合征相关间质性肺炎。这些特征均不支持该患者原发性干燥综合征的诊断。

进 入 标 准

A. 至少有眼干或口干症状之一者，即下述至少一项为阳性：

① 每日感到不能忍受的眼干，且持续>3 个月

② 眼睛反复有磨砂感

③ 每日需使用人工泪液≥3 次

④ 每日口干，持续>3 个月

⑤ 吞咽干性食物时需频繁饮水帮助

B. EULAR 的干燥综合征疾病活动度指数（ESSDAI）问卷中至少存在一个受累部位的活动性病变

排 除 标 准

既往诊断以下任意一种疾病：

①头颈部放疗史；②活动性丙型肝炎感染；③AIDS（艾滋病）；

④结节病；⑤淀粉样变性；⑥GVHD（移植物抗宿主病）；

⑦IgG4 相关性疾病

评 分 标 准

项　　目	分值/分
唇腺灶性淋巴细胞浸润，且灶性指数≥1 个灶/4mm^2	3
血清抗 SSA 抗体阳性	3
至少单眼的角膜染色计分（OSS）≥5 分或 Van Bijsterveld 评分≥4 分	1
至少单眼的泪液分泌试验（Schirmer 试验）≤5mm/5min	1
未刺激的全唾液流率≤0.1ml/min（Navazesh 和 Kumar 测定法）	1

图 6-3　ACR/EULAR 原发性干燥综合征的分类标准

注：当评分总分≥4 分，可诊断为原发性干燥综合征。

线索 3：IgG4 相关性疾病常有胰腺和胆管累及。

2009 年，患者外科诊治病史是否支持 IgG4 相关性胰腺炎或胆管炎的诊断？

1. 术前评估　2009 年 4 月 9 日，患者因上腹部饱胀不适于外院行 CT 及 MRI 检查提示壶腹部占位，胰腺头颈部软组织密度影伴胰管扩张；肝门部胆道梗阻。查血常规、尿常规、肾功能、凝血功能正常，空腹血糖 5 mmol/L，血淀粉酶 34 U/L，肿瘤标志物正常；ALT 165 U/L↑，AST 71 U/L↑，AKI 176 U/L，γ - GT 114 U/L，白蛋白 41 g/L，球蛋白 30 g/L，总胆红素 13 μmol/L，结合胆红素 8.8 μmol/L；内镜逆行胰胆管造影（endoscopic retrograde cholangiopancreatography，ERCP）检查示十二指肠乳头肿大伴胆胰管扩张，原因待查；影像学检查提示壶腹部占位可能，伴胰、胆管明显扩张。

2. 术中发现　2009 年 4 月 16 日，于全麻下行剖腹探查术，术中见：肝门部左右肝管汇合处质硬肿块样组织包绕胆总管；胰腺为弥漫性结节慢性炎状伴胰腺萎缩，可见局部胰管扩张，未触及明显的肿块，胰周散在肿大淋巴结；胃周、肝门、脾可扪及肿大淋巴结；胆囊肿大、胆总管轻度扩张，呈慢性炎症样改变。术中取胰周组织冰冻示慢性炎症改变。胆道镜检查胆总管通畅、内壁光滑。行胆囊切除、胆总管探查、T 管引流术。

3. 术后病理学检查　（肝门淋巴结）为炎性纤维结节；（胆管旁组织）慢性炎症；（小网膜淋巴结）1 枚轻度反应性增生；慢性胆囊炎。

综上所述，患者 2009 年的外科病史怀疑可能和 IgG4 相关性疾病相关，但因 2009 年时对该病认识处于起步阶段，病理学检查提示纤维化，但未行 IgG4 染色，也没有特征纤维化的描述，尚不能明确该病的诊断。近年来，患者无恶心、呕吐及腹痛的反复发作，胃纳尚可，体型偏瘦，腹部 CT 提示胰腺萎缩。IgG4 相关性疾病后期可出现胰腺功能不全，表现为消化不良，体型消瘦，也和该患者的临床表现符合。

线索 4：患者多部位影像学异常对肾脏病的病因诊断是否有提示作用？

患者本次入院（2019 年 3 月）肺 CT（图 6 - 4）提示两肺支气管广泛病变，支气管管壁显著增厚，管腔狭窄，双侧肺门，纵隔多发融合肿大淋巴结；腹部 CT（图 6 - 5）提示双侧肾脏体积增大，胰腺明显萎缩，胆囊切除术后。追溯患者 2009 年 4 月的影像学检查：腹部增强 CT 肾皮质期（图 6 - 6）、肾髓质期（图 6 - 7）均示肝内胆管扩张，胆总管扩张，胰管扩张，胰腺萎缩明显；左肾下极后缘肾皮质动脉期可见楔形低强化区，提示肾脏可能受累或曾经发生肾梗死；腹部 MRI - T$_2$WI（图 6 - 8）也提示肝内胆管和胆总管扩张（白色箭头），胰管扩张（黄色箭头），胰腺萎缩明显；磁共振胰胆管造影（magnetic resonance cholangiopancreatography，

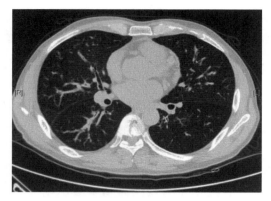

图 6 - 4　2019 年 3 月肺 CT 平扫表现

注：支气管管壁显著增厚，管腔狭窄，符合 IgG4 相关肺病表现。

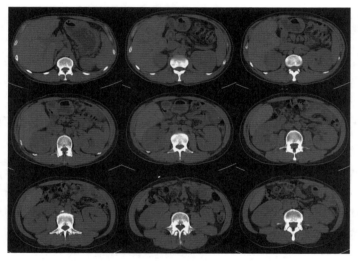

图 6 - 5　2019 年 3 月腹部 CT 平扫表现

注：双侧肾脏饱满，胆囊术后，胰腺萎缩明显。

MRCP)（图 6 - 9）示肝内外胆管明显扩张，胰管扩张。

　　线索 5：血清 IgG4 水平显著升高。

　　经多学科病史分析后，该患者目前干燥综合征所致急性间质性肾炎可除外，IgG4 相关性疾病常见血清 IgG4 水平显著升高，检测该患者血清 IgG4 47.3 g/L（参考值 0.03～2.01 g/L）显著升高。那么，该患者能否明确诊断 IgG4 相关性疾病？

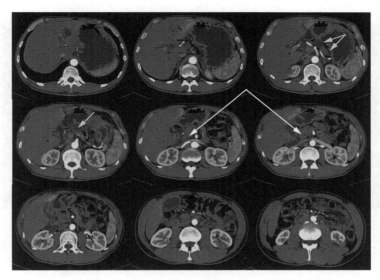

图 6-6　患者 2009 年 4 月腹部增强 CT(肾皮质期)表现

注:肝内胆管轻度扩张,胆总管扩张(白色箭头),囊壁稍增厚,胰管扩张(黄色箭头),胰腺萎缩明显,左肾下极后缘肾皮质动脉期可见楔形低强化区(提示肾脏受累可能)。

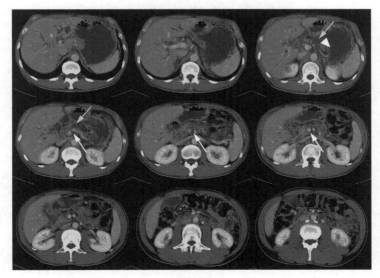

图 6-7　2009 年 4 月,腹部增强 CT(肾髓质期)表现

注:肝内胆管扩张,胆总管扩张,胆囊壁稍增厚,胰管扩张(黄色箭头),胰腺萎缩明显(白色箭头),门静脉周围可见软组织包绕(白色箭头),左肾下极后缘肾皮质动脉期可见楔形低强化区(提示肾脏受累可能)。

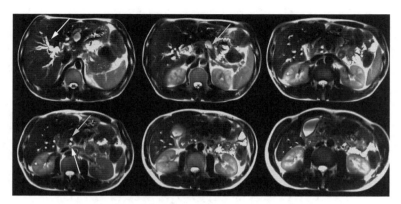

图 6-8　患者 2009 年 4 月腹部 MRI－T$_2$WI 表现

注:肝内胆管和胆总管扩张(白色箭头),胰管扩张(黄色箭头),胰腺萎缩明显。

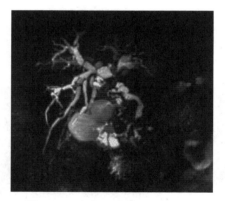

图 6-9　患者 2009 年 4 月 MRCP

注:肝内外胆管明显扩张,胰管扩张。

　　血清 IgG4 水平诊断 IgG4 相关性疾病的敏感度和特异度均不够高。一项荟萃(Meta)分析表明血清 IgG4 水平诊断 IgG4 相关性疾病的敏感度 87%,特异度 83%。因此,不能仅根据血清 IgG4 水平来诊断该病;也不能仅通过组织中的 IgG4 阳性浆细胞浸润来诊断。许多其他的疾病如 ANCA 相关血管炎也有 IgG4$^+$浆细胞的浸润。

　　因此,建议根据累及脏器的组织活检来进行诊断,其中最重要的是特征性纤维化,组织 IgG4$^+$细胞的重要性仅次于组织的特征性病理学改变。不同组织对每高倍镜下(HPF)IgG4$^+$细胞数量的要求不同,一般>30~50个/HPF,某些组织如肾脏>15个/HPF就需要考虑。关于IgG4相关疾病临床上应用较广泛的是2011年日本的临床综合诊断标准(表6-1)。

表6-1　2011年日本IgG4相关性疾病临床综合诊断标准

项目	诊断标准的内容
具体内容	(1) 特征性临床表现:1个或多个脏器特征性的弥漫/局限性肿大或肿块形成 (2) 血液学检查:血清IgG4升高(>135 mg/dL) (3) 典型病理学特征:①显著的淋巴细胞和浆细胞浸润和纤维化;②IgG4$^+$浆细胞/IgG$^+$细胞>40%或IgG4$^+$浆细胞>10个/HPF
诊断条件	确诊条件:1+2+3 可能诊断:1+3 可疑诊断:1+2

注: 1. 与累及脏器的肿瘤相鉴别(如实体肿瘤和血液系统肿瘤)。
　　2. 与类似疾病相鉴别(如干燥综合征、原发性硬化性胆管炎、Castleman病、继发性腹膜后纤维化、韦格纳肉芽肿、结节病及变应性肉芽肿性血管炎等)。
　　3. 临床高度怀疑,但不满足上述诊断标准,如果满足器官特异性诊断标准[如IgG4相关性Mikulicz病、AIP,IgG4相关肾病,自身免疫性垂体炎],也可明确IgG4相关性疾病诊断。

根据上述诊断标准,该患者有多个脏器的累及,即使满足1+2条诊断标准,也仅考虑IgG4相关性疾病可疑诊断,确诊仍需行病理学检查。因此,我们对该患者进行了肾活检。

线索6:肾活检的病理学检查结果是什么?

免疫荧光检查:全片共约见12个肾小球,几乎所有小球均不开放。IgG,Kappa和lambda在全片均为阳性(含硬化的小球,小管基底膜和间质),IgA(-),IgM(-),C1q(-),C3(-)。

光镜检查(图6-10):两小条肾组织,基本为皮质,全片共约见12个肾小球,其中约11个肾小球球性硬化,1个肾小球尚开放,细胞增生不明显,毛细血管壁未见明显增厚,未见襻坏死或新月体。绝大多数小管被破坏,结构不清,并难以识别,极少量未被完全破坏的小管无特殊发现。间质极大量纤维组织,呈涡轮状或席纹状或鸟眼样,间质大量炎细胞浸润,以浆细胞和嗜酸性粒细胞为主。细小动脉内皮细胞明显肿胀。但未见明显坏死或动脉炎等。偏振光显微镜检查:阴性。

免疫组化检查：IgG4$^+$ 细胞较弥漫分布，每高倍视野＞10 个 IgG4$^+$ 浆细胞。

电镜检查：见 3 个肾小球，均已经球性硬化。

病理学诊断：符合 IgG4 相关性肾病改变。

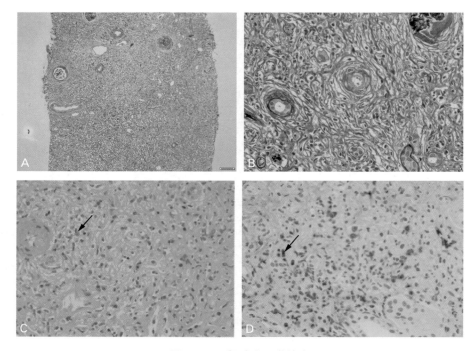

图 6-10 肾脏病理学检查

注：光镜。A. 肾脏正常结构破坏，几乎看不见正常肾小管结构（×100）；B. 鸟眼征、涡轮状（↓）、席纹状（▲）（×400）；C. 未见正常小管结构，间质可见嗜酸性细胞浸润（↓）（×400）；D. 免疫组化见肾间质大量 IgG4$^+$ 细胞（↓）（×400）。

三、最终诊断和诊断依据

（一）最终诊断

IgG4 相关性疾病（累及泪腺、涎腺、肾脏、胰腺、胆道、肺、后腹膜、胃壁及淋巴结）。

（二）诊断依据

该患者血清 IgG4 水平（47.3 g/L）显著升高，存在多器官累及，包括泪腺和涎腺、胰腺、胆管、肾脏、肺、后腹膜及淋巴结等，肾活检病理学检查示特征性纤维化及 IgG4⁺ 细胞的大量浸润，根据 2011 年 IgG4 相关性疾病的综合诊断标准，IgG4 相关性疾病诊断明确。

四、治疗和转归

患者于 2019 年 3 月 26 日起予泼尼松（强的松）15 mg qd 治疗，随访血肌酐进行性下降；2019 年 6 月 13 日，血肌酐 112 μmol/L，血清 IgG4 水平 9.99 g/L。

目前，泼尼松 5 mg qd 维持治疗中，血清 IgG4 在 2～3 g/L，肌酐在 90 μmol/L。患者无明显不适主诉，口干、眼干症状有好转，慢性支气管炎也未再发作，B 超检查提示双肾盂无分离。

五、专家点评

该病例可以给我们以下启示。

（1）该患者就诊时的初步诊断为慢性肾脏病 3b 期、可疑干燥综合征、胆囊胰腺疾病及慢性支气管炎。这些都是常见疾病，然而仔细分析病史发现：血肌酐 179 μmol/L，但双肾肿大。这提示我们应该对该患者慢性肾病的原因进行鉴别。常见的肾脏肿大的疾病有糖尿病肾病、肾脏淀粉样变、淋巴瘤组织浸润及 IgG4 相关肾病。该患者肾脏的损伤以小管间质损伤为主，支持 IgG4 相关肾病。另外，虽然各个器官的疾病可以分别存在，但我们临床思考的基本原则是尽量用"一元化"来解释患者的病情，患者是不按"科室"生病的。如果患者有两个以上器官有肿大时，IgG4 相关疾病是需要鉴别的疾病之一（图 6 - 11）。因此，虽然临床工作中应该首先考虑常见病、多发病，但如发现有不支持或不能解释的表现或检查结果时，应进行认真分析。少见病往往藏在常见临床表现的后面。

（2）IgG4 相关疾病属于"好病"。我们所说的"好病"有以下特点：①容易被漏诊；②可以被诊断；③经过治疗预后好，但延误治疗将导致一定后果。肾病科的"好病"不多，ANCA 血管炎也属其中之一。就 IgG4 相关疾病而言，只要我们想到了，影像学、血 IgG4 水平都可以给予一定提示，病理学检查可提供重要依据。因此，我们需要有一定的敏感度。

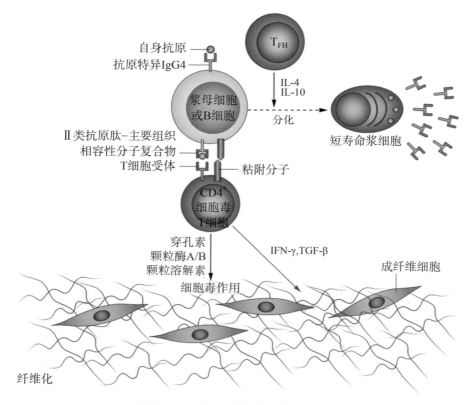

图 6-11　IgG4 相关性疾病的发病机制

引自：CORTAZAR F B，STONE J H. IgG4-related disease and the kidney [J]. Nat Rev Nephrol，2015，11(10)：599 - 609.

六、相关知识点

(一) 认识历程

IgG4 相关性疾病是免疫介导的多系统、慢性、进行性炎症伴纤维化和硬化的疾病，关于该病的认识早期源于自身免疫性胰腺炎。1995 年，日本学者 Yoshida 等提出自身免疫性胰腺炎，并认为该病和自身免疫相关，2001 年发现该病与 IgG4$^+$ 浆细胞有关，典型病理学组织可见大量 IgG4$^+$ 浆细胞浸润。2003 年，Kamisawa 等首次引入 IgG4 系统性疾病的概念，2010 年，在 *Autoimmunity Reviews* 上正式发表综述，将这类疾病命名为 IgG4 相关性疾病，从而宣布了这个疾病名称的诞生。事实上，早在1892年文献中就有报道以泪腺、腮腺和颌下腺肿大为特征的 Mikuliczs 病，1967年报道了以单纯性颌下腺肿大为特征的 Küttner 瘤（也称硬化性唾液腺炎），后来的研究发现这两种疾病的本质是 IgG4 相关性疾病，在 IgG4 相关性疾病名字诞生以前，文献中报道的其本质可能是 IgG4 相关性疾病的以往疾病，如自身免疫性垂体炎、间质性肾炎、眶周假瘤、后腹膜纤维化、Mikulicz 病、淋巴浆细胞性主动脉炎、Küttner 瘤、炎性动脉瘤、桥本甲状腺炎、嗜酸性血管中心性纤维化、Reidel 甲状腺炎、炎性假瘤、间质性肺炎、前列腺炎、自身免疫性胰腺炎、皮肤假性淋巴瘤、硬化性胆管炎、窦组织细胞增生伴巨大淋巴结病。

（二）发病机制

具有细胞毒性的 CD4$^+$ 细胞是受累组织中最丰富的细胞，被认为是该病发病的核心。这些细胞产生颗粒酶、穿孔蛋白（perforin）、IL－1、TGF－β和 IFN－γ等，在受累组织纤维化过程中也发挥重要作用。B 细胞和浆母细胞的抗原呈递使 CD4$^+$ T 细胞得以持续致病。T 滤泡辅助细胞及其产生的 IL－4 则驱动 IgG4 的亚型转换，使产生 IgG4 的浆母细胞和长寿命浆细胞不断增多，并沉积在受累组织中，持续产生 IgG4 致血清 IgG4 水平增加。B 细胞清除后即使临床缓解，血清 IgG4 并不能完全正常，提示长寿命浆细胞持续产生 IgG4，血清 IgG4 水平升高可能只是疾病的临床表现，并无直接致病作用。

（三）临床表现

IgG4 相关性疾病是一种系统性疾病，可累及几乎所有器官和组织，主要累及器官详见图 6－12。该病多数起病缓慢，无发热，一般情况好，如出现体重下降往往和胰腺外分泌功能受损有关。60%～90%呈多器官累及，40%的患者有哮喘或过敏病史。约 2/3 的患者存在血清 IgG4 水平显著升高，部分患者可存在嗜酸性粒细胞增多、高 IgE 血症和低补体血症。典型表现主要是脏器肿大引起的压迫和阻塞，以及脏器损害引起的功能障碍。

根据累及部位，IgG4 相关疾病可分为 4 组。

1. 胰-肝-胆管受累组　其中最常见的是 IgG4 相关性自身免疫性胰腺炎，表现为反复发作的慢性胰腺炎，胰腺占位或弥漫性肿大，胰管狭窄，长期慢性胰腺炎可致胰腺萎缩、消化不良和消瘦；其次是 IgG4 相关性硬化性胆管炎，又称淋巴浆细胞硬化性胆管炎，其特征是受累胆管内壁光滑完整，管壁外炎症增生，70%～90%合并自身免疫性胰腺炎。

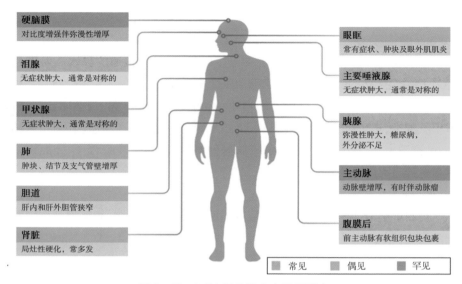

图 6-12 IgG4 相关性疾病累及器官

引自：PERUGINO C A, STONE J H. IgG4-related disease：an update on pathophysiology and implications for clinical care. ［J］Nat Rev Rheumatol，2020，16(12)：702-714.

2. 后腹膜受累组　包括后腹膜纤维化和主动脉炎/主动脉周围炎，表现为腹膜后主动脉周围软组织增厚，包绕主动脉、输尿管等，引起输尿管狭窄和肾盂积水，部分患者出现腹主动脉瘤。

3. 头颈局限组　表现为对称性、无痛性泪腺、颌下腺或腮腺肿大、硬结，伴或不伴鼻窦炎或眼外肌增厚，如 Mikuliczs 病、Küttner 瘤、泪腺炎和眼/眶周炎症性疾病。

4. 其他受累器官　如累及肺和胸膜，表现为间质性肺炎、结节、磨玻璃影和胸膜炎等；累及肾脏，表现为间质性肾炎、肾脏占位或肾脏体积增大；其他还包括甲状腺、垂体、硬脑膜和前列腺等。淋巴结受累在 IgG4 相关性疾病常见，表现为对称性无症状性肿大，可单独存在，也可合并其他器官累及，病理学无该病的特征性纤维化，IgG4⁺细胞浸润在其他疾病如干燥综合征也常存在。因此，淋巴结活检的应用价值有限。

（四）影像学特征

影像学对 IgG4 相关性疾病的诊断至关重要。常常可见多个器官的累及，主要表现为受累器官的肿大或者肿块影，如泪腺、颌下腺或腮腺肿大；胰腺和胰、胆管受累可表现为胰腺弥漫肿大，呈腊肠状改变，或胰腺局灶性肿大，伴胰管扩张（容易误诊为胰腺恶性肿瘤）；胰腺周围水肿（典型者可见包鞘征）；胆囊或胆总管增厚，胆管或胰管狭窄或扩张；腹膜后受累可见腹膜后软组织影，包绕后腹膜血管、输尿管，可见输尿管梗阻，肾盂扩张；部分可见主动脉瘤；累及肾脏可见肾脏肿块，增强 CT 扫描可见充局部斑片状或楔形低强化区；肺部受累表现为结节、肿块、磨玻璃影、支气管束增厚、胸膜增厚或间质性肺炎。此外，还可能有硬脑膜增厚、脑垂体肿大及甲状腺肿大等。

（五）病理学特征

IgG4 相关性疾病典型的病理特征为显著的淋巴细胞和浆细胞浸入，及特征性纤维化如席纹状、涡轮状。组织中 IgG4$^+$ 浆细胞/IgG$^+$ 细胞＞40%，或 IgG4$^+$ 浆细胞＞10/HPF；T、B 淋巴细胞均有，这些淋巴细胞非单克隆。部分患者组织中可见闭塞性静脉炎。如组织中见肉芽肿、坏死、大量中性粒细胞或巨细胞浸润则提示非 IgG4 相关性疾病。

（六）诊断

该患者于 2019 年在本中心确诊。当时 IgG4 相关性疾病的诊断标准主要根据 2011 年日本的综合诊断标准，具体如前所述。此后，ACR/EULAR 也于 2019 年提出了 IgG4 相关性疾病新的诊断标准，并于 2020 年发表。该诊断标准分 3 步：进入标准、排除标准及评分标准。满足进入标准，不满足排除标准，总得分≥20 分，则符合 IgG4 相关性疾病分类。2 个验证队列分别对该诊断标准进行验证。队列 1 敏感度 85.5%，特异度 99.2%；队列 2 敏感度 82.0%，特异度 97.8%。与 2011 年日本 IgG4 相关性疾病临床综合诊断标准比，病理学不再是强制的诊断标准，但诊断流程较复杂，具体内容如下。

1. 进入标准　典型器官（如胰腺、唾液腺、胆管、眼眶、肾、肺、主动脉、腹膜后、硬脊膜或甲状腺）出现特征性的临床或影像学表现（指受累器官增大或出现肿瘤样肿块，还包括：①胆管，倾向于发生狭窄；②主动脉，典型表现是动脉壁增厚或动脉瘤扩张；③肺，支气管血管束增厚多见），或上述器官之一出现炎症伴有不明病因的淋巴浆细胞浸润的病理证据。如果不符合入选标准，则不能进一步考虑将患者归类为 IgG4 相关性疾病。

2. 排除标准　如表 6-2 所示。

表 6-2　2019 年 ACR/EULAR 关于 IgG4 相关性疾病的诊断标准之排除标准

项目	内容
临床	发热 对激素治疗无客观反应
血液	不明原因的白细胞减少症和血小板减少症 外周血嗜酸性粒细胞增多 抗中性粒细胞胞质抗体（ANCA）阳性（特异性针对 MPO/PR3） 抗 SSA 抗体或抗 SSB 抗体阳性 抗双链 DNA 抗体、抗核糖体蛋白抗体或抗平滑肌（Sm）抗体阳性 其他疾病特异性自身抗体阳性 冷球蛋白血症
影像学	怀疑恶性肿瘤或感染，尚未充分证实 影像学进展迅速 长骨病变符合 Erdheim-Chester 病 脾大
病理学	细胞浸润提示恶性肿瘤，尚未充分评估 符合炎性肌纤维母细胞瘤的标记 突出的中性粒细胞炎症 坏死性血管炎 显著的坏死改变 原发性肉芽肿性炎症 巨噬细胞/组织细胞病的病理
已知的诊断	多中心型 Castleman 病 克罗恩病或溃疡性结肠炎（如果只存在胰胆病变） 桥本甲状腺炎（如果仅甲状腺受累）

3. 评分标准　如表 6-3 所示。

表 6-3　2019 年 ACR/EULAR 关于 IgG4 相关性疾病的诊断标准之评分标准

项目	评分/分	项目	评分/分
组织病理 　活检未提供有效信息	0	免疫染色 　IgG4$^+$: IgG$^+$ 比值为 0～40% 或不确定，且 IgG4$^+$ 细胞/hpf 的数目为 0～9	0

续　表

项目	评分/分	项目	评分/分
密集的淋巴细胞浸润	4	IgG4$^+$：IgG$^+$ 比值 ≥ 41%，且 IgG4$^+$ 细胞/hpf 的数目为 0～9 或不确定	7
密集的淋巴细胞浸润和闭塞性静脉炎	6	IgG4$^+$：IgG$^+$ 比值为 0～40% 或不确定，且 IgG4$^+$ 细胞/hpf 的数目≥10 或不确定	7
密集的淋巴细胞浸润和贮积样纤维化，伴/不伴闭塞性静脉炎	13	IgG4$^+$：IgG$^+$ 比值为 41%～70%，且 IgG4$^+$ 细胞/hpf 的数目≥10	14
		IgG4$^+$：IgG$^+$ 比值 ≥ 71%，且 IgG4$^+$ 细胞/hpf 的数目为 10～50	14
		IgG4$^+$：IgG$^+$ 比值 > 71%，且 IgG4$^+$ 细胞/hpf 的数目≥51	16
血清 IgG4 浓度		胰腺和胆管	
正常:0	0	未检测或所列情况均无	0
1—2 倍上限	4	弥漫性胰腺增大（小叶消失）	8
2—5 倍上限	6	弥漫性胰腺增大，囊状边缘增强减少	11
大于 5 倍上限	14	胰腺（上述任何一种表现）和胆管受累	19
胸部		双侧泪腺腮腺、舌下和颌下腺	
未检测或所列情况均无	0	无腺体累及	0
支气管周围血管和间隔增厚	4	一组腺体累及	6
胸部椎旁带样软组织	10	≥2 组腺体累及	14
肾脏		后腹膜	
未检测或所列情况均无	0	未检测或所列情况均无	0
低补体血症	6	腹主动脉壁弥漫性增厚	4
肾盂增厚/软组织	8	腹主动脉或髂动脉周围或前外侧软组织	8
双侧肾皮质低密度区	10		

　　根据该诊断标准，本例患者有多个器官累及，首先满足进入标准。虽然在评分标准中，本例患者如纳入病理学标准，总计 77 分，不纳入病理学标准，总计 57 分，均达到诊断标准（表 6-4）。但该标准评分前需先满足排除标准。本例患者满足排除标准-血液分项中的外周血嗜酸性粒细胞增多，因此，也没有办法

进入第三步评分标准。这可能与该诊断标准虽然特异度较高,但敏感度仅80%～85%有关。因此,综合临床表现及后续治疗反应来看,我们认为该患者IgG4 相关性疾病诊断明确。

表 6-4　本例根据 2019 年 ACR/EULAR 标准评分

项目	评分/分
组织病理学:密集的淋巴细胞浸润和贮积样纤维化,伴/不伴闭塞性静脉	13
免疫染色:IgG4$^+$/IgG$^+$ 比值不确定;IgG4$^+$ 细胞/HPF≥10 个	7
血清 IgG4 浓度>5 倍上限	14
≥2 组腺体累及	14
胰腺和胆管受累	19
双侧肾皮质低密度区	10

注:有病理,77 分;无病理,57 分。

(七) 鉴别诊断

1. IgG4 相关性胰腺炎与自身免疫性胰腺炎 2 型及胰腺癌鉴别　自身免疫性胰腺炎(AIP)是由自身免疫介导,以胰腺肿大、胰管不规则狭窄为特征的一种特殊类型的慢性胰腺炎,分为 AIP-1 型及 AIP-2 型,其中 AIP-1 型即为IgG4 相关性胰腺炎。2011 年,国际胰腺病学会提出自身免疫性胰腺炎的诊断标准,该诊断标准分为胰腺实质影像、主胰管影像、血清学、胰腺外病变、组织学和激素治疗反应 6 个方面,并根据证据分为 1 级和 2 级,关于 AIP-1 型如表6-5 所示。AIP-1 型一般见于 60 岁左右男性,临床表现以无痛性梗阻性黄疸多见而腹痛少见,可伴有硬化性胆管炎、硬化性涎腺炎及腹膜后纤维化等。而 AIP-2 型发病年龄约 30 岁,男女比例接近,临床表现类似急性胰腺炎发作,病变通常局限于胰腺。AIP-1 型通常血清 IgG4 升高>2 倍上限,病理学可见闭塞性静脉炎、席纹样纤维化,IgG4$^+$ 细胞>10 个/HPF,而 AIP-2 型中仅 25%患者血清 IgG4 升高>2 倍上限,其余多正常或轻度升高,病理学可见粒细胞浸润,IgG4$^+$ 细胞 0～10 个/HPF。两者激素治疗均有效,但 AIP-1 型容易复发。

表 6-5　IgG4 相关性胰腺炎(AIP-Ⅰ型)的诊断标准(ICDC-2011 标准)

项目	1 级	2 级
诊断内容		
P 实质影像学	胰腺弥漫性肿大伴增强延迟	胰腺局部或局灶肿大伴增强延迟
D 导管影像学	弥漫性(>1/3 主胰管长度)或多发主胰管狭窄,无上游胰管明显扩张	胰腺局部或局灶主胰管狭窄,无上游胰管明显扩(内径<5 mm)
S 血清学	IgG4 >2 倍正常上限	IgG4 1~2 倍正常上限
O 胰腺外表现	A 或 B A. 胰腺外器官组织学具备以下任何 3 项 (1) 大量淋巴浆细胞浸润伴纤维化,无粒细胞浸润 (2) 席纹样纤维化 (3) 闭塞性静脉炎 (4) 大量 IgG4$^+$ 细胞(>10 个/HPF) B. 典型的影像学具备以下至少 1 项 (1) 局部/多发高位胆管或合并远端胆管的狭窄 (2) 腹膜后纤维化	A 或 B A. 胰腺外器官组织学(包括胆道内镜穿刺活检)具备以下 2 项 (1) 大量淋巴浆细胞浸润伴纤维化,无粒细胞浸润 (2) 大量 IgG4$^+$ 细胞(>10 个/HPF) B. 查体或影像学具备以下至少 1 项 (1) 对称性涎腺或泪腺肿大 (2) 与 AIP 相关的肾脏影像学描述
H 胰腺组织病理	LPSP 表现(活检或手术标本)具备以下至少 3 条 (1) 导管周围淋巴浆细胞浸润而无粒细胞浸润 (2) 闭塞性静脉炎 (3) 席纹样纤维化 (4) 大量 IgG4$^+$ 细胞(>10 个/HPF)	LPSP 表现(活检)具备以下任何 2 条 (1) 导管周围淋巴浆细胞浸润而无粒细胞浸润 (2) 闭塞性静脉炎 (3) 席纹样纤维化 (4) 大量 IgG4$^+$ 细胞(>10 个/HPF)
R 激素治疗效果	胰腺或胰腺外表现短期内(<2 周)消退或明显改善	
诊断条件		
确诊:H1 + P 或 Pl + S/OH 或 P2 + (D/SI/O1/H1≥2 项)或 S1/O1 + R 或 D1 + S2/O2/H2 + R 疑诊:S2/O2/H2 + R		

　　需要注意的是,表现为胰腺肿大、占位的 IgG4 相关性胰腺炎的临床易被误诊为胰腺癌,而部分胰腺癌患者也可以出现血清 IgG4 水平升高。因此,单凭血清 IgG4 水平升高不能排除胰腺癌。影像学表现有助于两者鉴别。IgG4 相关

性胰腺炎多表现为胰腺弥漫性肿大,可见多处管腔狭窄,而胰腺癌多为胰腺局限性肿大,可见主胰管完全中断,伴有胰周淋巴结肿大。两者影像学鉴别详如表 6-6 所示。如影像学表现仍难以鉴别,可使用激素诊断性治疗,若临床表现及影像学改变明显改善,则可以拟诊 IgG4 相关性胰腺炎。组织病理学是诊断和鉴别自身免疫性胰腺炎(包括 1 型和 2 型)和胰腺癌的"金标准"。前者特征性病理学为胰腺弥漫性间质纤维化,累及门静脉导致闭塞性静脉炎,胰腺腺泡萎缩,胰腺组织炎症细胞浸润。食管超声穿刺活检获取病理学诊断可避免不必要的手术治疗和创伤,同时要注意两者并存的可能性。

表 6-6 自身免疫性胰腺炎和胰腺癌的鉴别要点

鉴别要点	自身免疫性胰腺炎 *	胰腺癌
主胰管完全中断	不常见	常见
胰管狭窄	常为多处	单处
远端胆管扩张	轻度	明显
肿块内胰管征	存在	不存在
胰腺弥漫性肿大	几乎总是,且一致性	少见,非一致性
胰周间隙	完整、清楚	欠完整和清楚
胰周淋巴结	无变化	时有肿大

注: * 包括自身免疫性胰腺炎 1 型及 2 型。

2. IgG4 相关性硬化性胆管炎与原发性硬化性胆管炎及胆管癌鉴别
IgG4 相关性硬化性胆管炎胆管内壁光滑完整,管壁外炎症增生;70%～90%患者伴有 IgG4 相关性胰腺炎表现,激素高度敏感为特征性反应。该疾病预后良好,但因 ERCP 活检深度不够,难以获得组织学证据,因此,和原发性硬化性胆管炎鉴别很困难。原发性硬化性胆管炎的血清碱性磷酸酶水平持续升高超过6 个月,胆汁淤积,MRCP 或 ERCP 可见肝内外多发胆管狭窄,呈枯树枝样改变;血清 IgG4 水平偶有升高,伴发炎性肠病(IBD);预后不佳,治疗以保肝抗炎为主,出现肝功能衰竭需行肝移植。其次需与胆管癌鉴别,胆管癌表现为胆管明显肿块伴梗阻性黄疸、淋巴结肿大和胰腺肿大;胆红素、CA19-9 更高,更容易发生胆道梗阻,IgG4 不升高;CT/MRI、PET/CT 检查可见胆管占位性病变,这些特征可辅助鉴别诊断。

3. IgG4 相关性涎腺和泪腺炎与干燥综合征鉴别 干燥综合征和 IgG4 相

关性疾病均可表现为腮腺、颌下腺和泪腺明显肿大，临床上易混淆。关于干燥综合征最早可追溯到 1888 年，由波兰外科医师 Hadden 首次报道。1933 年，瑞典医生 Sjogren 报道了 19 例同时伴有口干的干燥性角膜炎患者，其中 13 例伴有关节炎，推测该病为一种系统性全身性疾病，后被研究所证实，遂命名为 Sjögren 综合征。而在 1933 年以前，一些表现为腮腺、泪腺肿大，伴有口干、眼干的疾病被称为 Mikulicz 病。因此，Mikulicz 病也曾被认为是干燥综合征的一个亚型。但随着研究发现，Mikulicz 病与经典的干燥综合征存在许多不同之处。目前认为 Mikulicz 病是 IgG4 相关性疾病的一种表现。除腺体外，干燥综合征和 IgG4 相关性疾病还均可累及肾脏、肺、肝脏和中枢神经系统。不同之处，前者还可累及皮肤、关节肌肉、周围神经系统及血液系统，而后者可出现胰胆疾病、腹膜后纤维化及主动脉炎等。病理学上两者也存在显著的差异：干燥综合征为导管周围淋巴细胞浸润伴腺泡萎缩或破坏严重，而 IgG4 相关泪腺炎和涎腺炎为非导管周围淋巴细胞浸润伴生发中心增生，腺泡破坏较轻。发病机制也存在差异：前者在疾病早期主要由 Th1 和 Th17 介导，晚期生发中心的形成则与 Th2 和外周滤泡辅助 T 细胞（Tfh）细胞有关；而后者 Th2、调节性 T 细胞（Treg）和 Tfh 细胞在生发中心的形成和 IgG4 的产生中起关键作用，并且树突状细胞和巨噬细胞可通过 IL - 33、BAFF 和 APRIL 促进 Th2 的免疫反应。IgG4 相关性疾病和干燥综合征临床的鉴别要点详如表 6 - 7 所示。

表 6 - 7　IgG4 相关性疾病和干燥综合征的鉴别要点

鉴别点	干燥综合征	IgG4 相关性疾病
年龄	40～50 岁	50～60 岁
性别	女性为主	男女较平均
口干、眼干	有	无或轻度
泪腺、腮腺肿大	反复发作性，自发缓解，实质性的颌下腺肿胀少见	显著、持续的腺体肿胀（颌下腺）
伴鼻炎和支气管哮喘	不常见	常见
伴自身免疫性胰腺炎或胆管炎	不常见	常见
ANA 和类风湿因子	少见阴性	少见阳性
抗 SSA/SSB 抗体阳性	抗 SSA 抗体阳性 70%；抗 SSB 抗体阳性 30%	基本阴性
免疫球蛋白增高	IgG、IgA、IgM	IgG、IgE

鉴别点	干燥综合征	IgG4 相关性疾病
IgG4 水平升高的比例	～7.5%	～70%
组织中 IgG4$^+$ 浆细胞增多	无	显著
对激素反应(腺体功能恢复)	应答不佳	显著改善

(八) IgG4 相关性肾病

IgG4 相关疾病累及肾脏以肾小管间质性肾炎(TIN)为主,中老年男性常见,组织病理学及实验室检查指标与自身免疫性胰腺炎相似,即淋巴浆细胞浸润和纤维化,免疫组化检查提示 IgG4 细胞增多,也可能存在像肾细胞癌的结节性病灶。有研究报道 153 例 IgG4 相关性疾病患者,23 例(15%)有 TIN 表现。IgG4 - TIN 的患者 96% 有其他器官的累及,其中唾液腺炎(83%)、淋巴结病(44%)、AIP(39% 及肺(26%);部分患者可同时累及肾小球,上述研究 23 例中,3 例有系膜增生性肾小球肾炎,1 例膜性肾病。此外,有 TIN 者常伴显著的低补体血症,机制不清楚。

(九) 治疗和预后

IgG4 相关性疾病诊断后需进行全身累及部位的评估,如胸部、腹部和盆腔CT 检查,部分患者还需做眶周检查。有条件的患者建议在刚诊断时行 PET/CT 检查评估累及范围;暂不建议用 PET/CT 评价治疗效果及病情活动。尿常规通常几乎正常,尿常规和肾功能损伤的不同步也是 IgG4 相关性疾病的特征之一。部分患者 C3 和 C4 显著降低,尤其是在有肾小管间质性肾炎的时候。对于存在补体下降的患者,血清补体水平也是评估治疗反应的重要指标。若存在 IgE 和外周血嗜酸性粒细胞显著增高,也应在随访中复查。

多数患者激素治疗后数周内有反应,表现为症状改善,增大脏器的体积缩小,器官功能改善,血清 IgG4 水平下降。关于治疗方案目前尚无统一的标准。现有的治疗依据主要来源于观察性研究,且多数为病例报道,尚无针对 IgG4 相关性疾病的随机对照研究。越来越多的报道支持利妥昔单抗对于该病具有治疗作用。目前,关于 IgG4 相关性疾病治疗普遍认同的观点:激素为所有活动的、未治疗的 IgG4 相关性疾病诱导缓解的一线方案,除非有禁忌证;成功诱导治疗后,某些患者维持治疗可获益;激素诱导有效的复发者需重新使用激素;

复发者,要考虑免疫抑制剂的维持。激素的推荐用量:0.6 mg/(kg·d)起,2~4周甚至更早有反应,一旦有反应就开始减量;如不复发,2个月开始逐渐减量至完全停药。对于激素治疗抵抗、激素不能充分减量到5 mg/d以下或激素使用存在强的相对禁忌证者,推荐使用利妥昔单抗治疗。如无利妥昔单抗,可考虑小剂量环磷酰胺和霉酚酸酯作为无激素的替代方案。

多数以不同的速率呈慢性进展,虽然小部分患者没有治疗也得到暂时性改善,但其中大部分复发;部分患者在数月内出现疲劳、体重减轻的亚急性过程。亚临床胰腺疾病或胰腺功能不全的患者会出现显著消瘦,未治疗患者影响预后的主要原因包括肝硬化和门脉高压、后腹膜纤维化、主动脉瘤、胆道梗阻以及糖尿病等。

致 谢

感谢胰腺外科傅德良教授、放射科刘含秋主任医师、风湿免疫科薛愉教授参与本病例讨论。

推荐阅读

1. CORTAZAR F B. STONE J H. IgG4-related disease and the kidney [J]. Nat Rev Nephrol, 2015,11(10):599-609.

2. DESHPANDE V, ZEN Y, CHAN J K, et al. Consensus statement on the pathology of IgG4-related disease [J]. Mod Pathol, 2012,25(9):1181-1192.

3. HAO M, LIU M, FAN G, et al. Diagnostic value of serum IgG4 for IgG4-related Disease: a PRISMA-compliant systematic review and meta-analysis [J]. Medicine (Baltimore), 2016,95(21):e3785.

4. HEGADE V S, SHERIDAN M B, HUGGETT M T. Diagnosis and management of IgG4-related disease [J]. Frontline Gastroenterol, 2019,10(3):275-283.

5. MASAKI Y, SUGAI S, UMEHARA H. IgG4-related diseases including Mikulicz's disease and sclerosing pancreatitis: diagnostic insights [J]. J Rheumatol, 2010,37(7):1380-1385.

6. PERUGINO C A, STONE J H. IgG4-related disease: an update on pathophysiology and implications for clinical care [J]. Nat Rev Rheumatol, 2020,16(12):702-714.

7. SAEKI T, NISHI S, IMAI N, et al. Clinicopathological characteristics of patients with IgG4-related tubulointerstitial nephritis. [J] Kidney Int, 2010,78(10):1016 - 1023.

8. SHIBOSKI C H, SHIBOSKI S C, SEROR R, et al. 2016 American College of Rheumatology/European League Against Rheumatism classification criteria for primary Sjögren syndrome: a consensus and data-driven methodology involving three international patient cohorts [J]. Ann Rheum Dis, 2017,76(1):9 - 16.

9. SHIMOSEGAWA T, CHARI S T, FRULLONI L, et al. International consensus diagnostic criteria for autoimmune pancreatitis: guidelines of the International Association of Pancreatology [J]. Pancreas, 2011,40(3):352 - 358.

10. TAKUMA K, KAMISAWA T, IGARASHI Y. Autoimmune pancreatitis and IgG4-related sclerosing cholangitis [J]. Curr Opin Rheumatol, 2011,23(1):80 - 87.

11. UMEHARA H, OKAZAKI K, MASAKI Y, et al. A novel clinical entity, IgG4-related disease (IgG4RD): general concept and details [J]. Mod Rheumatol, 2012,22(1):1 - 14.

12. UMEHARA H, OKAZAKI K, MASAKI Y, et al. Comprehensive diagnostic criteria for IgG4-related disease (IgG4 - RD), 2011 [J]. Mod Rheumatol, 2012,22(1):21 - 30.

13. WALLACE Z S, NADEN R P, CHARI S, et al. The 2019 American College of Rheumatology/European League Against Rheumatism classification criteria for IgG4-related disease [J]. Ann Rheum Dis, 2020,79(1):77 - 87.

（谢琼虹　徐赟玙　张　明　刘少军　郝传明）

第 7 期

洞幽察微　鉴影识变

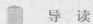

导　读

　　一位进行性认知减退伴肢体无力行走不稳的中青年男子,还出现了发作性短暂意识丧失,影像学检查提示脑白质多发异常信号,很小剂量类固醇激素治疗就有疗效,但似乎"好景不长",这究竟是什么疾病? 肢体无力、认知损害、癫痫发作、听力减退,病症一个接一个出现,多家医院都未能明确诊断,患者家属带着最后的希望,推开了华山医院中枢神经系统免疫和感染性疾病多学科协作团队(MDT)诊室的大门,艰辛的求医之路和反复发作的病史引起了各位专家的好奇。经过半年反复诊治,几经波折,甚至经历过 2 次脑活检方才揭露出疾病背后真正的元凶,让我们一起来回顾下那一段经历,体会一下诊断疾病的艰辛。

　　该病由华山医院中枢神经系统免疫和感染性疾病 MDT 和神经内科提出并主导讨论,感染科、影像科、神经外科、血液科及病理科等共同参加讨论。

一、病史介绍

　　患者,男性,46 岁。因"头晕、反应下降 10 月余,肢体乏力 7 个月,加重 2 周"于 2021 年 1 月入院。2020 年 3 月,无明显诱因出现头晕、头痛,行走偏斜,反应变慢,后症状自行缓解。2020 年 6 月,出现双下肢乏力、疼痛,突然晕倒、伴恶心、呕吐,曾有一过性伴意识丧失,持续 10 余秒,发作前无胸闷、胸痛等不适,同天务农时再次出现晕倒,与前次相仿。当地医院就诊,头颅 MRI 平扫:两侧脑内多发弥散加权成像(diffusion weighted imaging,DWI)高信号,脑磁共振血管成像(magnetic resonance angiography,MRA)未见异常。头颅 MRI 增强扫描提示两侧脑内多发异常信号灶,中枢神经系统脱髓鞘病待排。于外院就诊,查水通道蛋白 4、髓鞘碱性蛋白、少突胶质细胞糖蛋白、神经胶质纤维酸性蛋白及水通道蛋白 1(AQP4、MBP、MOG、GFAP、AQP1)抗体阴性,考虑脱髓鞘病,给予泼尼松 20 mg po 一天一次,每周减一片,症状逐渐缓解。2020 年 8 月,患者出现呕吐伴右耳突发性耳聋,当地医院复查头颅 MRI:两侧脑内多发异常信号灶,中枢神经系统脱髓鞘疾病待排除。与前相同,再次考虑脱髓鞘病,使用泼尼松治疗,1 周后好转。2020 年 9 月门诊随访,复查头颅 MRI 病灶较前有好转。可惜好景不长,2020 年底,患者再次出现双下肢乏力,伴命名性失语,记忆力逐渐减退、答非所问。患者症状明显加重,2021 年 1 月于我院住院诊治。

既往史和个人史:曾经有被家用电短暂电击病史。其余手术外伤史、传染病史、药物过敏史、家族史及个人史均无异常。已婚、已育,配偶身体健康。系统回顾无特殊疾病。

体格检查:意识清晰,查体合作,对答切题。双瞳等大等圆,对光反射灵敏,眼球运动自如,无眼球震颤,无复视,额纹无变浅,右侧鼻唇沟变浅,口角略向右歪斜,伸舌右偏,腭垂左偏,双侧掌颌反射阳性,双侧 Chaddock 征阳性,四肢肌力正常,四肢肌张力升高,双下肢肌张力升高明显,膝关节活动僵硬,双侧膝反射亢进,闭目难立征阳性,双下肢无水肿。

实验室检查如下。

2021 年 1 月 19 日—29 日:血常规、肝肾功能、电解质、DIC 相关指标、心肌酶谱未见明显异常;自身免疫相关抗体、类风湿因子、免疫球蛋白:γ 球蛋白 21.81% ↑,补体 C3 0.70 g/L ↓,κ-轻链 10.60 g/L,λ-轻链 7.87 g/L ↑,κ/λ 1.35 ↓。肿瘤标志物:细胞角蛋白 19 片段(CY211) 3.44 ng/mL ↑,神经元特异性烯醇化酶(neuron-specific enolase,NSE) 22.09 ng/mL ↑,糖类抗原 72-4(carbohydrate antigen 72-4,CA72-4) 16.92 U/mL ↑,余均在正常范围内。甲状腺功能、糖代谢均正常,肝炎、结核、HIV、梅毒无活动性感染依据,血沉、CRP 均正常。

2021 年 1 月 22 日,腰穿脑脊液常规:潘氏试验 1+,有核细胞 11×10⁶/L,颜色为无色,透明度为澄清,红细胞 11×10⁶/L;脑脊液生化:氯化物 125 mmol/

L,乳酸 1.8 mmol/L,总蛋白 1.02 g/L↑,葡萄糖 3.02 mmol/L(同步血糖 7.52 mmol/L)。复查脑脊液:白细胞 10×10⁶/L,蛋白 1.193 g/L↑,糖 3.8 mmol/L(同步血糖 6.5 mmol/L),氯化物 125 mmol/L(多次腰穿均为类似结果)。脑脊液 IgG 寡克隆区带:阴性;脑脊液细胞学:淋巴细胞增生性反应,可见少量单核组织巨噬细胞,未见肿瘤细胞,请结合临床综合判断。有核细胞计数 11,成熟红细胞 3～8,单核巨噬细胞 5,成熟淋巴细胞 95;肿瘤细胞、真菌、细菌及寄生虫均未查见。LDH 378 U/L↑,自身免疫抗体、类风湿因子均无异常。

辅助检查如下。

头颅 MRI 扫描(图 7－1):颅内多发异常信号,脱髓鞘病变(活动期)可能;颈椎、胸椎 MRI 扫描:未见明显异常。

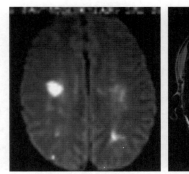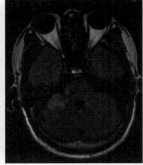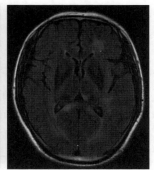

图 7－1　头颅 MRI 表现

注:颅内多发异常信号,脱髓鞘病变(活动期)可能。

颈部 CTA 检查:未见明显异常。

全身浅表淋巴结 B 超检查:未见异常肿大淋巴结。

碳标记蛋氨酸正电子发射体层成像(MET－PET/CT)(图 7－2):脑内多发低密度影,未见蛋氨酸代谢异常增高,左侧颞岛叶近脑膜小片状蛋氨酸代谢轻度增高,考虑低代谢病变。

初步诊断:脑白质病变性质待查(①中枢神经系统脱髓鞘病? ②中枢神经系统血管炎? ③中枢神经系统淋巴瘤待排)。

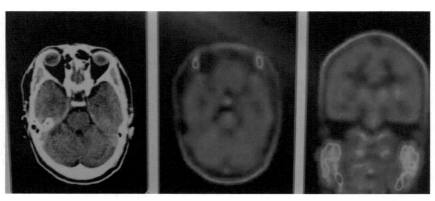

图 7-2　MET-PET/CT 表现

注：脑内多发低密度影，未见蛋氨酸代谢异常增高、左侧颞岛叶近脑膜小片状蛋氨酸代谢轻度增高，考虑低代谢病变，标准摄取值（SUV）最高区域 = 2.46。

二、探案过程

阶段一：欲言又止、迷雾重重。

患者在住院之前经过了多次 MRI 检查，考虑脱髓鞘病的诊断。但患者出现了很多以灰质受损为主要定位的症状，如癫痫样的发作，严重的认知损害等。临床中不支持中枢神经系统脱髓鞘病的临床表现有：持续进展、强直和持续的肌张力障碍、癫痫、早起痴呆，年龄＜10 岁或者＞50 岁发病，没有感觉和/或泌尿生殖系统症状，起病迅速，存在皮质症状（失语、忽略、失用及失读）等。本例患者虽然病灶在白质，但临床表现十分不典型。加之皮质类固醇激素治疗虽然一度有效，但病情反复比较快，炎症性和肿瘤性疾病需要重点鉴别和排除。鉴别这些疾病最重要的证据来源于我们平时查房时常说的六大类证据中的第 4 类证据：病理活检。也正因为如此，我们在患者入院后并没有立即进行大剂量皮质类固醇激素冲击治疗，而是求助于华山医院中枢神经系统免疫和感染性疾病 MDT（以下简称 MDT）门诊，希望 MDT 的专家可以支持我们的想法，并给出一个实际的方案。2020 年 1 月 28 日，患者第一次到 MDT 门诊就诊。MDT 的专家对此表示支持，专家组同意完善病理学活检以明确诊断。

在与患者家属充分和良好沟通后，患者于 2021 年 2 月 5 日全麻下行右侧基底节额叶病灶穿刺活检术，术后病理学巨检结果：灰白碎组织，直径 0.5 cm。镜检：少量破碎组织，胶质增生明显，见少量小血管周围淋巴细胞套及小灶软

化,泡沫细胞聚集。免疫组化:胶质纤维性蛋白质(GFAP)(＋),Olig2(＋),
P53(－),Ki67(3%＋),CD34(血管＋),神经纤维蛋白基因(NF)(＋),主要
碱性蛋白(MBP)(＋),KP1(＋),CD3(散在部分＋),CD20(个别＋),B-淀粉
状蛋白(amyliod)(－)。特殊染色结果:特染对氨基水杨酸(PAS)(－),抗酸
(－),银染(－)。病理学诊断:符合脑软化伴炎症,胶质增生(图7-3、图7-
4)。HE染色和免疫组化不支持肿瘤性病变。按照之前考虑的疾病,诊断偏向
于炎症性疾病。结合患者有血管病的特点,以及病理学检查提示血管壁略有
破坏,诊断修正为脑白质病变,中枢神经系统血管炎可能,治疗有了新的方向。

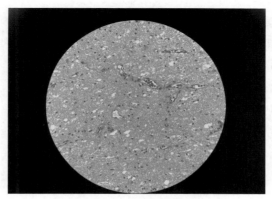

图7-3　病理学检查(HE染色,200倍)

注:胶质增生明显,见少量小血管周围淋巴细胞套及小灶软化。

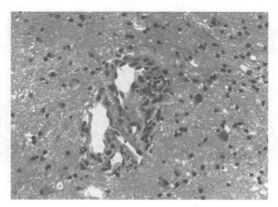

图7-4　病理学检查(HE染色,400倍)

注:血管壁可见炎症细胞浸润,管壁结构有破坏。

阶段二：思辨实证，洞幽查微。

根据病理学诊断，患者于 2021 年 2 月 10 日开始用甲泼尼龙静脉冲击治疗：500 mg qd×5 天，减量为 240 mg qd×5 天，再减量为 120 mg qd×5 天，后改为 80 mg qd×5 天，3 月 3 日改口服泼尼松 60 mg qd。同时加用环磷酰胺（cyclophosphamide，CTX）治疗（总共剂量分 2 次，0.4 g + 0.6 g = 1.0 g）。临床症状好转明显，2021 年 4 月复查头颅 MRI 提示病灶较治疗前好转。之后每月定期使用 CTX 治疗。

治疗维持了 3 个月左右，患者再次出现下肢乏力加重，需人扶持站立，伴反应迟钝加重，2021 年 5 月 28 日再次收入院。

入院查体：言语略含糊，有语义理解障碍，近事记忆差，空间构象力差，双侧瞳孔等大等圆，眼球活动正常，双上肢肌力 5 级，右下肢肌力 4－级，左下肢肌力 4 级，双下肢肌张力增高，双下肢腱反射活跃，双侧踝阵挛（＋），双侧病理征（＋），双侧共济检查不能配合完成。

辅助检查如下。

2021 年 4 月 14 日，头颅磁敏感加权成像扫描（magnetic sensitivity weighted imaging，SWI）提示：右侧小脑半球、左额叶微出血灶（图 7－5）。

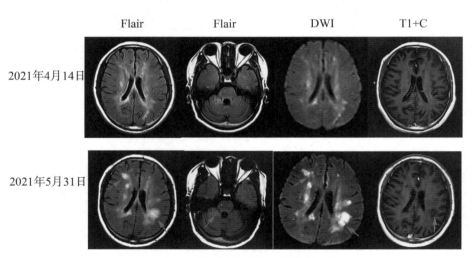

图 7－5　症状加重前后影像学表现变化

2021 年 5 月 31 日，头颅 MRI 扫描：颅内多发异常信号，部分病灶有强化，DWI 信号部分区域增高，整体较之前有进展（图 7－5）。

2021 年 6 月^{18}F 标记 FDG‐PET:脑内多发中低代谢病变。

该患者的治疗疗效反应与我们之前的经验有很多不符合之处。一般的炎症性病变在环磷酰胺和甲泼尼龙的共同治疗下往往趋于缓解和稳定,但该患者的治疗反应并不理想,病情还在加重,似乎各项临床表现和特点都在指向肿瘤性病变。但首次病理学活检的结果并不支持肿瘤,那么究竟是什么样的疾病呢? 医生和患者家属的心头疑云密布。

阶段三:一锤定音,水落石出。

在进入第 3 阶段的讨论之前,我们先小结一下目前的情况。

病史小结有以下特点:

(1)男性,47 岁,慢性进行性加重病程。

(2)发病经过为头晕、反应下降 14 个月余,肢体乏力 11 个月,加重 2 周。

(3)体格检查提示认知功能下降、语义理解障碍、共济失调、肌力减退、双侧锥体束征及病理征。

(4)第二类实验室证据中,脑脊液检查提示细胞数:10 个,蛋白 1.193 g/L↑;血清中 NSE、CA72‐4 略高;LDH 378 U/L↑。

(5)第一类证据中影像学检查提示脑白质区、侧脑室旁及胼胝体病灶进行性加重,弥散加权高信号。患者影像学初始表现为右侧小脑半球异常高信号,磁敏感加权检查发现病灶区散在微出血灶。小脑半球病灶经过治疗后好转。

(6)第三类功能学证据中蛋氨酸 PET/CT 检查发现脑内多发低密度影,未见蛋氨酸代谢异常增高,左侧颞岛叶近脑膜小片状蛋氨酸代谢轻度增高,考虑低代谢病变。FDG‐PET 检查提示脑内多发中低代谢病变。

(7)第四类证据脑活检:镜检示少量破碎组织,胶质增生明显,见少量小血管周围淋巴细胞套及小灶软化。病理学诊断:符合脑软化伴炎症,胶质增生。脑脊液细胞学检查未见肿瘤细胞。

(8)皮质类固醇激素及环磷酰胺治疗症状有好转,病灶一度有缩小,但症状很快卷土重来。

为了搞清一个疾病,我们的诊断始终遵循着定向诊断、定位诊断、定性诊断以及鉴别诊断的思路进行着。我们对定位和定性诊断是怎么考虑呢? 让我们再来分析一下。

定位:根据体征定位于小脑、脑干、大脑半球皮质和皮质下多部位累及。

定性：慢性进行性加重病程，激素一度敏感，逐渐失效，病灶多发，有血管病表现，脑脊液蛋白升高，脱落细胞阴性，按照"维生素"原则（VITAMINS）定性范围逐步缩小：V（vascular）血管性，I（infectious）感染性，T（traumatic）外伤性，A（autoimmune）自身免疫性，M（metabolic）代谢、中毒，I（idiopathic）特发、遗传性，N（neoplastic）肿瘤性，S（psychological）心理性等原因，优先考虑 V、A、N 原因。

本例患者定性有一定困难：病灶像血管性，治疗反应像自身免疫性，而反复的病情似乎让人感到事情并不是那么简单。针对患者治疗后病灶发生变化，总体治疗反应不佳，与患者家属沟通后再次求助于华山医院中枢神经系统免疫及感染性疾病 MDT 门诊。

经过神经内科、神经外科、影像科及感染科多位专家再次讨论，最终决定为了明确诊断，建议再次活检！在这里的寥寥数笔，在当时可谓"惊涛骇浪"。在本例患者的就诊过程中，这次的决定是一个真正的转折点，为最终获得揭开谜底的钥匙创造了条件。有人说过："时代的一粒沙，落在一个人的身上就是一座山"，这份报告的几个字，对患者就是一座大山，这座山同时也压在给他诊治的医务人员身上。为了说服患者妻子（此时患者认知功能已经明显恶化，无法正常交流），医务人员同患者家属多次交流，还要协助她克服来自多方面的压力：再次活检万一还是找不出问题怎么办？还要做活检，没有其他办法了吗？患者家属在网上咨询的医生对我们的治疗方案也提出异议，患者的其他亲戚也对她表示不理解，带患者离家看病看了半年，患者情况越来越不好。这些话也深深地"刺"进了医务人员的心，让我们感同身受患者家属的不易。好在患者的内弟给了他姐姐无条件的支持。为此，我们还和他打了一通很长的电话进行沟通。

再次活检还是阴性怎么办？这个问题可能是摆在大家面前最大问题。如果提前告诉我们，再次活检能发现问题的根源，我觉得再大的困难我也能接受，可现实怎么可能会这样呢？而且做过一次活检的患者神经外科医生是否有顾虑呢？特别是第一次活检就是在自己手上做的，这个压力何其"山大"。这个任务自然而然得落到了中枢神经系统免疫和感染性疾病 MDT 神经外科专家庄冬晓教授那里了。虽然压力很大，但不是没有办法。因为经过仔细分析影像，这次的病灶有强化了。庄教授对再次手术还是很有信心的，因为神经外科有精准活检手术的保证：术中多信息引导技术、神经导航、多模态影像融合及术中磁共振等可以让我们直中靶心（图7-6），就好像为我们的步枪装上了狙击镜！庄教授仔细地分析了第一次活检未发现明确病灶的可能原因，第一次的病灶强化不明显，穿刺选择的部位是DWI高信号的区域（图7-7），但临床上靶点选择有着最重要的原则——"终是强化"（"Always enhancement!"）。强

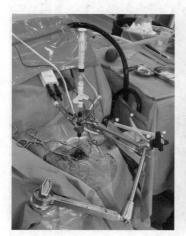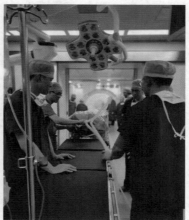

图7-6　多模态影像导航引导下穿刺活检和术中3.0T磁共振检查

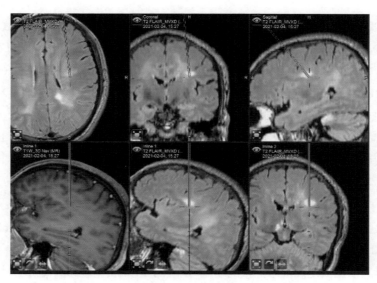

图7-7　第一次活检定位于DWI高信号病灶

化是最优先选择，其次是代谢影像的"热点"（PET、MRS、PWI），最后才是 T2 flair、DWI 高信号的区域。这一次患者强化的病灶映入了庄教授的脑海，应该就是它了。这一次的瞄准镜对准了强化的病灶（图 7 - 8）。

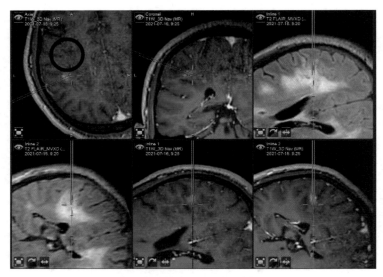

图 7 - 8　第二次活检定位于增强病灶处（黑圈处）

2021 年 7 月 16 日，患者再次被推入了手术室。在全麻下行左侧病灶穿刺活检术。最后病理学检查提示：免疫组化示 CD79a（个别血管内＋），CD20（个别血管内＋），CD3（少量＋），CD10（－），PAX - 5（个别血管内＋），Bcl - 6（少量＋），MUM - 1（－），CD19（个别血管内＋），Ki67（个别血管内＋），Bcl - 2（个别血管内＋），c - myc（－），CD31（血管＋）。病理学诊断：（左顶）少量脑组织，个别血管内见异形大 B 淋巴细胞，结合免疫组化检查结果，考虑血管内大 B 细胞淋巴瘤可能大（图 7 - 9、图 7 - 10）。

三、最终诊断以及诊断依据

最终诊断：血管内大 B 细胞淋巴瘤（intravascular large B cell lymphoma，IVLBCL）。

诊断依据就是病理学活检的结果，是淋巴瘤诊断的"金标准"。

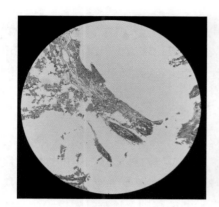

图 7-9　病理学检查(HE 染色,200 倍)
注:血管内见大量异形细胞。

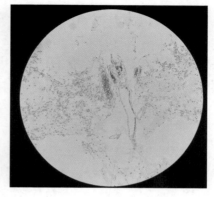

图 7-10　病理学检查(免疫组化 CD19⁺, 200 倍)
注:血管内见异形 B 淋巴细胞。

到这个时候,终于水落石出了。我们也舒了一口气,毕竟明确诊断才是合理治疗的第一步,有了这个开头,对后面的治疗会更有信心,不过后面的路还长着呢。淋巴瘤本来就有"ghost tumor""万能模仿者""chameleon with multiple faces and many masks"这些让人头疼的称号。本例患者病灶并非实体性瘤块,为我们的诊断制造了非常多的麻烦。这里插一个小插曲:第二次活检的冰冻报告依然维持原判"非特异性胶质增生"。当时我们的心情真的无法形容,不过之前我们已经制订好了若二次活检依然阴性的治疗计划,好在最后石蜡切片的报告证实了我们的判断。

四、治疗和转归

患者诊断明确后,到血液科就诊,骨髓穿刺未提示骨髓累及。化疗方案中包含了利妥昔单抗(RTX)和甲氨蝶呤(methotrexate,MTX)。具体方案为 MTX 5.6 g d1 + 利妥昔单抗 600 mg d2 + 环磷酰胺 1.2 g d3 + 长春地辛 4 mg d3 + 多柔比星脂质体 40 mg d3 + 地塞米松 15 mg d1~5。化疗结束后监测 MTX 血浓度。患者症状较之前明显好转,按照化疗方案,其后每个月进行一次治疗,其中第 2~4 次化疗将多柔比星脂质体剂量增加到 60 mg。复查头颅 MRI 提示双侧额顶叶、侧脑室旁、丘脑、胼胝体压部、脑干及右侧桥臂、双侧小脑半球异常信号;考虑部分缺血腔隙灶,部分软化灶(其中部分淋巴瘤治疗后改变可能），部分白质脱髓鞘。

2022 年，患者症状有所波动，血液科将化疗方案调整为：利妥昔单抗 600 mg d1 + 顺铂 170 mg d2 + 阿糖胞苷 3. 4 g q12 h d3 + 地塞米松 40 mg d2～5。目前，患者家属反馈，患者目前整体症状比较稳定，认知损害依然残留，血液科继续随访，神经内科也将持续随访。

五、专家点评

本例患者为诊断有一定困难的病例。第一阶段在外院和门诊的诊疗过程确实走了一些弯路，但经过 MDT 讨论后整体诊治思路是非常正确的，就是从第四类证据入手，寻找病理学依据，在明确诊断的基础上给与针对性治疗。但期间遭遇了种种不顺利。例如，二次活检手术的问题、患者家属的压力和困难、激素效果不佳等，也体现出我们全程近乎闭环的患者管理和一查到底、不言放弃的 MDT 精神。华山医院中枢神经系统免疫和感染性疾病 MDT 团队的 2 次讨论决定是至关重要的，尤其是再次活检的决定，为临床医生提供了强大的决策后盾，最终明确诊断，为患者得到最合理治疗提供依据，节约了宝贵的时间。至于淋巴瘤的诊治，尤其是中枢神经系统淋巴瘤的诊断，华山医院 MDT 有着一套规范的流程，我们也是一直坚持着这一套流程，为很多诊断不明的患者指明了方向。

六、相关知识点学习

（一）血管内大 B 细胞淋巴瘤

淋巴瘤（lymphoma）是原发于淋巴器官或淋巴组织中的淋巴细胞恶性克隆性增生所形成的恶性肿瘤。目前，常用修订版欧美淋巴瘤（REAL）分类系统进行分类，类似 WHO 分类。该系统基于形态学、免疫学、遗传学和临床特点进行分类，将淋巴瘤分为霍奇金病（Hodgkin disease，HD）和非霍奇金淋巴瘤（non Hodgkin lymphoma，NHL）两大类。NHL 包括 B 细胞和 T/NK 细胞淋巴瘤，B 细胞淋巴瘤、T/NK 细胞淋巴瘤又进一步分为前体细胞淋巴瘤和成熟（周围）细胞淋巴瘤。无论何种类型的恶性淋巴瘤都可引起相同的神经系统损害。根据有无神经系统以外的病灶可分为原发性中枢神经系统淋巴瘤（primary central nervous system lymphoma，PCNSL）和继发性中枢神经系统淋巴瘤。原发者占颅内肿瘤的 1%～5%，占非霍奇金淋巴瘤的 1%。绝大多数（90%）为 B 细胞型非霍奇金淋巴瘤。IVLBCL 是一种特殊类型的结外大 B 细胞淋巴瘤,可累及所有血管。淋巴瘤细胞多局限中小血管的血管腔内,毛细血管累及多见,大动脉和静脉罕见,多侵犯骨髓和实质脏器,淋巴结侵犯少见,大约 40% 侵犯中枢神经系统,属于继发性中枢神经系统淋巴瘤。发病年龄:13~85 岁,中位年龄 67 岁,发病率:0.095/10 万,男:女 = 1.1:1,发病率和临床表现有一定的东西方地域特征。

临床分型为经典型、皮肤型、嗜血细胞综合征相关型。

经典型:>50% 的患者有全身症状,不明原因的发热最多见,B 症状多见(55%~76%)如发热、盗汗及体重减轻,皮肤累及者 40%,神经系统累及者 35%,但局限的中枢神经系统累及少见。缺血病灶多见,感觉/运动障碍、脑(脊)膜神经根炎、无力、失语/构音障碍、偏瘫、癫痫发作及肌阵挛等,内分泌器官累及者表现更多样。

皮肤型:皮肤的单发或多发病灶,西方多见,几乎见于女性,不伴有血细胞减少,中位发病年龄:59 岁,预后较好,3 年总体存活(overall survival,OS):(56±16%)。

噬血细胞综合征相关型:亚洲多见,或称亚洲型,>75% 的患者骨髓累及、发热、肝脾大、血小板减少,骨髓或外周血涂片可见噬血细胞,中位 OS:2~8 个月,预后很差。本期讨论的患者属于经典型。

IVLBCL 诊断需要病理学确诊,形态学提示肿瘤细胞局限于累及部位的中小血管腔内,血管外侵犯较少,可见微血栓、出血及坏死。肿瘤细胞胞核体积大,可见核仁或有丝分裂象,骨髓、肝、脾等可见窦间隙侵犯。细胞免疫表型是鉴别诊断的重要依据,肿瘤细胞表达 CD20$^+$、CD5$^+$、CD10$^+$、CD10$^-$/MUM1$^+$。细胞遗传学可查询资料少,文献报道了染色体易位 t(14;18),并报道了 *BCL2* 基因在 18q21 区域的串联三倍化,1 例病例报告了其他染色体易位 t(11;22)(q23;q11),但这种异常是结构性的,似乎与肿瘤细胞无关。分子生物学方面,一项针对性的二代测序研究显示,*MYD88 L265P* 和 *CD79b Y196* 突变分别发生在 44% 和 26% 的淋巴瘤患者中。肿瘤细胞缺少黏附分子表达,血管内皮细胞缺少黏附配体表达,最终导致肿瘤细胞存在于血管内。临床上,根据 Ann Arbor 分期系统提示,ⅠE 期(Ⅰ期合并淋巴结外受累)占 40%(多为皮肤型),其他 60% 几乎都为Ⅳ期,最常见的受累器官是皮肤、中枢神经系统、骨髓、肝脏和脾脏,临床症状多样,所以这个疾病还有个"变色龙"(chameleon)的外号。临床诊断的手段包括 PET/CT、头颅 MRI 检查及骨髓活检等，骨髓活检起到诊断和分期工具的双重作用。

治疗首选（CHOP）方案，即环磷酰胺、多柔比星（阿霉素）、长春新碱、泼尼松（强的松）方案，正确的选择对预后至关重要。接受 CHOP 方案治疗的 IVLBCL 患者的总有效率为 59%。55 例日本噬血细胞相关 IVLBCL 患者的结果较差，因为有肿瘤高表达 CD20 标记，需要重视 CD20 单抗（利妥昔单抗）的作用。加入利妥昔单抗的 R‐CHOP 方案完全缓解率为 88%，总有效率为 91%，81% 的患者有 3 年的 OS，5 年 OS 为 46.4%。皮肤型可以考虑单独放疗治疗，其他类型放疗仅用于改善症状。需要重视中枢神经系统的预防，包含具有更好的中枢神经系统生物利用度药物的方案。例如，加用大剂量 MTX 可能成为一种可行的方案。在一项回顾性研究中，与 R‐CHOP 治疗相比，自体干细胞移植显示出临床改善。考虑到年龄问题，该方案可应用人群并不大。新药靶向治疗还需要探索。例如，纳武利单抗注射液（PD‐1）等，需要国际合作研究帮助证实效果和可行性。总体来说，此疾病属于罕见病，需要提醒临床医生，当患者出现脑梗表现，同时激素治疗有效，但症状容易反复需要警惕该疾病的可能，不要被它的外表所迷惑，它是披着"脑血管病"和"脱髓鞘病变"外衣的血液系统肿瘤。

（二）脑白质病变的鉴别诊断的维生素（VITAMINS）原则

本例患者的脑白质病变最后通过病理学活检明确了诊断，但在这之前我们需要行定性诊断，而定性诊断最经典的就是"MIDNIGHTS"原则和"VITAMINS"原则，关于"MIDNIGHTS"原则大家应该比较熟悉了，今天重点介绍一下后面的按照"VITAMINS"原则。在本例患者的诊断中，我们用了这个原则，将范围定性范围逐步缩小。这个原则与"MIDNIGHTS"原则一样，每个字母代表一个疾病的性质：V 血管性，I 感染性，T 外伤性，A 自身免疫性，M 代谢、中毒，I 特发、遗传性，N 肿瘤性，S 心理性。在这几种疾病的类型中，结合本例患者临床特点，优先考虑 V、A、N。

文献中提到的脑白质病变的鉴别诊断思路：优先考虑可治疗、获得性因素所致的脑白质病变，如感染、肿瘤以及免疫性疾病等。如需进行代谢检测，确保样本及检测流程的合理，结果存在假阳性结果，需要注重结果分析；确切的临床和影像学征像可缩小诊断范围，如可能的遗传因素：颅内钙化等。具体鉴别内容有炎症性疾病：急性播散性脑脊髓炎（ADEM）、系统性红斑狼疮、

Sjögren 综合征、结节性多动脉炎、贝赫切特综合征（白塞病）、原发性中枢神经系统血管炎及副癌性脑脊髓炎。血管性疾病：大动脉狭窄、线粒体脑病、Binswanger 病、CADASIL（伴有皮质下梗死和白质脑病的常染色体显性遗传脑动脉病）。肉芽肿性疾病：结节病、Wegener 肉芽肿、淋巴瘤样肉芽肿病。感染性疾病：单纯疱疹病毒性脑炎、神经 Lyme 病、艾滋病、人 T 细胞白血病病毒 1 型（HTLV－I）感染、神经梅毒、进行性多病灶脑白质病、Whipple 病、亚急性硬化性全脑炎及脑寄生虫病；遗传性疾病：肾上腺脑白质营养不良（ALD）、异染性脑白质营养不良（MLD）、脊髓小脑性共济失调（SCA）及遗传性痉挛性截瘫（HSP）；营养缺乏性疾病：亚急性联合变性（SCD）、叶酸缺乏；非器质性疾病：癔病、抑郁、神经症；其他：先天畸形（如 Arnold Chiari 畸形、椎管闭合不全）、血管畸形等疾病，在每一位患者身上，临床医生都要经历过如林般的鉴别诊断的头脑风暴。

（三）华山医院原发中枢神经系统淋巴瘤 MDT 流程

中枢神经系统淋巴瘤诊断确实有一些困难，在脑脊液未发现异常细胞的情况下，需要脑活检明确诊断。即使是继发性中枢神经系统淋巴瘤，也会出现孤立神经淋巴瘤的情况，而且其脑脊液细胞学检查多为阴性，所以脑活检与神经系统淋巴瘤的关系就非常密切了。华山医院神经外科颅内肿瘤 MDT 和神经内科的中枢神经系统免疫和感染性疾病 MDT 共同建立了 PCNSL 的 MDT 流程。对于一些细节做出了很明确、细致的规定。MDT 讨论前需要完善的系统评估有：血细胞计数、HIV 抗体、RPR、TPPA、血清蛋白电泳、头颅增强 MRI 检查（若有脊髓症状须行相应节段脊髓增强 MRI）、腹部 B 超、浅表淋巴结 B 超检查（若年龄＞60 岁的男性行睾丸 B 超检查）、眼科会诊行裂隙灯和 OCT 检查、腰穿查脱落细胞（若无脑疝风险，脑脊液 15～20 mL）、全身 PET/CT 检查（若无条件行之则行肺部、腹部及盆腔 CT 检查）。若除神经系统以外的部位有异常发现联系眼科、普外科、泌尿外科会诊；所有诊断确立之前宜避免使用糖皮质激素；参加 MDT 科室请做好详细讨论记录，以备查阅。此流程简单易行，把很多临床中容易遗漏和忽略的问题做出提醒，提高工作效率。当然随着国际指南的修订，我们的流程也会与时俱进，目前为 2.1 版本。我们的目标是实现方便、全面、更新及简洁的要求，为临床第一线医务人员提供参考（图 7－11）。

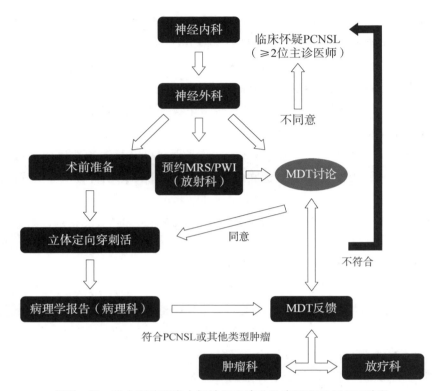

图 7‑11 华山医院原发中枢神经系统淋巴瘤(PCNSL)MDT 流程

致 谢

    感谢参与讨论和编著的各位专家,感染科陈澍教授、影像科黎元教授、神经外科庄冬晓教授、血液科陈彤教授、病理科陈宏教授和程海霞医师,特别感谢华山医院中枢免疫和感染性疾病 MDT 的各位成员。

推荐阅读

1. 董为伟.神经系统与全身性疾病[M].北京:科学出版社,2017.

2. FLORIAN D, FINN S, CHARLOTTE E T, 等.脑脊液检验与临床神经病学[M].关明,赵曜译.北京:科学出版社,2010.

3. GESCHWIND M D, HAMAN A, MILLER B L. Rapidly progressive dementia [J]. Neurol Clin. , 2007,25(3):783 - 807.

4. GIGLIO P, GILBERT M R. Neurologic complications of non-Hodgkin's lymphoma. Current Oncology Reports [J]. 2005,7(1):61 - 66.

5. GUZZETTA M, DREXLER S, BUONOCORE B, et al. Primary CNS T-cell lymphoma of the spinal cord: case report and literature review [J]. Lab Med, 2015,46(2):159 - 163.

6. HALDORSEN I S, ESPELAND A, LARSSON E M. Central nervous system lymphoma: characteristic findings on traditional and advanced imaging [J]. AJNR Am J Neuroradiol, 2011,32(6):984 - 992.

7. KRIDEL R, DICTRICH P Y. Prevention of CNS relapse in diffuse large B-cell lymphoma [J]. Lancet Oncol, 2011,12(13):1258 - 1266.

8. MAURILIO P, ELIAS C, SHIGEO N. Itravascular large B-cell lymphoma: a chameleon with multiple faces and many masks [J]. Blood, 2018,132(15):1561 - 1567.

9. MCMILLAN A. ARDESHNA K M, CWYNARSKI K, et al. Guideline on the prevention of secondary central nervous system lymphona British Committee for Standards in Haematology [J]. Br JHaematol, 2013,163(2):168 - 181.

10. WILLIAMS T, HOULDEN H, MURPHY E, et al. How to diagnose difficult white matter disorders [J]. Pract Neurol, 2020,0:1 - 7.

（俞　海　陈向军）

第 8 期

"握雪感"的腹部之谜

——气肿性膀胱炎穿孔

 导 读

老母亲突发腹胀腹痛,进行性加重。家属心急如焚,紧急送医救治。85岁高龄老妇合并多种基础病,出现急腹症,同时又有血尿。首诊外科,接诊医师该如何诊断?当这样一位患者的影像学证据提示不典型腹腔积气,又该如何判断病因?手术结束,未料一波未平,一波又起,严重糖尿病患者的术后感染又该如何处理?本案所述急腹症是一类常见的外科疾病,起因各异、性质不同。因此,如何从患者严重的全身反应中辨别专科体征、如何处理复杂情况的急腹症病情,并评估手术指征。这是每位普外科医师成长过程中必须面对的挑战。

该病例由普外科提供并主导讨论,邀请放射科、泌尿外科、临床解剖中心、重症医学科及消化内科参加讨论。

一、病史介绍

患者,女,85 岁。2021 年 3 月 8 日出现全腹腹痛、腹胀,无发热、恶心、呕吐等,腹痛逐渐加剧至难以忍受,于 2021 年 3 月 10 日凌晨至我院急诊就诊。当日排便 2 次,颜色正常,经导尿管引流可见肉眼血尿。

既往史:50 余年前外院因子宫肿瘤行全子宫切除术,术后放疗。诊断糖尿病 20 余年,平素胰岛素皮下注射,血糖控制不满意。10 余年前外院诊断右侧腘动脉闭塞,治疗后缓解,具体治疗方案不祥。半年前出现言语混乱,考虑为阿尔茨海默症前期,予美金刚1片 qd po,近期语言混乱较前加重。2021年2月11日不慎摔倒,下肢疼痛,可疑骨盆骨折,保守治疗。因无法控制排尿,养老院留置导尿管1月余。

急诊查体:神志欠清,T 37.2℃,P 98次/分,R 15次/分,BP 120/70 mmHg。腹稍膨隆,脐周压痛(+),中下腹压痛(+),反跳痛(+),肌卫(+),Murphy征(−),麦氏点无固定压痛,下腹部触诊捻发感(握雪感),肠鸣音消失。留置导尿中,可见肉眼血尿。肛指检查:未触及肿块,指套无血染。心肺体检无特殊。

急诊实验室检查如下。

快速血糖:POCT血糖仪测定指尖血糖显示 HIGH,超过可检测范围。

血常规:白细胞计数 28.8×10⁹/L,中性粒细胞百分比 94.0%,Hb 102 g/L,血小板计数 391×10⁹/L。

生化检查:K⁺ 4.5 mmol/L,AST 21 U/L,ALT 21 U/L,Na⁺ 145 mmol/L,总胆红素 7.2 μmol/L,白蛋白 31 g/L,肌酐 120 μmol/L,尿素氮 3 mmol/L,尿酸 0.165 mmol/L,血淀粉酶<30 U/L,乳酸 4.2 mmol/L。

血糖:41.7 mmol/L;血酮:阴性。

尿常规:尿蛋白+、尿红细胞 74/μL、尿白细胞 10个/HPF。

凝血功能:TT 17.6秒,PT 12.2秒,APTT 30.4秒,DDI 3.66 FEUmg/L,FIB 9.4 g/L。

血气分析:pH 7.30,氧分压 9.7 kPa,氧饱和度 94.5%,二氧化碳分压 5.66 kPa,AG 18.5 mmol/L,BE −4.0 mmol/L,实际碳酸氢根浓度 20.0 mmol/L。

尿常规:浊度为混浊,颜色为褐色,潜血 3+,pH 6.0,亚硝酸盐+,尿比重 1.018,红细胞计数 98/μL,尿蛋白+,尿白细胞 10个/HPF,细菌计数 203/μL。

急诊辅助检查如下。

心电图检查:未见明显异常。

全腹部CT平扫示:患者下胸部、腹部、背部及盆腔肌肉间隙内、右侧腹股沟处及盆腔软组织中多发积气(图8-1~图8-3),消化道穿孔可能。膀胱内见气液平面(图8-3)。右侧升结肠多发憩室,肠管多发扩张积气,腹主动脉壁多发钙化,腰骶椎及盆骨多发骨折,双肾结石可能,胆囊内结石,肝左外叶钙化灶,右侧第7、8、9、10肋骨骨折伴骨痂形成。

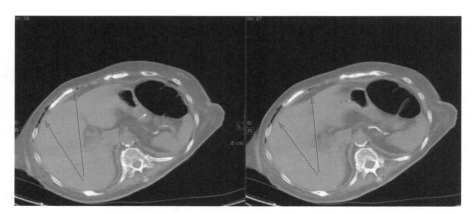

图 8‐1 患者全腹部 CT(侧卧位上腹部水平)表现

注:患者下胸部、腹部、背部肌肉间隙内多发积气(箭头)。

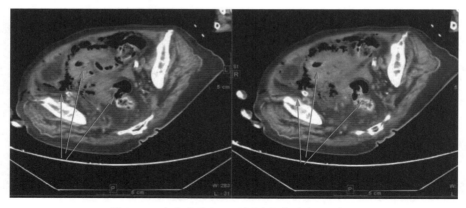

图 8‐2 患者全腹部 CT(侧卧位盆腔水平)表现

注:患者盆腔肌肉间隙内、右侧腹股沟处及盆腔软组织中多发积气(箭头)。

急诊初步处理:进行上述化验和检查的同时,予以禁食、开通静脉通路,静脉胰岛素降血糖、美罗培南经验抗感染,监测生命体征、腹痛体征、血糖。

根据患者的症状、体征、实验室和初步影像检查,初步诊断为:①急性腹膜炎,空腔脏器穿孔,膀胱穿孔可能;②尿路感染,膀胱积气(医源性?),气肿性膀胱炎可能;③2 型糖尿病,非酮症高渗综合征;④阿尔茨海默病。

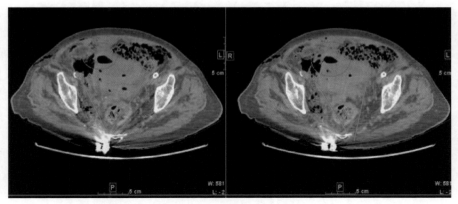

图8-3 患者的全腹部CT(平卧位盆腔水平)表现

注:患者盆腔肌肉间隙内、右侧腹股沟处及盆腔软组织中多发积气(箭头),膀胱内见气液平面(圈)。

二、探案过程

阶段一:急诊室接诊情况——手术,还是不手术,这是个问题!

线索1:患者全腹部CT提示腹腔积气和膀胱积气,其可能的原因有什么?

对于患者急诊CT所示腹腔积气,凭借当时临床证据仍无法明确积气来源。

1. 常见的腹腔积气病因　包括:①产气细菌感染所致原发性腹膜炎,但本病例中目前没有证据证明血行播散、上行性感染或透壁性感染导致原发性腹膜炎;②消化道穿孔,包括外伤所致直肠穿孔及间位结肠憩室穿孔,其中前者根据病史及体检所得均不支持诊断,而后者根据CT所示不能排除,而消化道其他部位的穿孔仍然不能排除;③其他空腔脏器穿孔,本例患者于急诊治疗时仍缺乏较直接的体征。对于腹壁软组织积气,除膀胱穿孔外,盲肠、乙状结肠、直肠系膜侧穿孔也可有相应表现。

2. 膀胱积气的原因　包括:①疾病引起,包括肠道膀胱瘘、外伤、放射治疗、异物或脓肿、泌尿系统感染;②医源性因素,如膀胱镜等检查、导尿术。其中,泌尿系统感染的常见病原体有大肠埃希菌、肺炎克雷伯菌及产气的特殊病原体。产气的特殊病原体中以产气荚膜梭菌为最多见(占60%～90%),也包括产气肠杆菌、产甲烷菌、水肿梭菌、败毒梭菌、产芽胞梭菌、溶组织梭菌和双酶酸菌等。

结合患者盆腔 CT 提示,其膀胱积气的原因可能是膀胱产气杆菌感染,有待病原体培养进行明确;也可能是长期留置导尿管继发的医源性膀胱积气。

本例患者基础情况较为复杂,存在糖尿病急性并发症(经急诊胰岛素和补液治疗后血糖逐步下降)、严重感染、休克可能、阿尔茨海默症。对于这种情况不佳、不一定能耐受手术的特殊患者,一方面,需要对患者做出准确的初步诊断,分析所患疾病是否有必要手术治疗;另一方面,更需要评估手术是否安全,患者是否能从手术中获益。对于危急重症患者手术指标的评估是制订治疗方案中非常重要的决策。

急诊发现疑似腹腔积气后,应立刻辅助其他检查明确,避免误诊,并排除肠腔内积气干扰。进一步明确积气部位及来源,密切关注病情发展,排除手术绝对禁忌证,调整患者全身状态,确定手术指征(图 8-4)。患者腹膜炎诊断明确,存在急诊手术指征。但患者基础情况差,家属态度犹豫,需综合考虑评估,果断制订诊疗方案,严谨落实,及时调整。

患者补液和胰岛素降糖、美罗培南抗感染治疗中同时完善检查,明确为急性腹膜炎,考虑空腔脏器穿孔可能,符合手术适应证;穿孔部位不明、术中情况不可控;患者高龄、基础疾病多,手术耐受性低,手术风险高。在与患者家属充分沟通的基础上,尊重家属意愿,收住院保守治疗,拒绝手术。

入院后,予以告病危,继续降糖、抗感染和支持治疗,监测病情变化。发现血压进行性下降(127/70 mmHg→120/60 mmHg→100/50 mmHg→89/43 mmHg),提示感染性休克,考虑脓毒血症。结合脓毒血症诊疗常规,予以晶体液 30 mL/kg 体重快速扩容、纠正酸中毒、升压药维持生命体征,美罗培南抗感染治疗。与家属沟通手术的必要性和紧急性,家属坚持药物治疗,拒绝手术治疗。

然而,经积极药物治疗后,患者体温升高、血压进一步下降。再次和家属积极沟通手术的紧迫性,最终在向家属充分告知病情并得到签字同意后,根据患者状态,考虑存在急性腹膜炎、内科保守治疗无效且出现血压进行性下降、感染性休克无法纠正,支持外科医生进行急诊手术探查。

阶段二:手术室术中所见——见微知著,柳暗花明又一村。

手术名称:全麻下腹腔镜+剖腹探查术+膀胱坏死组织清创+膀胱造瘘

手术风险评估:手术风险评估(NNIS)分级 2 分(Ⅲ类手术切口)、ASA 评分三级、糖尿病史 20 年(术前血糖 15 mmol/L)、有外伤史、器官手术、急症手术、预估 3 小时内完成;腔镜探查必要时转开腹。

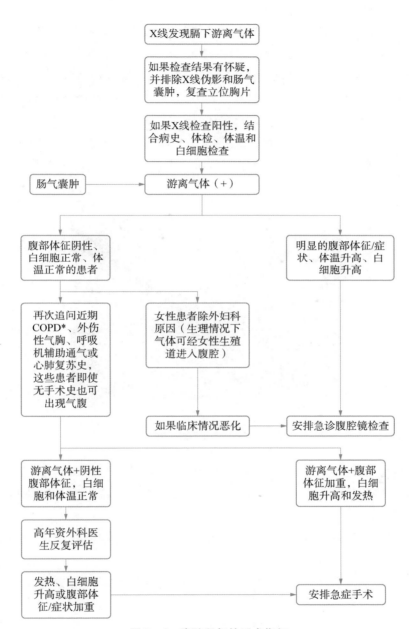

图8-4 腹腔积气的手术指征

注:COPD,慢性阻塞性肺疾病。

引自: JACOBS V R, MUNDHENKE C, MAASS N, et al. Sexual activity as cause for non-surgical pneumoperitoneum [J]. JSLS, 2000,4(4):297 - 300.

手术经过:2021年3月10日15:33患者在全身麻醉下行腹腔镜探查中转开腹探查手术。术中探查腹腔,探查胃、十二指肠、小肠、盲肠阑尾、升结肠、横结肠、降结肠及乙状结肠色泽形态正常,未见穿孔,无腹水。大网膜与原下腹部手术切口粘连广泛,盆腔尤其明显,左下腹乙状结肠远端、直肠与膀胱以及部分小肠粘连致密,局部无明显水肿和渗出。右下腹见距盲肠50 cm处小肠与膀胱右侧底部粘连,可见炎性渗出、局部小肠水肿。分离与膀胱粘连小肠,小肠浆膜完好,膀胱浆膜可见黑色斑片样改变,考虑膀胱坏疽(图8-5)。

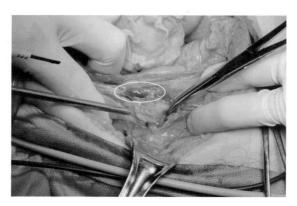

图8-5 手术图片(一)

注:患者急症手术术中见膀胱浆膜黑色斑片样改变。

请泌尿科会诊上台:注水试验证实膀胱顶部局部穿孔(图8-6),膀胱内血块填塞,膀胱壁有活动性出血,未闻到恶臭味,行膀胱造瘘+膀胱内坏死黏膜移送细菌培养。

术后诊断:①急性腹膜炎;②膀胱坏疽穿孔,气肿性膀胱炎;③2型糖尿病;④阿尔茨海默病。

线索2:患者术前全腹部CT扫描提示腹腔多发积气,术中发现膀胱坏疽穿孔,应该如何从解剖学角度分析其积气来源?

腹、盆部脏器根据其与腹膜的相对关系可以分为以下。

1. 腹膜内位器官 脏器表面均被腹膜包被,如胃、十二指肠上部、空肠、回肠、盲肠、阑尾、横结肠、乙状结肠、脾、卵巢和输卵管等。

2. 腹膜间位器官 脏器表面大部分被腹膜包被,如肝、胆囊、升结肠、降结

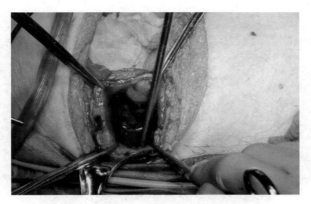

图8-6 手术图片(二)

注:患者急症手术术中可见膀胱壁有广泛渗血。

肠、直肠上部、膀胱和子宫等。

3. 腹膜外位器官 仅有一面被覆腹膜,如十二指肠的降部和水平部、胰、肾上腺、肾、输尿管及直肠中下部等。

而肠腔外气体根据积气所处部位的不同可分为以下。

1. 腹腔积气 多表现为膈下游离气体,病因包括消化性溃疡穿孔、癌肿穿孔、穿通性外伤及医源性。

2. 腹膜后积气 多为盆腔脏器(膀胱、子宫、直肠)损伤所致,病因包括腹膜后脏器的炎症/溃疡穿孔、外伤、医源性损伤、异物及产气感染。

3. 肠壁积气 病因包括原发肠壁囊样积气症、继发肠壁坏死及肠道梗阻性病变。

本病例中穿孔脏器为膀胱,属腹膜外位脏器,顶部发生穿孔时会表现为上述腹膜后积气,可有特征性的腹内积气表现,其表现也与本患者术前CT扫描所示积气部位及形态相符合。

腹膜后积气的气体扩散途径及积气部位有三。

(1) 进入膈下筋膜间隙,少量可进入下胸壁(图8-7A);

(2) 积气进入左腹后壁,经降结肠和肾旁间隙进入腹前外侧壁(图8-7B);

(3) 积气经膀胱前、右髂内血管和直肠系膜旁间隙,进入右髂前浅筋膜(图8-7C)。

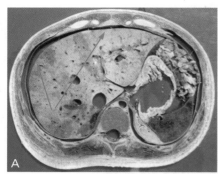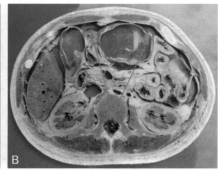

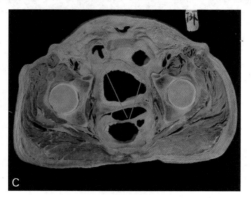

图 8-7　腹膜后常见积气部位

注：A.下胸壁、上腹部积气；B.腹前外侧壁积气；C.膀胱前积气。（复旦大学上海医学院解剖教研室供图）

线索 3：患者膀胱坏疽穿孔为何因？

　　患者术前全腹部 CT 见腹部和膀胱积气，术中发现膀胱坏疽穿孔。患者为何会出现膀胱积气？又是什么导致了膀胱坏疽穿孔？

　　根据术中所发现膀胱坏疽穿孔，且全腹部 CT 所示膀胱积气，本患者被诊断为气肿性膀胱炎。

　　气肿性膀胱炎（又叫产气性膀胱炎），是由于膀胱受产气病原体的感染导致膀胱壁的炎性病灶内产生大量气体。当气体增多时，可溢入膀胱内及膀胱外。积气较多时，膀胱壁呈"网格状"，部分气体聚集在膀胱周围，严重者可出现气腹征象。该患者术前盆腔 CT 恰恰显示出膀胱内积气（见图 8-3）。

　　结合该患者自身既往情况：老年女性、糖尿病控制不佳合并泌尿系感染，均属于气肿性膀胱炎的高危因素。尤其是在糖尿病患者中,尿液及组织具有高糖环境,致病菌经血行、淋巴管或膀胱上皮进入膀胱壁内,发酵高浓度的糖,导致酸堆积,降低局部 pH 值。而致病菌在 pH 值≤6.0 时,可诱导形成一种特殊的酶将发酵的酸转化为二氧化碳气体,形成壁内气泡,膀胱壁周围有致病菌及炎性细胞浸润,气泡溃破,气体进入膀胱腔内;同时膀胱腔内致病菌酵解糖也会产生大量气体。

本患者术中所见膀胱坏疽通常是膀胱严重感染后的并发症。膀胱坏疽的诊断依赖于影像学 + 尿病原学检查,其治疗通常使用敏感的抗菌药物 + 坏死组织切除手术治疗(甚至需行全膀胱切除术)。

至此,对患者病情发展的推测是患者由于长期糖尿病控制不良,合并出现泌尿系统感染,而该菌有产气特性,导致感染进一步发展为气肿性膀胱炎,加重为膀胱坏疽后终穿孔。

手术室按照产气杆菌污染消毒,关闭 3 天。

阶段三:转入 ICU——术后发热,一波未平一波又起。

术后患者转入 ICU。

生命体征:T 39℃,P 116 次/分,R 14 次/分,BP 90/60 mmHg,氧饱和度 100%。

查体:意识欠清,瞳孔等大等圆,对光反射存在。双肺未及闻干湿啰音,心律齐,杂音未闻及,肠鸣音减弱,未发现胃肠型及蠕动波,触诊腹平软,无压痛、反跳痛、腹肌紧张,Murphy 征(-),切口愈合良好,少量渗出,未见血性、脓性渗出液,置盆腔引流管 1 根,膀胱造瘘,导尿管在位(均为淡血性液体)。

术后实验室检查如下。

血常规检查:白细胞计数 $25×10^9/L$、血红蛋白 115 g/L、血小板计数 $368×10^9/L$、血小板压积 14.61 ng/mL。

乳酸:1.57 mmol/L。

肝、肾功能检查:ALT 正常、AST 正常、肌肝 79 μmol/L、eGFR 66.92、血糖:19.8 mmol/L。

盆腔引流液:淀粉酶(-)。

送检:痰、尿、引流液及膀胱坏死组织。

患者在 ICU 中的治疗过程如下。

1. 经验沉淀,积极治疗(3月10日—16日)　此时病原学检查结果未出。因气肿性膀胱炎最常见病原体以大肠埃希菌、肺炎克雷伯菌及产气荚膜杆菌为最多见,多对美罗培南＋甲硝唑敏感,患者术后仍发热,因此制订抗生素治疗方案为:美罗培南1g q8h＋甲硝唑0.5g q12h(表8-1)。同时肠内联合肠外营养支持、胰岛素控制血糖、维持电解质和酸碱平衡,保持引流通畅。待病原学结果调整抗感染治疗方案。

病情监测:患者生命体征平稳,心率维持在90～110次/分之间,指末氧饱和度98%～99%,血压维持在90/55 mmHg～120/60 mmHg之间,脱机拔管并停用升压药。全腹无明显压痛、反跳痛及肌卫。手术伤口敷料外观干燥。体温回落,但尚不正常。期间患者偶有少量便血,因量少,未能留检,无法明确有无隐血。体检未发现胃肠型及蠕动波,触诊腹平软,无压痛、反跳痛、腹肌紧张,Murphy征(－),切口愈合良好,少量渗出,未见血性、脓性渗出液。

2. 及时调整,步步为营(3月16日—27日)　3月16日病原学检验结果回报:3月10日术中膀胱坏死组织＋尿培养示光滑假丝酵母。

3月16日,患者体温再次升高,咳嗽伴黄痰,无高热、寒战,无腹痛、腹泻。体检:全腹无明显压痛、反跳痛、肌卫,双肺下叶闻及散在湿啰音,手术伤口无明显渗出。胸部CT示双侧胸腔积液及双下肺肺不张(图8-8A)。结合患者症状、体征及辅助检查:患者伤口愈合可,不考虑伤口感染;患者没有腹部相关体征,无腹盆腔残留病灶依据;综合检查内容考虑肺部感染,送检病原学检查。

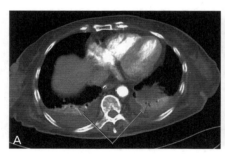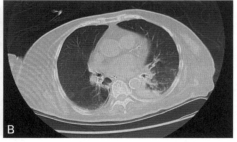

图8-8　患者术后肺部CT表现

注:A.患者3月16日肺部CT存在双侧胸腔积液及双下肺肺不张;B.患者3月26日肺部CT示肺部感染控制好转,可见病灶消退。

术后首次调整抗感染治疗方案为:美罗培南 1 gq8 h + 氟康唑 400 mg qd + 左氧氟沙星 0.5 g qd(表 8 - 1)。

表 8 - 1　患者术后病原学检查结果及抗生素方案

日期	尿培养	痰培养	抗生素方案 (抗感染方案及调整的依据)
3 月 10 日	/	/	美罗培南 1 g q8 h + 甲硝唑 0.5 g q12 h
3 月 16 日	光滑假丝酵母	/	美罗培南 1 g q8 h + 氟康唑 400 mg qd + 左氧氟沙星 0.5 g qd
3 月 27 日	光滑假丝酵母(氟康唑中介;氟胞嘧啶、两性霉素 B 敏感;伏立康唑、伊曲康唑耐药)	/	美罗培南 1 g q8 h + 左氧氟沙星 0.5 g qd + 氟康唑 400 mg qd + 氟胞嘧啶 1 g tid
4 月 7 日	肺炎克雷伯菌(磷霉素、多粘菌素敏感)	肺炎克雷伯菌(磷霉素、多粘菌素敏感)	左氧氟沙星 0.5 g qd + 磷霉素 6 g bid

患者 3 月 17 日—21 日患者无明显腹痛、腹胀,咳嗽咳痰略缓解。体温稳定(图 8 - 9B),触诊腹平软,无压痛、反跳痛、腹肌紧张,Murphy 征(－),切口愈合良好,少量渗出,未见血性、脓性渗出液,双下肺闻及少量湿啰音。3 月 26 日胸部 CT 示双肺下叶少量斑片状渗出影,未见胸腔积液及肺不张(见图 8 - 8B),提示肺部感染好转。

患者 3 月 27 日体温再次上升,便鲜血数次,量约 20 mL,血常规检查示血红蛋白 100 g/L,较前无明显下降。依前所行胸部 CT 结果及患者体检表现,排除肺部感染加重可能,考虑患者膀胱感染未控制,直肠膀胱瘘无法排除。当日紧急行直肠 CT 造影,未见直肠膀胱瘘;当日再行床旁直肠镜检查,见距肛门约 5 cm 处前壁溃疡(图 8 - 10),无法排除盆腔感染控制不佳侵袭直肠至穿孔可能;故当日继行床旁膀胱造影,再次排除直肠膀胱瘘(图 8 - 11)。因患者体温回升,考虑是否存在新的致病菌或耐药性改变,故再次送血、尿标本检查。

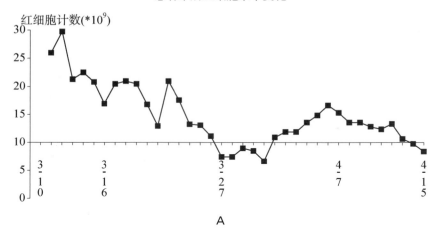

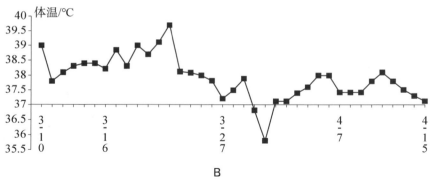

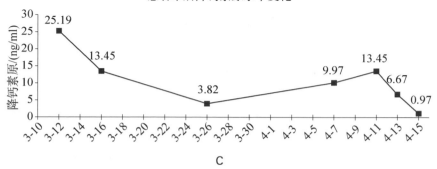

图 8-9 患者术后常规指标变化

注:A.患者术后血白细胞计数变化;B.患者术后体温变化;C.患者术后血降钙素原变化。

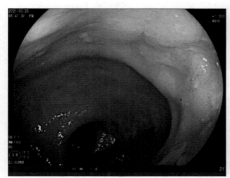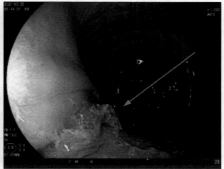

图 8-10　直肠镜检查(2020 年 3 月 27 日)

注:直肠前壁可见溃疡(箭头)。

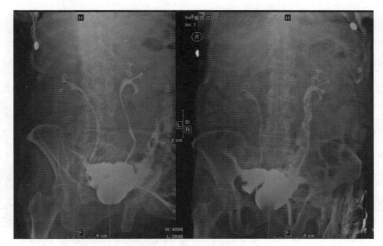

图 8-11　膀胱造影(2020 年 3 月 27 日)

注:膀胱壁结构完整、造影液无外漏。

线索 4:患者术后便血,是否有可能是直肠膀胱瘘? 如不是,其可能诊断是什么?

术后,患者 3 月 10 日—16 日偶有少量便血,量尚可,咳嗽较前减轻,少量黄痰。无腹痛、恶心、呕吐等症状。实验室检查血红蛋白稳定。患者 3 月 17 日—21 日体检示体温控制稳定,3 月 22 日—26 日患者体温出现波动。体检未发现胃肠型及蠕动波,触诊腹平软,无压痛、反跳痛、腹肌紧张,Murphy 征

(-),双下肺闻及少量湿啰音,3 月 26 日行胸部 CT 示双肺下叶少量斑片状渗出影,未见胸腔积液及肺不张。3 月 27 日体温回升且便鲜血数次,当日行直肠 CT 造影,未见直肠膀胱瘘可能;再行床旁直肠镜检查,发现距肛门约 5 cm 处前壁溃疡(图 8 - 10),有盆腔感染控制不佳侵袭直肠之虞;故继行床旁膀胱造影,造影所示无殊,再次排除膀胱直肠瘘(图 8 - 11)。3 月 27 日后续返回患者病原学检验及药敏结果:尿培养示光滑假丝酵母(氟康唑中介;氟胞嘧啶、两性霉素 B 敏感;伏立康唑、伊曲康唑耐药),调整抗感染方案:美罗培南 1 g q8 h + 左氧氟沙星 0.5 g qd + 氟康唑 400 mg qd + 加用氟胞嘧啶 1 g tid 后,患者体温逐步降低,便血症状消失,治疗有效。根据患者前期感染及临床表现,在一元论的基础之上,其初步诊断是真菌性直肠溃疡。

诊断结直肠溃疡时,应根据患者的病史、体征、实验室检查、内镜及病理学检查结果做出诊断,对于特殊病原体感染,在病原培养结果未出结果时,基于经验的诊断性治疗有效也可作为诊断依据。此患者表现为直肠溃疡,有腹腔真菌感染病史。因此,从一元论的观点出发,首先考虑真菌感染性溃疡可能。肠道真菌感染多见于免疫功能低下,包括怀孕、免疫抑制剂使用、化疗、粒细胞减少、器官移植、艾滋病(AIDS)、肾功能不全、脾切除术、肝硬化、营养不良及糖尿病的患者。念珠菌是肠道正常的共生菌,当和机体的共生平衡被打破时易形成感染。念珠菌感染也可累及消化道(占比 20%);且常呈播散性,常可见结肠溃疡;另一方面,直肠累及也常见于念珠菌感染。

此外,此临床表现也可能为 EB 病毒感染相关性肠炎,然而患者 EB 病毒病原学检测阴性,故诊断依据不足。

3. 锁定目标,精准打击(3 月 27 日—4 月 7 日)　3 月 27 日病原学检验(3 月 23 日送检):尿培养示光滑假丝酵母(氟康唑中介;氟胞嘧啶、两性霉素 B 敏感;伏立康唑、伊曲康唑耐药)。

抗感染治疗方案:美罗培南 1 g q8 h + 左氧氟沙星 0.5 g qd + 氟康唑 400 mg qd,加用氟胞嘧啶 1 g tid(见表 8 - 1)。

病情变化:3 月 27 日—4 月 4 日患者无腹痛、咳嗽等明显不适。体检示体温控制稳定,未发现胃肠型及蠕动波,触诊腹平软,无压痛、反跳痛、腹肌紧张,Murphy 征(-),双下肺闻及少量湿啰音。肺部及盆腔 CT 扫描可见肺部感染控制良好,盆腔脏器后续未进一步出现感染并发症,未见直肠穿孔及直肠膀胱瘘。

但 4 月 5 日起患者体温再次回升,双下肺闻及散在湿啰音,咳嗽、咳痰加重,故再次送检尿、痰标本。

4. 乘胜追击,巩固治疗(4 月 7 日—15 日)　4 月 7 日病原学检验(4 月 3 日送检):尿培养示肺炎克雷伯菌(磷霉素、多粘菌素敏感);痰培养示肺炎克雷伯菌(磷霉素、多粘菌素敏感)、真菌培养阴性。

调整抗生素治疗方案:左氧氟沙星 0.5 g qd + 磷霉素 6 g bid(见表 8 - 1)

病情变化:患者症状明显缓解,无咳嗽、咳痰,无腹痛、腹泻,无便血、黑便。体温逐渐降低。未发现胃肠型及蠕动波,触诊腹平软,无压痛、反跳痛、腹肌紧张,Murphy 征(-),双肺未闻及干、湿啰音。常规指标监测显示患者感染得到有效控制(见图 8 - 9)。

患者自 3 月 27 日便血后无再次便血症状,于 4 月 15 日出院。

三、最终诊断

(1)急性腹膜炎。

(2)膀胱坏疽穿孔,气肿性膀胱炎。

(3)2 型糖尿病。

(4)阿尔茨海默病。

四、治疗和病情转归

患者为一患有阿尔茨海默症、糖尿病的高龄老妇,神志不清,因腹痛、腹胀由家属陪同入急诊室。且因其为阿尔兹海默病患者,难以通过直接问诊获知有效信息。患者的既往史也较为复杂,有护理院留置导尿管、多项手术史,容易掩盖其已有的症状,初步诊断困难,治疗方案更是难以决定。患者入急诊室病情不容乐观,家属也对手术持抵触态度。因此,首先选择保守治疗稳定全身情况。然而,经过美罗培南抗感染、胰岛素降糖及支持治疗,患者血压仍然持续下降,病情危重,患者情况急转直下。此时,原先犹豫的家属最终下定决心接受手术治疗建议! 经过术前准备,患者最终被推进急诊手术室。

对于外科急诊而言,手术不仅仅是治疗手段,也是在治愈的同时协助确诊的工具。面临本病例中的两难选择,当患者似因外科疾病而发展出复杂的全身表现甚至伴休克。该患者具体诊断不明确、后续治疗方案难以制订。此时,首先应实施急救以稳定全身情况,之后,如明确患者有手术指征,即使可能诊断不明确，仍应及时进行手术。

术中，患者腹腔探查阴性，盆腔探查见膀胱穿孔，台上泌尿外科协诊，最终明确本患者属膀胱坏疽穿孔所致腹膜积气且腹膜炎。膀胱属腹膜外位脏器，腹腔内穿孔症状可能不明显，腹部体征可能不典型。当出现全身皮下表现及盆腔刺激症状考虑消化道穿孔的同时，仍需考虑泌尿系统损伤穿孔可能。本患者表现为血尿伴膀胱积气，腹内脏器穿孔可能。从一元论角度分析提示泌尿系统穿孔可能大。

患者术后发生了体温反复、感染加重和便血症状，不能排除感染侵袭直肠发生直肠膀胱瘘可能。经影像学检查排除直肠膀胱瘘，明确直肠溃疡诊断，并根据病原学检查及治疗情况逐步调整抗感染方案后，最终患者顺利治愈出院。

本患者情况复杂，不仅长期卧床、高龄、意识不清及糖尿病控制不佳，甚至术前曾发生休克。术后出现感染部位不确定，存在腹腔内感染和脓毒血症风险，且病原菌复杂、耐药谱广。这种情况下应该如何制订治疗策略，对于患者提高治愈概率及改善预后有重要意义。治疗过程中，积极治疗糖尿病、维持水电解质平衡，并根据病原学检查结果及患者肺部感染、便血表现逐渐调整抗感染方案。同时，请内分泌科会诊调整胰岛素控制血糖，患者血糖逐渐得到控制，更有利于感染控制。

在诊断患者术后出现的结肠溃疡时，也同样应该优先从一元论的角度思考。合理运用一元论可以尽早明确诊断，并予以治疗。至于为何本患者会发展为如此严重而当下不多见的气肿性膀胱炎伴膀胱坏疽穿孔，除患者本身年老体弱的因素外，长期控制不佳的糖尿病明显是此病例的主要高危因素。因此，在诊疗中对于某些有严重基础疾病的患者，需要注意其出现严重急症的可能，并加以警惕或预防；而当患者出现不明原因严重急症时，也应考虑到是否与患者的基础疾病相关。患者最终得以治愈，最重要的是病原学诊断明确，并得以随之制订抗感染方案。对于某些有明显感染表现的患者，尽管培养结果可出现阴性，但需考虑有真菌、结核及破伤风杆菌感染的可能。

五、专家点评

患者最初表现为急腹症就诊。蛛丝马迹中见真章，完整的病史、仔细的体检、针对性辅助检查、严谨缜密的临床分析是疾病诊治的关键。外科问题需要外科解决。急腹症患者病情瞬息万变，很多肠道内病变导致的急腹症都有使病情迅速恶化的可能。因此,对于急腹症患者,当出现外科手术指征情况下,及时手术是外科医生的首选。此时,手术指征须准确,手术时机须恰当,医患沟通须透彻。"小"问题、大祸端:基础疾病可能是严重急症的常见诱因。对于并发多系统疾病患者的治疗,需要依赖于多学科、多科室的合作,不可忽略基础病的影响。多学科合作是疑难病例诊治的重要基石。外科医生在临床上遇见疑难病例时,要及时请院内兄弟科室会诊,以免延误病情。而对于复杂感染的患者,早期经验性用药及病原学诊断后针对性药物治疗的模式被不断证明是临床效率最高的治疗范式。当出现难以根治的复杂感染,需考虑特殊病原体感染可能,并应该及时送病原学检查。因该患者是急诊危重症状态,部分检查有所欠缺,如胃肠镜、术前尿培养等,可总结归纳经验,完善更新急诊诊疗检查策略。

六、相关知识点

(一)气肿性膀胱炎

气肿性膀胱炎,又称产气性膀胱炎,是由于膀胱受产气病原体的感染导致膀胱壁的炎性病灶内产生大量气体。当气体增多时,可溢入膀胱内及膀胱外。常见患病人群有糖尿病控制不佳、老年患者、女性患者、残余尿过多或慢性尿潴留、长期服用免疫抑制剂、肾梗死、免疫功能低下、药物因素、先天性尿路畸形及外伤(导尿术、膀胱穿刺术、盆腔手术后)等。膀胱镜检查时可见全膀胱黏膜有弥漫性脓苔附着,黏膜层布满小气泡。

气肿性膀胱炎病变可分为 3 期。

Ⅰ期:仅表现为膀胱壁内积气,膀胱壁增厚,膀胱腔内积气一般较少。

Ⅱ期:表现为膀胱壁内缘及膀胱腔积气,CT 特征性表现为膀胱壁内缘积气,范围一般较局限,多位于膀胱后壁,有时仅见膀胱壁内缘有少许气泡影及少量膀胱内积气。

Ⅲ期:表现为膀胱壁及膀胱腔内积气或伴膀胱外积气,病变范围广泛,累及整个膀胱壁,积气较多时膀胱壁呈"网格状",部分气体聚集在膀胱周围,严重者可出现气腹征象。

(二)膀胱坏疽

膀胱坏疽通常是膀胱严重感染后的并发症。近年来,因为抗生素的使用,此种坏疽已罕见。抗生素出现之前,常出现膀胱坏疽;抗生素出现后,近 85 年来，仅报道了 33 例膀胱坏疽病例。其常见患病人群与气肿性膀胱炎类似；常见病因包括血供受影响（妊娠子宫、盆腔恶性肿瘤及医源性血管损伤）、重症感染（产气、非产气均可），尤其是糖尿病患者伴有产气菌的感染易继发膀胱坏疽。膀胱坏疽的诊断依赖于影像学＋尿病原学检查，其治疗通常使用敏感的抗菌药物＋坏死组织切除手术治疗（甚至需行全膀胱切除术）。需注意的是，术中嗅及恶臭气味并不是膀胱坏疽的必要表现，该疾病的确诊仍依赖于病变表现及病原学检查。

（三）常见结肠溃疡的病因

结肠溃疡可以分为良性和恶性。良性溃疡包括感染性炎症（肠结核、CMV、EBV、弯曲杆菌肠炎、阿米巴痢疾及真菌）、非感染性炎症［克罗恩病、溃疡性结肠炎、贝赫切特综合征（白塞病）、缺血性肠炎、非甾体抗炎药、孤立性直肠溃疡综合征、放射性肠炎］、脉管性病变（IgA 血管炎、直肠 Dieulafoy 溃疡）和继发于全身病变的结肠溃疡；恶性溃疡可以是结肠癌或者淋巴瘤。

（四）EB 病毒感染相关性肠炎

EB 病毒（EBV）在人群中普遍易感，并以潜伏感染的形式持续存在。原发感染通常无症状，多发生在婴幼儿时期。目前认为，慢性活动性 EBV 感染（CAEBV）属于 EBV 相关淋巴增殖性疾病，通常发生于先天性或获得性免疫缺陷者，发病机制不明确，暂无有效的治疗方案，预后差；发生于非免疫缺陷个体的、以肠道受累为主要表现的 CAEBV 相关性肠炎非常罕见，近年才开始有文献报道，均为病例个案。EB 病毒感染相关性肠炎主要临床表现，包括高热、腹痛、便血、腹泻、外周血 EBV DNA 水平明显升高；内镜下主要表现为肠道多发溃疡，形态呈多样性，最常累及结肠，其次为小肠，病变处肠黏膜行原位杂交检测 EB 病毒编码小 RNA 为阳性。

（五）腹腔感染抗菌药物治疗方案

根据腹腔感染药物控制策略，应该采取以下治疗方案。

1. *初始经验性治疗*　重度社区获得性腹腔感染病人，推荐经验性抗感染治疗。单一用药选用碳青霉烯类或哌拉西林-他唑巴坦（中等质量证据，强烈推荐），联合用药选用第三代头孢菌素联合硝基咪唑类药物（中等质量证据，强烈推荐），然而不推荐替加环素作为腹腔感染的常规经验性治疗方案，但在产生耐药菌或其他抗生素疗效不佳的情况下，可选择含替加环素的联合用药方案（BPS）。而医院获得性腹腔感染的病原微生物则有较大的不同：大部分病原菌仍以肠道菌群为主,但大肠埃希菌的发病率有所降低,而其他肠杆菌科以及革兰氏阴性杆菌(铜绿假单胞菌、不动杆菌属)发病率在增加。葡萄球菌属、链球菌属、肠球菌属阳性率也较社区获得性腹腔感染高,特别是在术后病例中肠球菌属阳性率更高。

2. 降阶梯策略 推荐重度社区获得性腹腔感染和医院获得性腹腔感染病人在微生物及药敏结果指导下行降阶梯治疗(极低质量证据,强烈推荐)。

3. 抗真菌治疗 推荐使用氟康唑或棘白菌素治疗腹腔念珠菌感染。建议轻中度社区获得性腹腔感染患者使用氟康唑,重度社区获得性腹腔感染和医院获得性腹腔感染患者使用棘白菌素类抗真菌药(中等质量证据,强烈推荐)。

(六)危重症患者血糖控制策略

根据 2020 年美国糖尿病协会(American Diabetes Assocition,ADA)推荐的血糖控制策略:

(1) 持续高血糖患者(>10 mmol/L),应该启动胰岛素治疗;

(2) 推荐大多数危重患者血糖控制目标:7.8~10.0 mmol/L;

(3) 更严格的目标(6.1~7.8 mmol/L)对某些患者可能是合适的,前提是无明显低血糖发生。

致 谢

感谢放射科姚振威教授、泌尿外科方祖军教授、临床解剖中心谭德炎教授、重症医学科祝禾辰教授、消化内科丁伟群教授参加讨论,感谢普外科钦伦秀教授为本案例进行专家点评。

推荐阅读

1. 陈佳莉,步军,梁治平. 气肿性膀胱炎 1 例[J]. 医学影像学杂志,2018,28(6):970-974.

2. 崔二峰,张国富,周建收,等. 气肿性膀胱炎的 CT 分期及临床价值[J]. 中国中西医结合影像学杂志,2018,16(3):295-296.

华山探案疑难病例集(第一季)

3. 任建安,吴秀文.中国腹腔感染诊治指南(2019 版)[J].中国实用外科杂志,2020 (1):1-16.

4. 杨金锋,徐翠萍,钮颖.超声诊断气肿性膀胱炎伴神经原性膀胱 1 例[J].临床超声医学杂志,2019,21(6):405.

5. 曾宇,孔垂泽,朱育焱,等.膀胱软结石合并气肿性膀胱炎(附一例报告)[J].中华泌尿外科杂志,2003(7):34-36.

6. HINEV A, ANAKIEVSKI D, KRASNALIEV I. Gangrenous cystitis: report of a case and review of the literature [J]. Urol Int, 2010,85(4):479-481.

7. JACOBS V R, MUNDHENKE C, MAASS N, et al. Sexual activity as cause for non-surgical pneumoperitoneum [J]. JSLS, 2000,4(4):297-300.

8. MAZUSKI J E, TESSIER J M, MAY A K, et al. The surgical infection society revised guidelines on the management of intra-abdominal infection [J]. Surg Infect (Larchmt), 2017,18(1):1-76.

9. Mok H P, Enoch D A, Sule O. Emphysematous cystitis in an 80-year-old female [J]. Int J Infect Dis, 2010,14(4):361.

10. PERKINS T A, BIENIEK J M, SUMFEST J M. Solitary Candida albicans Infection Causing Fournier Gangrene and Review of Fungal Etiologies [J]. Rev Urol, 2014,16 (2):95-98.

11. PRANEENARARAT S. Fungal infection of the colon [J]. Clin Exp Gastroenterol, 2014, 7:415-426.

12. SARTELLI M, CHICHOM-MEFIRE A, LABRICCIOSA F M, et al. The management of intra-abdominal infections from a global perspective: 2017 WSES guidelines for management of intra-abdominal infections[J]. World J Emerg Surg, 2017,12:29.

13. XU S, CHEN H, ZU X, et al. Epstein-Barr virus infection in ulcerative colitis: a clinicopathologic study from a Chinese area [J]. Therapeutic Advances in Gastroenterology, 2020,13:1756284820930124.

(项建斌　杨　逸　鄢正清)

第 9 期

莫让生命被"栓"住

导 读

　　年轻男性,莫名其妙出现下肢疼痛。明明只是下肢痛,为何会出现痰中带血?积极治疗后,明明痰中带血好转,为何又会出现腹痛难忍?看似风平浪静的治疗背后暗藏波涛汹涌,究竟是什么原因让疾病一波未平一波又起呢?疾病的下一步治疗又该何去何从呢?莫让生命被"栓"住,希望这例复杂而又惊心动魄的病例能给你的临床诊疗带来新的启示!

　　该病例由呼吸与危重症医学科提供并主导讨论,特邀消化科、普外科、放射科、药剂科以及超声科共同参加讨论。

一、病史介绍

　　患者,男性,33 岁,因"右下肢肿痛 17 天,痰中带血 14 天"就诊我院。

　　患者 2020 年 8 月 11 日无明显诱因下出现右小腿肿痛,伴有右足跟部疼痛,在当地医院行足部 X 线检查示右跟骨未见明显骨质异常,予局部止痛无好转;后查血尿酸 543.0 μmol/L,予秋水仙碱治疗,但右下肢症状逐渐加重伴皮温升高。2020 年 8 月 14 日,患者出现咳嗽,痰中带血,无发热、胸痛、胸闷气促及晕厥等不适,当地医院予以非甾体抗炎药、中药(具体不详)以及头孢曲松联合左氧氟沙星抗感染治疗后,自觉右下肢肿痛略好转,但仍有咳嗽,痰中带血无好转。患者遂于 2020 年 8 月 27 日为求进一步诊治就诊我院。

　　患者既往有慢性浅表性胃炎、脂肪肝病史;否认"高血压、糖尿病、冠心病、慢性肾脏病"等病史;预防接种史不详;否认其他外伤手术史;否认药物及药物过敏史;否认输血史。出生并生活于江苏省,自由职业。否认疫水疫区接触史。吸烟史近 10 年,平均 20 支/天;饮酒近 10 年,常饮白酒,平均 50 g/天,已戒酒 1年。否认粉尘毒物及放射性物质暴露史。否认传染病接触史。否认家族遗传病史,否认家族肿瘤史。已婚已育,家人体健。

入院后体格检查:T 37.3℃,P 111 次/分,R 26 次/分,BP 129/80 mmHg,SPO_2 96%。神清,气稍促,精神可,营养良好,回答切题,自动体位,步入病房,全身皮肤黏膜未见异常,无肝掌,全身浅表淋巴结无肿大。未见皮下出血点,未见皮疹。口唇略发绀。颈软,无抵抗,颈静脉无怒张,气管居中,甲状腺无肿大。双肺呼吸音粗,未闻及干、湿啰音,未闻及胸膜摩擦音;心律齐,未闻及杂音。腹平软、无压痛反跳痛、无肌卫;肝、脾、肋下未触及,肝、肾脏无叩击痛,肠鸣音 3 次/分。脊柱、四肢无畸形,关节无红肿,无杵状指(趾),右下肢肿胀,局部皮温升高。肌力正常,肌张力正常,生理反射正常,病理反射未引出。

初步诊断:痰血原因待查。

二、探案过程

阶段一:患者痰中带血伴有右下肢肿痛,如何鉴别分析?

患者主要症状为右下肢肿痛伴有痰中带血。单侧下肢肿痛常见原因有以下几个方面。

1. *局部炎症所致水肿* 如疖、痈、丹毒、蜂窝织炎等局部炎症,常伴有局部红、热及压痛等。

2. *肢体静脉血栓形成及血栓性静脉炎* 常有患肢疼痛、水肿以及发热等。

3. *淋巴回流受阻等所致的水肿* 常见有丝虫病所致的慢性淋巴管炎。此患者无相关病史,暂不考虑。

4. *下肢静脉曲张所致水肿* 此患者下肢未见相关体征,暂不考虑。

此患者同时伴有痰中带血,肺部病灶(如肺炎、肺结核、肺部肿瘤及肺栓塞等)、心血管系统疾病(如风湿性心脏病、肺动静脉瘘等)以及血液系统疾病(如血小板减少、白血病等)均可引起痰中带血表现。

因此,患者入院后,火速完善了相关实验室检查及辅助检查:

入院后实验室检查如下。

血常规检查:白细胞计数 9.32×10^9/L,中性粒细胞百分比 78.5% ↑,Hb

142 g/L，血小板计数 265×10^9/L。

炎症指标：CRP 93.25 mg/L↑；降钙素原 0.18 ng/mL↑；血沉 9 mm/h。

肝、肾功能：ALT 133 U/L↑，AST 60 U/L↑，γ-GT 225 U/L↑，总胆红素 10.6 μmol/L，直接胆红素 4.5 μmol/L，白蛋白 40 g/L，总胆汁酸 17 μmol/L↑，同型半胱氨酸 9.48 μmol/L；血肌酐 66 μmol/L，尿酸 0.381 mmol/L。胆固醇 5.44 mmol/L，甘油三酯 2.18 mmol/L↑。

心肌标志物：cTnT 0.009 ng/mL，CK-MB 0.68 ng/mL。

NT-proBNP：359.4 pg/mL↑。

凝血功能：凝血酶时间 18.9 秒，D-二聚体 40.2 FEUmg/L↑，纤维蛋白原降解产物 66.0 μg/mL↑，部分凝血活酶时间 36.8 秒↑，国际标准化比率（international normalized Ratio，INR）1.23↑，纤维蛋白原定量 3.7 g/L↑，凝血酶原时间 14.0↑。

肿瘤标志物：CEA、SCC、CY211、NSE 均阴性。

自身抗体：抗核抗体、抗中性粒细胞胞质抗体、ENA 抗体谱、抗心磷脂抗体等均阴性。

粪便常规＋隐血：阴性。

血气分析：pH 7.361，PO_2 11.68 kPa，PCO_2 4.88 kPa。

入院后辅助检查如下。

心电图检查：窦性心动过速。

胸部 CT 扫描：右肺中叶、左肺上叶下舌段及左下肺炎症伴左侧胸腔积液（图 9-1）。

双下肢血管超声检查：右下肢深静脉血栓形成（股总静脉、股浅静脉及腘静脉），左下肢深静脉未见明显血栓（图 9-2）。

肺动脉 CTA 检查：右侧肺动脉主干及左侧肺动脉上、下叶分支多发肺动脉栓塞（图 9-3）。

阶段二：患者目前诊断为何，应该如何实施规范化管理？

我们对此患者的病史特点进行梳理总结：①年轻男性患者；②主诉为右下肢肿痛伴有痰中带血；③主要阳性体格检查为 P 111 次/分，R 26 次/分，右下肢肿胀伴有局部皮温升高；④实验室检查示 D-二聚体显著升高，cTnT 0.009 ng/mL，NT-proBNP 359.4 pg/mL↑；⑤胸部 CT 示右肺中叶、

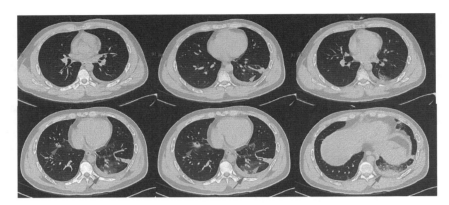

图 9-1　胸部 CT 表现(2020 年 8 月 27 日)

注:右肺中叶斑片影(红色箭头);左肺上叶下舌段及左肺下叶楔形斑片影和实变影(黄色箭头),伴左侧胸腔少量积液(蓝色箭头)。

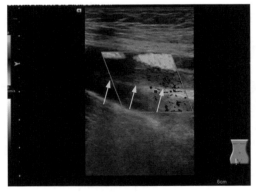

图 9-2　双下肢血管超声表现(2020 年 8 月 27 日)

注:右下肢深静脉血栓形成:股总静脉未见血流信号(箭头)。

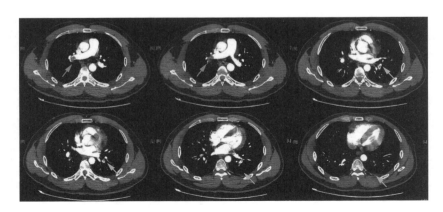

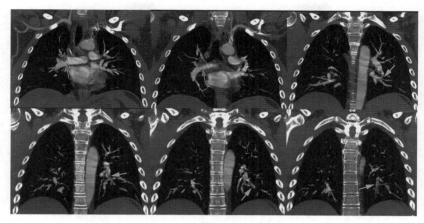

图 9 - 3　肺动脉 CTA 表现(2020 年 8 月 27 日)

注：右侧肺动脉主干(红色箭头)及左侧肺动脉上、下叶分支多发肺动脉栓塞(黄色箭头)。

左肺上叶下舌段及左下肺炎症伴左侧胸腔积液；⑥双下肢血管超声示右下肢深静脉血栓形成(股总静脉、股浅静脉及腘静脉)；⑦肺动脉 CTA 示右侧肺动脉主干及左侧肺动脉上、下叶分支多发肺动脉栓塞。

1. 诊断　据此，患者目前诊断：①急性肺血栓栓塞症(pulmonary thromboembolism，PTE)；②左下肺梗死；③下肢深静脉血栓栓塞症(右下肢)。

根据华山医院 PTE 全程化管理原则：确诊——危险分层——溯源——求因，我们快速对此患者进行了完整诊疗。

2. 危险分层　根据 2014 年欧洲心脏病学会(European Society of Cardiology，ESC)推荐的肺栓塞严重程度(见第 5 期的表 5 - 3)和肺栓塞危险分层评估(见第 5 期的表 5 - 4)。此患者 PESI 63 分，sPESI 1 分。此外，患者入院后 P 111 次/分，R 26 次/分，NT - proBNP 359.4 pg/mL↑。综合评估：此患者的急性肺血栓栓塞症危险分层评估为中高危。

3. 溯源　患者双下肢血管超声检查结果发现右下肢深静脉血栓形成(股总静脉、股浅静脉、腘静脉)。因此，此患者肺血栓来源于下肢深静脉血栓。

4. 求因　静脉血栓栓塞症常见的风险因素可分为两大类：遗传性风险因素和获得性风险因素(见第 5 期的表 5 - 5)。经评估，该患者的获得性风险因素有：吸烟。此外，此患者既往有痛风病史，服用秋水仙碱期间发病。因此，秋水仙碱也是获得性风险因素之一。那是否存在遗传性风险因素呢？因此，我们对此患者安排了遗传性风险因素的相关检查。

阶段三：此患者应该如何规范化治疗?

确诊 PTE 后需要立即进行规范化治疗。根据患者肺栓塞危险分层(见第5期的表5-4)以及出血风险(IMPROVE 出血风险评分,表9-1)选择合适的起始治疗方法:①急性高危肺栓塞患者,如无溶栓禁忌证,推荐溶栓治疗;如果存在中高出血风险,推荐介入碎栓或手术取栓。②急性非高危肺栓塞患者,建议先予抗凝治疗;中高危肺栓塞需密切观察病情变化,一旦出现临床恶化,且无溶栓禁忌证,建议予以溶栓治疗。

该患者为 PTE 中高危组;根据 IMPROVE 评分标准(表9-1)完善出血风险评估,出血风险评分为1分,属于低风险。因此,选择抗凝治疗。

表 9-1 IMPROVE 出血风险评分

风险因素	评分/分
肾功能衰竭[GFR 30~59 vs ≥60 ml/(min·m²)]	1
男性 vs 女性	1
40~80 岁 vs <40 岁	1.5
肿瘤	2
风湿性疾病	2
中性静脉导管	2
入住 ICU/CCU	2.5
肾功能衰竭[GFR <30 vs ≥60 ml/(min·m²)]	2.5
肝功能衰竭(INR >1.5)	2.5
年龄≥85 岁 vs <40 岁	3.5
血小板计数<50×10⁹/L	4
入院前3个月内有出血事件	4
活动性胃十二指肠溃疡	4.5

注:总分>7分,提示高出血风险。

不同药物的抗凝治疗模式各有不同,具体总结如图9-4所示。

此患者肝、肾功能基本正常。因此,选择了低分子肝素进行初始抗凝治疗,即刻予以那曲肝素钙6 000 IU q12 h 皮下注射抗凝;辅以艾司奥美拉唑护胃;曲美他嗪、辅酶 Q10 营养心肌;左氧氟沙星 0.5 g qd 静滴抗感染。

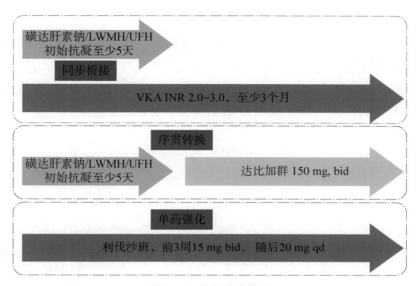

图 9-4　抗凝治疗模式

注：LWMH，低分子肝素；UFH，普通肝素；VKA，维生素 K 拮抗剂。

治疗后患者痰中带血症状好转，右下肢肿胀明显好转，D-二聚体逐渐下降（图 9-5）。经积极治疗后患者症状逐步好转。

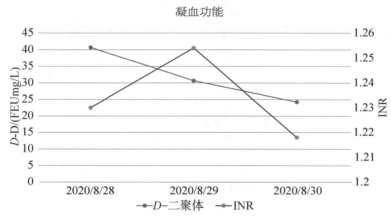

图 9-5　凝血功能指标监测

阶段四：什么原因导致突然腹痛呢？

2020 年 8 月 30 日 15：20 分，患者突然出现腹胀及左上腹部疼痛，伴有饥饿感,无恶心呕吐,有排气排便。

　　查体:神清,气平,精神尚可。P 112 次/分,R 20 次/分,BP 117/67 mmHg,SpO_2 98%,腹膨隆、软,左上腹压痛,无明显反跳痛。

　　引起急性腹痛的常见病因包括:急性炎症、空腔脏器急性阻塞或扩张、脏器扭转、脾脏破裂及腹腔内血管阻塞等,针对急性腹痛鉴别诊断思路总结如下(图9-6)。

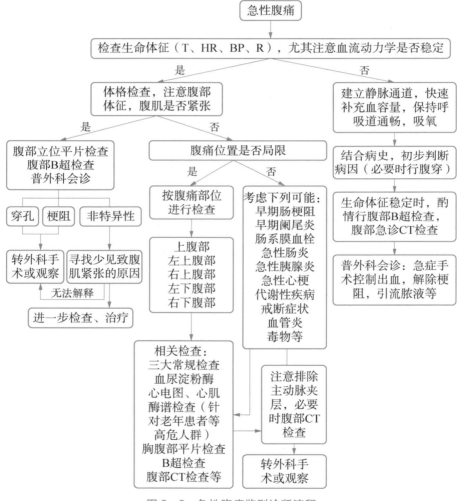

图9-6　急性腹痛鉴别诊断流程

因此,立即进行了相关急诊检查。

实验室检查如下。

血常规检查:白细胞计数 8.35×10^9/L,中性粒细胞百分比 73%,Hb 125 g/L,血小板计数 272×10^9/L。

炎症指标:CRP 93.25 mg/L↑;降钙素原 0.13 ng/mL↑;血沉 31 mm/h。

血生化指标:ALT 142 U/L↑,AST 74 U/L↑,总胆红素 15.2 μmol/L,直接胆红素 7.7 μmol/L,白蛋白 39 g/L;血肌酐 65 μmol/L;血糖 5.9 mmol/L;血淀粉酶<30 U/L。

凝血功能:凝血酶时间 16.0 秒,D-二聚体 24.26 FEUmg/L↑,纤维蛋白原降解产物 61.2 μg/mL↑,部分凝血活酶时间 31.8 秒↑,INR 1.22↑,纤维蛋白原定量 5.2 g/L↑,凝血酶原时间 14.0↑。

心肌标志物:cTnT 0.009 ng/mL,CK-MB 0.33 ng/mL。

NT-proBNP:11.4 pg/mL。

粪便常规＋隐血:隐血半定量 ±。

辅助检查如下。

上腹部 CT:肠系膜血管性病变可能,胰头周围及下方脂肪间隙渗出,左侧肾周筋膜增厚;脂肪肝;门静脉密度增高(图 9-7)。

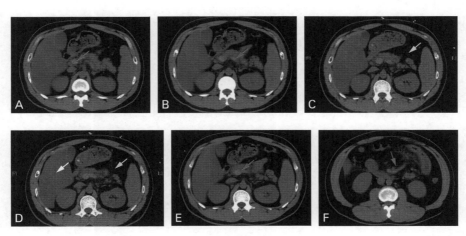

图 9-7　上腹部 CT 表现(2020 年 8 月 30 日)

注:红色箭头示可见胰头周围渗出;黄色箭头示胰腺周围脂肪间隙少许渗出;白色箭头示肝脏密度减低。

下腹部 CT:盆腔少量积液(图 9-8)。

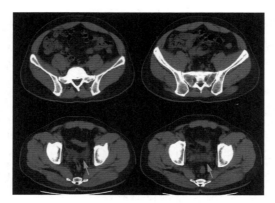

图 9-8　下腹部 CT 表示(2020 年 8 月 30 日)

注:盆腔少量积液(箭头)。

针对此患者的治疗继续维持那曲肝素抗凝,结合上腹部 CT 检查提示胰头周围及下方脂肪间隙渗出,加用生长抑素及加贝酯,同时予以间苯三酚治疗。积极预约次日肠系膜 CTA 检查。

2020 年 8 月 31 日,患者再次出现阵发性腹痛加剧,以左下腹明显,无恶心呕吐,有排气排便。

查体:痛苦面容,P 102 次/分,R 24 次/分,BP 117/67 mmHg,SpO$_2$ 98%,腹膨隆、软,左上腹压痛,无反跳痛及肌紧张。

再次完善急诊检查。

实验室检查如下。

血常规检查:白细胞计数 $5.7×10^9$/L,中性粒细胞百分比 69.8%,Hb 119 g/L,血小板计数 $287×10^9$/L。

炎症指标:CRP 99.07 mg/L↑;降钙素原 0.12 ng/mL↑;血沉 31 mm/h。

血生化指标:ALT 101 U/L↑,AST 42 U/L,总胆红素 16.4 μmol/L,直接胆红素 9.2 μmol/L,白蛋白 40 g/L;血肌酐 59 μmol/L;血糖 8.4 mmol/L;血淀粉酶 46 U/L。

凝血功能:凝血酶时间 17.1 秒,D-二聚体 19.54 FEUmg/L↑,纤维蛋白原降解产物 51.8 μg/mL↑,部分凝血活酶时间 36.4 秒↑,INR 1.15,纤维蛋白原定量 6.4 g/L↑,凝血酶原时间 13.2 秒。

心肌标志物:cTnT 0.009 ng/mL，CK‐MB 0.33 ng/mL。

NT‐proBNP:11.4 pg/mL。

辅助检查如下。

肠系膜 CTA 检查:未见明显异常(图9‐9)。

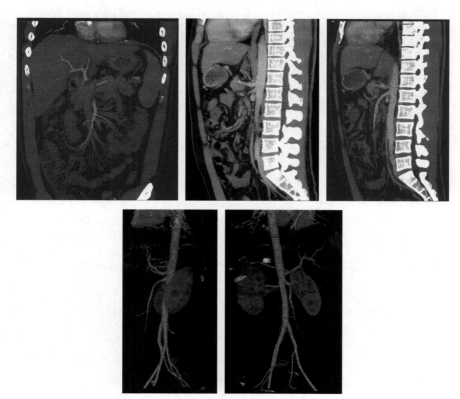

图9‐9　肠系膜 CTA 表现(2020年8月31日)

　　结合此患者既往病史及目前辅助检查结果,考虑腹痛原因为肠系膜血栓形成可能性大,故积极完善肠系膜 CTV 检查以确定。

　　肠系膜 CTV 检查:门静脉、肠系膜上下静脉、脾静脉及下腔静脉、右侧髂静脉多发栓塞(图9‐10)。

　　与此同时,患者的易栓症筛查结果回报:①抗凝血酶Ⅲ活性72%(84.6%～120.2%);②狼疮抗凝测定示正常范围;③蛋白 C、蛋白 S 活性正常;④凝血因子检查示Ⅷ因子活性176.3%(50%～150%);Ⅻ因子活性

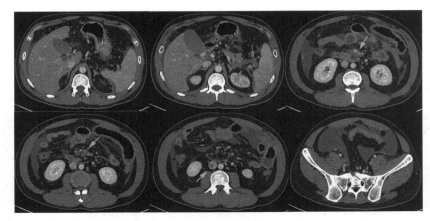

图 9-10　肠系膜 CTV 表现(2020 年 9 月 10 日)

注：门静脉(红色箭头)、肠系膜上下静脉(黄色箭头)、脾静脉(蓝色箭头)及下腔静脉(绿色箭头)、右侧髂静脉(紫色箭头)多发栓塞。

40.2%（50%～150%）。

易栓症基因检查结果：*PROC* 基因 7 号外显子 *p. Lys192del* 杂合突变。

阶段五：何为易栓症？此患者下一步治疗应如何调整？

易栓症并非是一种独立的疾病，不一定指疾病，可以是生理状态或病理状态。其定义为：存在抗凝蛋白、凝血因子及纤溶蛋白等遗传或获得性缺陷，或者存在获得性风险因素而具有高血栓栓塞倾向。其发生栓塞的类型主要为静脉血栓栓塞症(VTE)。常见的遗传性易栓症因素主要包括：遗传性抗凝蛋白缺陷、遗传性凝血因子缺陷、遗传性纤溶蛋白缺陷、遗传性代谢缺陷以及血型。此患者易栓症基因检查结果示：*PROC* 基因 7 号外显子 *p. Lys192del* 杂合突变，符合遗传性易栓症诊断。*PROC* 基因编码的蛋白 C 是人体抗凝系统的重要因子之一，该位点的基因突变导致其功能障碍。

对于此患者，治疗方案是否需要调整呢？从药学治疗思路考虑，急性肺栓塞和深静脉血栓的抗凝治疗可以选择口服抗凝药或胃肠外抗凝药，治疗原则应遵循：及时(即在怀疑血栓形成期间即可应用抗凝治疗)、足量(即应该给足各种药物的用量)及有效(即应该个体化对症用药)。此患者存在急性肺血栓栓塞症、下肢深静脉血栓栓塞症(右下肢)、*PROC* 基因 7 号外显子 *p. Lys192del* 杂合突变，同时存在肠系膜血栓，故予以强化抗凝治疗：那曲肝素从 6 000 IU q12 h 调整为 8 000 IU q12 h 皮下注射，并联合华法林 3.75 md qd(维持 INR 2～

3)，同时加强抗感染治疗，予以美罗培南 1 g q8 h 静滴。

调整治疗方案后，患者腹痛症状较前减轻，无恶心呕吐，有排气排便。

查体：神清、气平、精神尚可，P 102 次/分，R 24 次/分，BP 131/84 mmHg，SpO₂ 98%，腹软，左上腹及中腹轻压痛。继续抗凝和抗感染治疗，并监测各项实验室指标的变化（图 9 - 11），D -二聚体明显下降，肝酶、胆红素及炎症指标基本稳定。

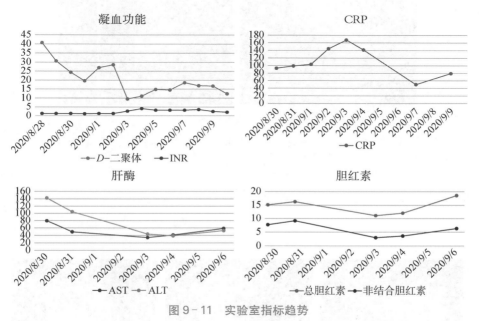

图 9 - 11　实验室指标趋势

但患者一直有腹胀，且并未随腹痛的减轻而减轻。那么腹胀是何原因所致呢？

腹部 B 超：肝脾轻度肿大，盆腹腔积液；门静脉透声差，血流部分通畅，伴流速增高（图 9 - 12）。

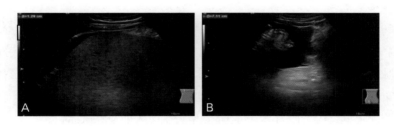

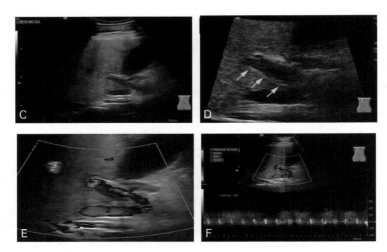

图 9-12　腹部 B 超表现(2020 年 9 月 10 日)

注:A. 肝肿大,肝前腹水;B. 下腹部腹水;C. 门静脉主干管径正常,透声差;D. 门静脉主干内见不均匀低弱回声;E. 门静脉血流部分通畅;F. 门静脉流速偏高。

双下肢血管超声:右下肢深静脉血栓;左下肢深静脉未见明显血栓(图 9-13)。

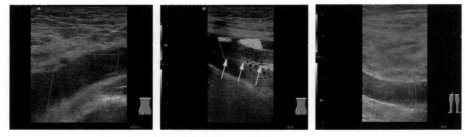

图 9-13　双下肢血管超声表现(2020 年 9 月 10 日)

注:黄色箭头示右下肢深静脉血栓。

2020 年 9 月 10 号更新诊断:①深静脉血栓栓塞症;②急性肺血栓栓塞症(中高危);左下肺梗死;③下肢深静脉血栓栓塞症(右下肢、右侧髂静脉);④门脉系统血栓形成(肠系膜上下静脉、门静脉及脾静脉);⑤遗传性易栓症(*PROC* 基因 7 号外显子 p. Lys192del 杂合突变)。

治疗上继续维持原方案,密切监测患者生命体征及临床症状。

阶段六：再次腹痛伴发热，CT扫描提示肠穿孔，此时应如何治疗？

2020年9月13日，患者病情再次出现变化，出现发热伴左上腹痛，体温高峰波动于38℃～39.5℃；2020年9月17日患者出现血性稀便，每天6～7次。

查体：神清，气平，精神尚可，P 112次/分，R 20次/分，BP 117/67 mmHg，SpO_2 98%。腹软，左上腹压痛，有反跳痛。急诊完善腹部CT检查。

腹部CT：膈下可见游离气体（图9-14）。

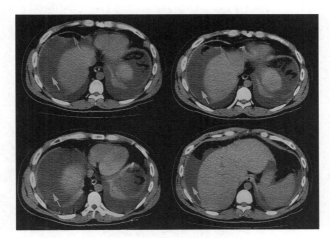

图9-14 腹部CT表现（2020年9月17日）

注：膈下游离气体（红色箭头），腹水（黄色箭头）。

结合患者此前病情，目前患者肠坏死穿孔考虑为继发于门脉系统多发血栓栓塞，隶属于急性肠系膜缺血（acute mesenteric ischemia，AMI）。AMI指小肠部分血液供应的突然中断，引起的局部缺血、细胞损伤和肠道病变，如果未经及时治疗，该过程将迅速进展为危及生命的肠坏死。目前，指南推荐的急性肠系膜缺血的诊治流程图如图9-15所示。

根据指南推荐，急性肠系膜缺血患者无腹膜炎或病情无持续性恶化，通常选择抗凝等保守治疗；反之应考虑手术（IB类证据）。

患者并发肠坏死穿孔，应行手术治疗。

阶段七：此患者目前正在行抗凝治疗，围手术期抗凝应该如何处理呢？

根据2018年中华医学会呼吸病分会肺栓塞与肺血管病学组推荐正在抗凝治疗的PTE患者，需行手术治疗时围术期抗凝处理建议如下（图9-16）。

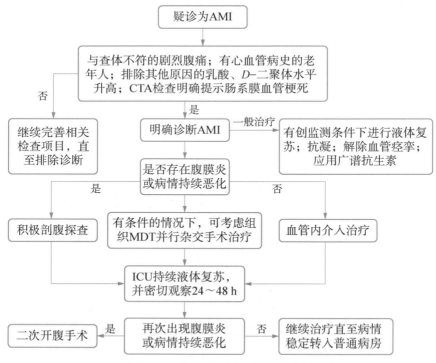

图 9-15 急性肠系膜缺血的诊治流程

注:AMI,急性肠系膜缺血。

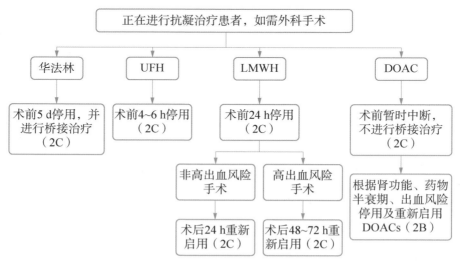

图 9-16 围术期抗凝方案

注:UFH,普通肝素;LMWH,低分子肝素;DOAC,直接口服抗凝药。

患者情况紧急,与患者及家属沟通后,2020 年 9 月 17 日当日停用抗凝治疗,急诊行腹腔镜探查 + 小肠切除术。术中所见和处理:腹腔镜下见淡黄色腹水 4 000 ml;小肠肠壁广泛充血水肿,脑回样扭曲粘连,散在脓苔覆盖,见距屈氏韧带 20 cm 起空肠坏死,节段性坏疽并穿孔,部分呈绿色溶解状,坏死小肠约 90 cm。探查剩余小肠约 200 cm 及回盲部、升结肠、横结肠、降结肠、乙状结肠未见坏死。切除病变小肠约 90 cm。

2020 年 9 月 20 日术后第 3 天重启抗凝,予那曲肝素钙 6 000 IU q12 h 皮下注射;桥接华法林 3. 75 mg qd(维持 INR 2～3)。5 天后停用那曲肝素,口服华法林抗凝治疗(维持 INR 2～3)。

手术后患者腹痛、腹胀症状明显好转。体温正常,血压维持在正常水平,SPO$_2$ 波动于 96～100%,HR＜100 次/分。

三、最终诊断

(1) 急性肺血栓栓塞症(中高危)。

(2) 左下肺梗死。

(3) 下肢深静脉血栓栓塞症(右下肢、右侧髂静脉)。

(4) 门脉系统血栓形成(肠系膜上下静脉、门静脉、脾静脉)。

(5) 遗传性易栓症(*PROC* 基因 7 号外显子 *p. Lys192del* 杂合突变)。

(6) 肠坏死穿孔。

四、治疗和转归

出院后患者继续予华法林抗凝治疗(监测 INR 调整剂量并维持 INR 在 2～3)。随访肺动脉 CTA 及门静脉 CTV 检查较前明显好转。

肺动脉 CTA:2020 年 9 月 30 日及 2021 年 1 月 25 日分别随访肺动脉 CTA 显示患者肺栓塞逐渐好转,直至无栓塞(图 9 - 17)。

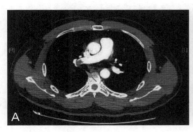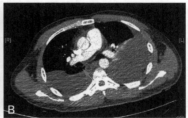

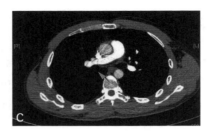

图 9－17　随访肺动脉 CTA 表现

注：A. 2020 年 8 月 27 日，右侧肺动脉主干及左侧肺动脉上、下叶分支多发肺动脉栓塞；B. 2020 年 9 月 30 日，左肺上叶前段动脉分支内充盈欠佳；C. 2021 年 1 月 25 日，未见明显栓塞。

　　门静脉 CTV 增强扫描：2020 年 9 月 30 日及 2021 年 2 月 2 日分别随访门静脉 CTV 增强扫描显示患者门脉系统血栓逐渐好转，直至无栓塞（图 9－18）。

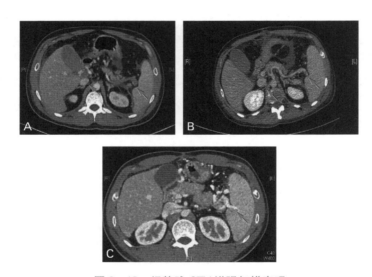

图 9－18　门静脉 CTV 增强扫描表现

注：A. 2020 年 9 月 10 日，门静脉、肠系膜上下静脉、脾静脉及下腔静脉、右侧髂静脉多发栓塞；B. 2020 年 9 月 30 日，门静脉、脾静脉及右侧髂静脉多发栓塞可能；C. 2021 年 2 月 2 日，门静脉、脾静脉及食管胃底静脉增粗。

　　此后，患者继续予华法林抗凝治疗（监测 INR 调整剂量并维持 INR 在 2～3）。

五、专家点评

PTE 是院内死亡的重要原因之一，亟需降低发病率和病死率。华山医院 PTE 的全程化管理模式"确诊、分层、溯源和求因"可以有效降低急性 PTE 的病死率。首先，在临床确诊肺栓塞之后，应根据患者病情严重程度，迅速准确地对患者进行危险分层，然后制订相应的治疗策略。其次，应积极追溯栓塞来源，探寻发生肺栓塞的原因。最后，应积极完善肺栓塞求因的相关检查，之前评估筛查遗传性与获得性易栓症相关因素有助于进一步明确发生肺栓塞的原因。此外，在临床实践过程中，内脏静脉血栓栓塞症的危害性大，临床极易漏诊。此例患者在临床确诊了 PTE 后，正规抗凝治疗过程中新发了腹部症状及体征，经过及时确诊，明确了在 PTE 的基础上合并发生了内脏静脉血栓栓塞症（SVT）。这也进一步提醒我们，在临床诊疗 PTE 患者时，一定要做到及时、细致、全面及透彻，这样才能降低 PTE 的致死率。

六、相关知识点

（一）急性肺血栓栓塞症

肺栓塞是以各种栓子阻塞肺动脉或其分支为其发病原因的一组疾病或临床综合征的总称，包括肺血栓栓塞症（PTE）、脂肪栓塞综合征、羊水栓塞、空气栓塞及肿瘤栓塞等，其中 PTE 为肺栓塞的最常见类型。引起 PTE 的血栓主要来源于下肢的深静脉血栓形成（DVT）。急性肺栓塞导致肺动脉管腔阻塞，血流减少或中断，引起不同程度的血液动力学和气体交换障碍。轻者可无临床症状，严重者可因肺血管阻力突然增加，肺动脉压力增高，导致右心衰竭，进而引起患者死亡。PTE 的临床表现缺乏特异性。因此，临床易漏诊。多数患者可表现为呼吸困难、胸痛、晕厥和/或咯血等。有研究统计分析，PTE 患者的临床表现及体征出现的频率分别为呼吸困难（50%）、胸膜性胸痛（39%）、咳嗽（23%）、胸骨后胸痛（15%）、发热（10%）、咯血（8%）、晕厥（6%）、单侧肢体肿胀（24%）和单侧肢体疼痛（6%）。

临床上，疑诊肺栓塞后应完善如下相关检查。

1. 血浆 D -二聚体　D -二聚体对急性 PTE 的诊断敏感度在 92% ～100%，对于低度或中度临床可能性患者具有较高的阴性预测价值，若 D -二聚体含量＜500 μg/L（0.5 mg/L），可基本排除急性 PTE。

2. 动脉血气分析 急性 PTE 常常表现为低氧血症、低碳酸血症和肺泡-动脉血氧分压差增大。

3. 心肌损伤标志物 血浆肌钙蛋白、BNP 和 NT - ProBNP。

4. 心电图 可表现为 $S_I Q_{III} T_{III}$ 征。

5. 超声心动图 可出现右心室后负荷过重征象，如右心室扩大、右心室游离壁运动减低等。

PTE 的确诊检查主要包括以下几个方面。

1. CT 肺动脉造影（CTPA） 可以直观地显示肺动脉血栓形态、部位及血管堵塞程度。

2. 核素肺通气/灌注（V/Q）显像 其典型征象是呈肺段分布的肺灌注缺损，并与通气显像不匹配。

3. 磁共振肺动脉造影（MRPA） 其可以直接显示肺动脉内的栓子及 PTE 所致的低灌注区，从而确诊 PTE。

4. 肺动脉造影 可表现为肺血管内造影剂充盈缺损，伴或不伴轨道征的血流阻断。

（二）易栓症

易栓症并非是一种独立的疾病，不一定指疾病，可以是生理或病理状态。其定义为：存在抗凝蛋白、凝血因子及纤溶蛋白等遗传或获得性缺陷，或者存在获得性风险因素而具有高血栓栓塞倾向。常见的遗传性易栓症主要包括：遗传性抗凝蛋白缺陷（如抗凝血酶缺陷症、蛋白 C 缺陷症、蛋白 S 缺陷症、凝血酶调节蛋白缺陷）、遗传性凝血因子缺陷[如抗活化的蛋白 C 抵抗症、凝血酶原 *G20210A* 突变、遗传性凝血因子（FI、II、VII、V、vWF）水平升高]、遗传性纤溶蛋白缺陷（如异常纤溶酶原血症、组织型纤溶酶原激活物缺陷症、纤溶酶原活化抑制物-1 增多）、遗传性代谢缺陷（如高同型半胱氨酸血症、富组氨酸糖蛋白增多症）以及血型（非 O 型血是 O 型血的 1.5 倍）。

以下人群应考虑存在遗传性易栓症可能，需立即完善遗传性易栓症检测：VTE 发病年龄较轻；有明确的 VTE 家族史；复发性 VTE；少见部位（如下腔静脉、肠系膜静脉、脑、肝及肾静脉等）的 VTE；无明显诱因下发生的 VTE；女性口服避孕药或绝经后接受雌激素替代治疗者发生 VTE；复发性不良妊娠（流产、胎儿发育停滞及死胎等）；口服华法林抗凝治疗中发生双香豆素性皮肤坏死；新生儿爆发性紫癜等。

遗传性易栓症的检查可以进行表型检测。当表型检测结果异常时，再针对相关基因进行基因检测。但是，表型诊断存在一定的局限性，如只能检测血浆中的蛋白成分，其检测结果受血栓急性期或口服抗凝药物的影响。例如，当使用肝素抗凝时，对抗凝血酶（AT）的测定结果会有一定影响；使用华法林时，可导致蛋白 C 和蛋白 S 降低。因此，如果明确易栓症的根本病因需要依赖基因检测，其不受患者病理生理状态及药物使用的影响。

此患者易栓症基因检查结果示，患者 *PROC* 基因 7 号外显子 *p. Lys192del* 杂合突变。人类 *PROC*（蛋白 C）基因定位于染色体 2q13 - q14，全长 11.2 kb，由 9 个外显子组成，分别编码羧基谷氨酸（Gla）结构域、表皮生长因子（EGF）、连接肽、激活肽和丝氨酸蛋白酶样结构域，其中丝氨酸蛋白酶样结构域为蛋白C（protein C，PC）的活化中心。PC 是人体抗凝系统的重要因子之一，其可被内皮细胞表面的凝血酶-血栓调节蛋白复合物激活成活化蛋白 C（APC）。APC 具有抗凝、促纤溶及维持血管内皮屏障稳定性等功能。*PROC* 突变可以导致 PC 含量和/或功能异常。人类基因突变数据库（The Human Gene Mutation Database，HGMD）共列出了 400 多个 *PROC* 基因突变，其中错义/无义突变占主要部分，小部分为插入/缺失突变以及剪接突变。此患者的 7 号外显子 p. Lys192del 杂合突变是导致中国人群 *PROC* 基因缺陷的主要突变类型之一。另研究表明，p. Lys192del 和 p. Arg189Trp 在激活位点及 Gla 结构域中具有正常功能，对 PC 的分泌和降解无显著影响，但在与蛋白 S（protein S，PS）或活化凝血因子 Ⅴ 和 Ⅷ 相互作用的功能中存在缺陷，其导致的结构变化，会阻碍 PC 与细胞表面、磷脂、PS 以及部分凝血因子的作用。

对于尚未发生血栓事件的易栓症患者，通常无须使用预防性抗凝治疗，但是应避免 VTE 诱发因素。对于初发易栓症患者，抗凝治疗至少 3～6 个月，同时积极去除诱因，如诱因无法去除时，应延长抗凝时间。如果携带基因突变或者复发性 VTE 患者应考虑长期其至终身抗凝治疗，但具体的抗凝方案应该个体化，并且在抗凝治疗过程中应定期监测 *D* -二聚体变化，动态评估出血风险。

（三）肺栓塞的治疗及管理

肺栓塞的治疗方案应根据病情严重程度而制订，对患者进行快速准确的危险分层后，制定相应的治疗策略，根据指南推荐，具体流程如下（图 9 - 19）：

在此基础上，华山医院的 VTE 全程化管理模式"确诊、危险分层、溯源和求因"可以全面评估 PTE 的风险因素，及早发现 PTE 的并发症，显著降低急性

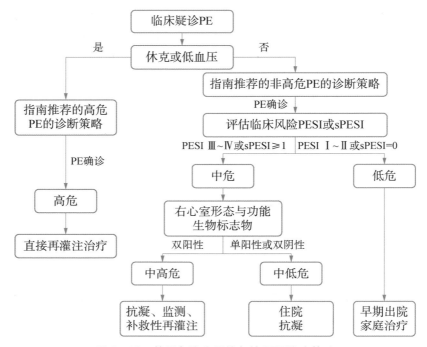

图 9‑19　基于危险分层的急性 PTE 治疗策略

PTE 的病死率。华山 VTE 的全院管理模式重在筛查、预防以及全面评估和全程管理。在临床确诊肺栓塞之后，应根据患者病情严重程度，迅速准确地对患者进行危险分层，然后指定相应的治疗策略。此外，还应积极追溯栓塞来源，并探寻发生肺栓塞的原因。如此，才能全面地评估、治疗及管理肺栓塞患者，降低复发率及病死率。

（四）围手术期患者的抗凝处理原则

此例患者在足量抗凝过程中突发急性肠穿孔，需要进行急症手术。使用抗凝药物会增加手术出血风险。那么，在围手术期，患者的抗凝治疗应该进行哪些调整与选择呢？根据使用的抗凝治疗药物不同，如需外科手术治疗，处理略有不同，根据目前指南推荐，具体如下。

1. 使用华法林抗凝　术前 5 天停用，并进行桥接治疗（2C）。

2. 使用普通肝素（UFH）抗凝　术前 4～6 小时停用（2C）。

3. 使用低分子肝素（LMWH）抗凝　术前 24 小时停用（2C）；如果为非高

出血风险手术,建议术后 24 小时重新启用抗凝治疗(2C);如果为高出血风险手术,建议术后 48～72 小时重新启用抗凝治疗(2C)。

  4. 使用新型口服抗凝药　术前暂时中断,不进行桥接治疗(2C)。此后,根据患者肾功能、药物半衰期、出血风险停用及重新启用新型口服抗凝药(2B)。

致　谢

  感谢消化科刘杰教授、普外科项建斌教授、放射科刘含秋教授、药剂科钟明康教授、超声科许萍副教授参加该病例讨论。

推荐阅读

1. 丁秋兰,王学锋. 遗传性易栓症的表型和基因诊断流程[J]. 诊断学理论与实践,2019,18(2):127-132.

2. 李蕾,吴希,许冠群,等. 基于新一代测序技术的易栓症基因检测 Panel 的建立及其在中国静脉血栓患者遗传背景研究中的临床应用[J]. J Diagn Concepts Pract,2019,4(18):394-401.

3. 中国医师协会急诊医师分会,解放军急救医学专业委员会,中华医学会急诊医学分会,等. 2020 中国急性肠系膜缺血诊断与治疗专家共识[J]. 中国急救医学,2020,40(9):804-812.

4. 中华医学会呼吸病学分会肺栓塞与肺血管病学组,中国医师协会呼吸医师分会肺栓塞与肺血管病工作委员会,全国肺栓塞与肺血管病防治协作组. 肺血栓栓塞症诊治与预防指南[J]. 中华医学杂志,2018,14(98):1060-1087.

5. BALA M, KASHUK J, MOORE E E, et al. Acute mesenteric ischemia: guidelines of the World Society of Emergency Surgery [J]. World J Emerg Surg, 2017,12:38.

6. CONNORS J M. Thrombophilia testing and venous thrombosis [J]. N Engl J Med, 2017,377(12):1177-1187.

7. KAKKOS S K, GOHEL M, BAEKGAARD N, et al. Editor's choice-european society for vascular surgery (ESVS) 2021 clinical practice guidelines on the management of venous thrombosis [J]. Eur J Vasc Endovasc Surg, 2021,61(1):9-82.

8. KEARON C, AKL E A, et al. Antithrombotic therapy for VTE disease: CHEST guideline and expert panel report [J]. Chest. 2016,149(2):315-352.

9. KONSTANTINIDES S V, TORBICKI A, AGNELLI G, et al. 2014 ESC guidelines on the

diagnosis and management of acute pulmonary embolism [J]. Eur Heart J. 2014,35 (43):3022 - 3069.

10. LEE E J, DYKAS D J, LEAVITT A D, et al. Whole-exome sequencing in evaluation of patients with venous thromboembolism [J]. Blood Adv, 2017,1(16):1224 - 1237.

11. MAZZOLAI L, AGENO W, ALATRI A, et al. Second consensus document on diagnosis and management of acute deep vein thrombosis: updated document elaborated by the ESC Working Group on aorta and peripheral vascular diseases and the ESC Working Group on pulmonary circulation and right ventricular function [J]. Eur J Prev Cardiol, 2022,29(8):1248 - 1263.

12. POLLACK C V, SCHREIBER D, GOLDHABER S Z, et al. Clinical characteristics, management, and outcomes of patients diagnosed with acute pulmonary embolism in the emergency department: initial report of EMPEROR (Multicenter Emergency Medicine Pulmonary Embolism in the Real World Registry) [J]. J Am Coll Cardiol, 2011,57(6):700 - 706.

13. STEVENS S M, WOLLER S C, KREUZIGER L B, et al. Executive summary: antithrombotic therapy for VTE disease: second update of the CHEST guideline and expert panel report [J]. Chest, 2021,160(6):2247 - 2259.

（李　静　李圣青）

第 10 期

千疮百孔由"酸"来，进退维谷何所从

> **导 读**
>
> 　　正准备开启退休后的幸福生活,却被反复的咳嗽、咳痰所困扰。嗜酸性粒细胞占比高达 60%,难道只是哮喘引起的? 后续出现的发热、腰痛,抗感染治疗 3 个月高热不退,又似无法用单纯的尿路感染来解释? 四肢麻木无力,卧床不起,上吐下泻,滴水难进,3 月体重减轻 15 kg,不免令人忧心忡忡! 辗转各院门诊,元凶却难觅,一波未平,一波又起。千疮百孔由"酸"来,进退维谷何所从?
>
> 　　该病例由国际医疗中心和风湿免疫科提供,并主导讨论,邀请国际医疗中心、风湿免疫科、消化科、血液病实验室、神经内科和病理科共同参加讨论。

一、病史介绍

　　2020 年 11 月,国际医疗中心接待了一位经"120"转运的特殊急诊患者。厚厚的病历资料,焦虑无助下凌乱无序的病情介绍,引起了接诊医生的关注。经过接诊医生详细耐心地询问,扑朔迷离的病情得到了初步的梳理。

　　患者,男,60 岁,咳嗽 4 月,发热伴消瘦 3 月,四肢麻木无力 1 月余。患者 2020 年 7 月出现咳嗽咳痰,8 月开始出现持续发热伴腰痛,诊断右侧输尿管结石,予抗感染及相关外科治疗后仍持续发热。10 月份开始出现四肢麻木无力。11 月份开始出现恶心、反酸及纳差。自发热起,体重下降 15 kg,生活已不能自理。患者的嗜酸性粒细胞进行性升高,占比高达 63%。患者先后于上海多家三级医院、10 余位专家门诊辗转就诊,均做出排除性诊断,无最终确诊和有效诊疗。在急诊医生的安排下，患者于 2020 年 11 月 23 日入住复旦大学附属华山医院国际医疗中心。

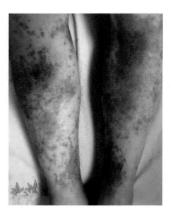

图 10-1　患者口服莫西沙星后出现躯体皮疹

入院后主管医生对患者的病情进行了详细的询问。患者于 2020 年 7 月无明显诱因下出现咳嗽伴白痰，无发热、胸闷及气喘。外院查血常规提示白细胞计数 $9.2 \times 10^9/L$，中性粒细胞百分比 62%，嗜酸性粒细胞百分比 14%。肺功能示呼气一氧化氮浓度均值 91×10^{-8}，结合患者既往哮喘病史，诊断支气管哮喘伴感染，予吸入激素（舒利迭）和莫西沙星口服抗感染治疗，在服用莫西沙星后患者出现躯体皮疹（图 10-1）伴颜面、咽喉水肿，诊断血管神经性水肿，予地塞米松静脉滴注抗炎及抗过敏药物治疗，患者皮疹、水肿及咳嗽、咳痰症状均好转。

患者 8 月 3 日开始出现发热伴右侧腰痛、小便困难，体温（T）37.7℃，查尿常规示尿白细胞 511/μL，血常规检查白细胞计数 $11.07 \times 10^9/L$，嗜酸性粒细胞百分比 38%，CRP 23.7 mg/L；腹部 CT 示右肾输尿管上段结石伴右肾盂及输尿管扩张、积水；予头孢唑肟、比阿培南及磷霉素钠等抗感染治疗 1 周后患者症状无缓解。8 月 11 日超声引导下行右肾造影。先后行右肾造瘘及右侧输尿管扩张及置管术，经外科积极治疗后腰痛症状缓解，但仍持续发热，体温波动于 37.5~39.0℃之间，无明显畏寒寒战，咳嗽、咳痰又出现反复。

患者随后先后就诊于感染科、血液科及风湿免疫科，完善相关检查示，肿瘤标志物正常，血寄生虫抗体阴性，抗中性粒细胞胞质抗体（ANCA）等自身免疫性抗体阴性，类风湿因子（RF）601 IU/mL，免疫球蛋白 E（IgE）585 g/L，血沉 85 mm/h，CRP 92 mg/L，血尿免疫固定电泳阴性。PET/CT 检查无实体肿瘤依据。骨髓涂片、骨髓活检、外周血流式细胞分型、血液系统肿瘤相关基因检测、骨髓细胞染色体核型分析未发现血液系统肿瘤的相关依据。

患者 2020 年 10 月开始出现四肢麻木无力，外院肌电图检查提示周围神经病变，予营养神经对症治疗。11 月开始出现明显恶心、反酸、纳差及腹泻。11 月 23 日急症检查，体温 38.7℃，查血常规检查示白细胞计数 $30.9 \times 10^9/L$，嗜酸性粒细胞百分比 63%，CRP 92.68 mg/L。头颅及肺部 CT 检查无殊，以"发热、嗜酸性粒细胞增高、周围神经病变原因待查"收住入院。近 4 个月反复咳嗽咳痰，体重减轻约 15 kg。

追问病史，患者 2019 年开始有慢性过敏性鼻炎及"支气管哮喘"病史，2019 年 6 月外院查血常规示嗜酸性粒细胞计数 0.59×10⁹/L，后随访嗜酸性粒细胞逐渐升高，肺功能示呼气一氧化氮浓度均值 300×10^{-8}。患者母亲和外公有胃癌病史。

入院后体格检查：T 38℃，HR 106 次/分，R 16 次/分，BP 119/79 mmHg，身高 175 cm，体重 55 kg。神志清，精神萎。心肺腹无殊，双下肢无水肿，双小腿皮肤见色素沉着。左上肢肌力 4 级；右上肢近端肌力 3＋级，远端肌力 1 级，右手垂腕；双下肢肌力 4－级；双侧腕部及双侧胫中部以下针刺觉减退，双侧肱二头肌及肱三头肌腱反射（＋），双膝及双踝反射（－），双侧病理征未引出。

初步诊断：①发热伴消瘦原因待查；②嗜酸性粒细胞增多；③周围神经病变。

二、探案经过

回顾患者整体病情，我们整理出"发热、嗜酸性粒细胞增高、周围神经病变"这 3 条主线，接下来我们将追寻这 3 条线索，"顺藤摸瓜"。

线索 1：发热，查找元凶。

患者从 2020 年 8 月起发热，至 11 月 23 日入院已持续 3 月余，符合"不明原因发热持续 3 周及以上"的发热待查标准。

发热待查是内科医生的基本功。引起发热的原因非常广泛，主要包括感染、肿瘤、自身免疫、药物诱导及其他。发热首先需要排除的是感染性疾病：这个患者存在泌尿系统的结石继发感染，又经历了造瘘、输尿管扩张和置管的手术。因此，感染性发热，需首先考虑。但是感染是否能完全解释他发热所伴随的嗜酸性粒细胞增多、周围神经病变，我们还需要在肿瘤（包括血液系统疾病）、自身免疫、药物诱导及其他疾病中进行诊断和鉴别诊断。因此，对患者相继完善了感染、肿瘤、血液系统和自身免疫免疫等方面的检查。

感染方面检查如下。

血培养（11 月 24 日、11 月 25 日、12 月 1 日）：阴性。

尿培养（11 月 23 日、11 月 24 日、11 月 25 日）：屎肠球菌。

外周血二代测序：克雷伯菌属 1，巨细胞病毒 27；肠道黏膜组织二代测序：

克雷伯菌属 792,肠杆菌属 592,链球菌属 222,巨细胞病毒 657。

肿瘤方面检查如下。

各项肿瘤标志物:阴性。

PET/CT 检查:无实体肿瘤依据。

血液系统方面检查如下。

骨髓涂片、骨髓活检、骨髓基因检测、骨髓细胞染色体核型分析和外周血细胞流式分型,除可见嗜酸性粒细胞增多之外,无特殊阳性发现。

自身免疫方面检查如下。

脑脊液常规生化:阴性。

周围神经脱髓鞘相关蛋白抗体、副癌综合征相关抗体:阴性。

免疫球蛋白、补体、抗核抗体(ANA)、抗中性粒细胞胞质抗体(ANCA)、抗心磷脂抗体(ACA):正常范围。

淋巴细胞亚群检测(TBNK)、血尿免疫固定电泳:阴性。

类风湿因子:高滴度阳性。

根据患者入院后尿培养多次提示屎肠球菌,发热原因很快锁定为泌尿系统感染,于是给予积极抗感染治疗。可是在用阿米卡星、氨苄西林舒巴坦、亚胺培南西司他汀、多西环素和哌拉西林他唑巴坦等治疗之后,尿白细胞、红细胞确实明显好转,但患者仍有持续发热,最高体温 39.4℃,更为蹊跷的是嗜酸性粒细胞计数、血沉及 CRP 仍进行性升高,尤其是嗜酸性粒细胞绝对值高达 21.31×10^9/L。如此之高的嗜酸性粒细胞,背后究竟隐藏着怎样的玄机,我们把怀疑的目光投向血液系统疾病,试图拨开迷雾。

线索 2:嗜酸性粒细胞增高,锁定方向。

嗜酸性粒细胞增多症(hypereosinophilia, HE),定义为:外周血 2 次检查(间隔时间>1 个月)嗜酸性粒细胞绝对计数>1.5×10^9/L;和/或骨髓有核细胞计数嗜酸性粒细胞比例≥20%;和/或病理学证实组织嗜酸性粒细胞广泛浸润;和/或发现嗜酸性粒细胞颗粒蛋白显著沉积(在有或没有较明显的组织嗜酸性粒细胞浸润情况下)。HE 可分为 4 型:遗传性(家族性)HE (HEFA)、继发性(反应性)HE (HER)、原发性(克隆性)HE (HEN)和意义未定(特发性)HE (HES),后 3 型又统称为获得性 HE。

患者嗜酸性粒细胞计数绝对值>1.5×10^9/L 持续达 3 个月,且最高超过 20×10^9/L,达重度增高,针对患者嗜酸性粒细胞的异常增高,查找原因需分 3

步走：

第 1 步：针对造血组织的详细检查，查找血液肿瘤的证据。

第 2 步：若排除血液系统疾病，则进一步寻找反应性嗜酸性粒细胞增多的证据。

第 3 步：需详尽检查来评估嗜酸性粒细胞综合征（HES）相关的组织器官损害。

我们开始先从血液系统疾病开始排查：

骨髓涂片：骨髓增生活跃，原始细胞＜1％，中性粒细胞、红系及巨核细胞比例与形态尚可，嗜酸性粒细胞比例增多。外周血：48％，均为成熟型，骨髓：幼稚型 1％、成熟型 40％、淋巴细胞 10％、单核细胞 4％和浆细胞 0.5％，未见幼稚阶段比例增多，嗜酸颗粒粗大、缺失、分布不均，胞质有空泡，出现双嗜性颗粒等嗜酸性粒细胞的形态学异常。

骨髓涂片可基本除外急性白血病、骨髓增殖性肿瘤/骨髓伴嗜酸性粒细胞增多和慢性嗜酸性粒细胞白血病等。根据患者的骨髓象，可排除原发于血液系统的嗜酸性粒细胞增多。

骨髓活检：骨髓结构完好，增生活跃，细胞形态与分布尚好；造血组织与脂肪组织比例约占 50％，造血组织三系细胞均可见到，嗜酸系比例明显升高，建议进一步行免疫组化检查，网状纤维染色（MF－0）；免疫组化：C2112（－），CD138（少数＋），CD235a（＋），CD3（少数＋），CD34（2%＋），髓过氧化物酶（MPO）（＋），末端脱氧核苷酸转移酶（TdT）（散在＋），CD5（少数＋），CD23－，CD10（少数＋），CD56（少数＋），CD61（巨核＋），CD79（少数＋），细胞周期蛋白（cyclin）－D1（－），Ki67 80%（＋），溶酶体（lysozyme）（＋）。刚果红染色（－）。

骨髓基因检测：*JAK2 V617F/rs77375493*、*JAK2 EXON12*、*MPL W515L/rs121913615*、*MPL*、*W515K/rs121913616*、*CALR*、*BCR－ABL* 未检测到突变；骨髓 *CBFβ*、*PDGFRα*、*FGFR1*、*FDGFRβ* 基因重排阴性；外周血 *PCM1/JAK2* 基因阴性；骨髓细胞染色体核型分析：46XY20，没有发现与肿瘤有关的染色体数目或结构异常。

外周血细胞流式分型：未见异常。

综上，骨髓活检、骨髓基因检测、骨髓细胞染色体核型分析和外周血细胞流式分型可除外伴有基因重组的血液系统肿瘤伴嗜酸性粒细胞增多、惰性 T 细胞淋巴细胞增生性疾病、淋巴细胞变异型嗜酸性粒细胞综合征。原发性（克隆性）HE 和继发于血液系统的 HE 至此可基本除外。患者家系中无家族性聚集发病，可除外遗传性（家族性）HE。

患者是反应性 HE，还是特发性 HE？反应性 HE 原因十分广泛，可见于过敏性疾病、皮肤病、药物、感染性疾病、胃肠道疾病、脉管炎、风湿病、呼吸道疾病、肿瘤和肾上腺皮质功能减退等情况。再次回顾患者相关病情：患者有慢性过敏性鼻炎史（过敏体质）。此次发病以发热起病，最初诊断支气管哮喘伴感染和右肾输尿管上段结石伴肾盂及输尿管扩张、积水和感染（有感染史），于 2020 年 7 月口服莫西沙星后出现躯体皮疹伴颜面、咽喉水肿，考虑血管神经性水肿。另外，2020 年 8 月在使用比阿培南期间出现双下肢皮疹伴水肿（有药物性变态反应）。至此嗜酸性粒细胞增多症，过敏及药物性变态反应可以诊断，但似乎尚不能解释其极度增高的嗜酸性粒细胞，胃肠道受累和神经病变和嗜酸性粒细胞增高相关吗？是否为嗜酸性粒细胞增多症的器官受损的表现？

在这时，患者胃肠道症状日益加重，腹泻症状尤其突出，腹泻究竟是什么原因？继发肠道感染？菌群失调？和发热、嗜酸性粒细胞增高有无关联？问题不断涌现。因此，我们进一步完善了胃肠镜检查。

胃镜检查：胃窦胃角胃体炎，黏膜广泛炎症，充血肿胀明显，胃底多发溃疡，十二指肠球部及降段炎症（图 10 - 2）。胃镜病理学检查：中度慢性非萎缩性胃炎，黏膜局灶区伴大量嗜酸性粒细胞浸润＞50 个/HPF，个别血管内见大量嗜酸性粒细胞（图 10 - 3）。

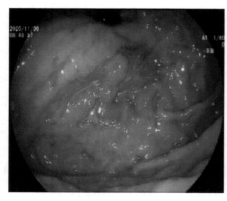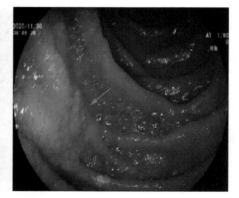

图 10 - 2　胃镜检查

注：黏膜广泛炎症，充血肿胀明显，非典型部位溃疡，胃腔扩张欠佳。

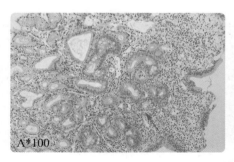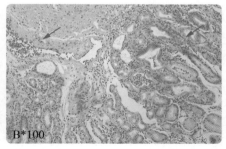

图 10 - 3　胃镜病理(HE 染色)

注:A. 黏膜内大量嗜酸性粒细胞,未见异常肿瘤或者特殊炎性改变;B. 血管内嗜酸性粒细胞淤滞,血管周亦可见。

肠镜检查:乙状结肠连续性黏膜充血肿胀明显致肠腔狭窄,伴溃疡及增生(图 10 - 4)。肠镜病理:黏膜急慢性炎症伴嗜酸性粒细胞浸润(图 10 - 5)。

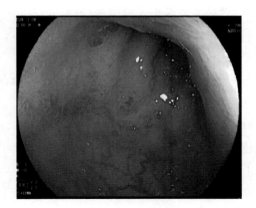

图 10 - 4　肠镜检查

注:乙状结肠连续性黏膜充血肿胀明显致肠腔狭窄,伴溃疡及增生箭头。

根据嗜酸性粒细胞性胃肠炎诊断的 Talley 标准,目前患者腹泻症状考虑嗜酸性胃肠炎诊断明确。嗜酸细胞性胃肠炎应该也是整个疾病拼图中的一部分,发热嗜酸性细胞增高的原因仍不清楚,而在此时患者每况愈下,出现垂腕,不能吃饭,足下垂,不能行走,生活完全丧失自理能力。

线索 3:周围神经病变,指点迷津。

诊断的突破口在哪里? 患者的神经系统受累和发热嗜酸性粒细胞高有相

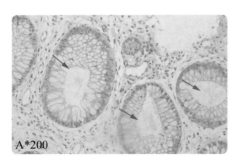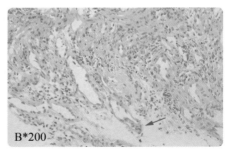

图 10-5　肠镜病理(HE 染色)

注：A.肠黏膜内嗜酸性粒细胞浸润程度略轻；B.血管(微静脉)内皮肿胀，腔不规则。

关性吗？就在此时，肌电图报告让我们眼前一亮，神经肌电图检查示：神经损害不对称，以波幅降低为主；多数性单神经病，累及运动感觉神经，轴索病变伴髓鞘损害。在多数单神经病的鉴别诊断中，血管炎引起了我们的极大关注，神经内科的会诊意见也考虑血管炎相关周围神经病。因此，我们进一步完善了神经活检。

至此，患者多系统受累症状背后的原因指向了血管炎。系统性血管炎是风湿免疫疾病中临床表现最多样化、血清学上线索少、诊断最困难的一类疾病。那么，这个患者是不是血管炎？

五步法诊断系统性血管炎：

第 1 步：患者出现如下表现时，高度警惕系统性血管炎可能。

临床表现可用 SKLEN 5 个字母来概括。

Skin lesions(皮肤病变)：瘀斑、结节、荨麻疹、溃疡及网状青斑。

Kidney(肾脏病变)：异形红细胞为主的血尿，尿蛋白增加，Cr 升高。

Lung(肺部病变)：间质性肺疾病、肺内空洞、结节及弥漫性肺泡出血。

ENT，eye(眼耳鼻喉)：鼻窦炎、肉芽肿形成。

Nerve(神经)：多发的单神经炎、中枢神经系统受累。

实验室检查：抗中性粒细胞胞质抗体(ANCA)、抗内皮细胞抗体(AECA)阳性和不明原因的血沉和 CRP 升高。

第 2 步：对于疑诊患者积极寻找血管炎证据。

炎症反应的证据如全身症状如发热、乏力、盗汗、纳差、体重下降；血沉、hsCRP 升高；白细胞计数、血小板计数升高。

血管病变的证据：大血管病变如肢体间歇性运动障碍、血压不对称、无脉、血管杂音、主动脉扩张、肾血管性高血压；中等大小血管病变如皮肤结节、溃疡、网状青斑、指端坏疽、多发性单神经炎、微动脉瘤、肾血管性高血压；小血管病变如紫癜、水疱、大疱性病变，荨麻疹，肾小球肾炎，肺泡出血，甲下线状出血及葡萄膜炎/巩膜炎。

第 3 步：除外模拟血管炎。

感染：感染性心内膜炎、结核及非结核分枝杆菌。

出血：色素性紫癜、特发性的血小板减少性紫癜。

血栓形成：抗磷脂综合征、血栓性血小板减少性紫癜、华法林相关皮肤坏死、DIC。

栓塞：胆固醇栓塞、心房黏液瘤。

血管壁病变：淀粉样变；肿瘤、药物等。特别是感染、肿瘤等，必要时可行病理学活检以明确诊断。

第 4 步：区分原发和继发血管炎。

原发性血管炎是指不合并有另一种已明确疾病的系统性血管炎；继发性血管炎是指血管炎继发于另一确诊的疾病，如感染、肿瘤及弥漫性结缔组织病。鉴别诊断时，需注意区分两者，特别是结缔组织病继发血管炎。

根据《2012 年 CHCC 分类标准》对血管受累类型进行血管炎分类："大"，通常表示主动脉及其主要分支（以及对应的静脉）；"中"，主要内脏的动、静脉及其最初的分支，虽然小于主动脉分支，但大体病理学标本可见，血管造影可显示；"小"，组织间的小动脉、毛细血管、小静脉，外径通常$<500\,\mu m$。

三、最终诊断及诊断依据

结合这位患者的具体病情，我们通过上述五步法，按图索骥，解开嗜酸的面纱：

第 1 步：临床表现（SKLEN），患者存在皮肤（S）、鼻窦炎（E）、多发的单神经炎（N）；实验室检查存在不明原因的血沉和 CRP 升高。

第 2 步：炎症反应的证据，患者存在发热、乏力、纳差、体重下降、血沉及 hsCRP 升高；血管病变的证据，根据皮肤和神经系统表现，定位于中等至小血管。

第 3 步：经过相关排查，除外感染、肿瘤和药物因素模拟血管炎。

第 4 步：经过系统检查，除外继发血管炎，考虑原发血管炎。

第 5 步：根据患者临床皮肤、神经系统及胃肠道系统受累表现，按《2012 年 CHCC 分类标准》对血管受累类型进行血管炎分类，进一步确认为中小血管炎。

哪些血管炎会出现显著嗜酸性粒细胞增多呢？在众多血管炎中，嗜酸性肉芽肿性多血管炎（eosinophilic granulomatosis with polyangiitis，EGPA）可表现为明显的嗜酸性粒细胞增多，既往被称为 Churg-Strauss 综合征（CSS），是一种病因不明的罕见的系统性坏死性血管炎，以哮喘、嗜酸性粒细胞增多和小血管炎为主要特征。EGPA 自然病程可分为前驱期、组织嗜酸粒细胞浸润期和血管炎期 3 个分期，分期没有明显的界限，可同时出现哮喘、嗜酸粒细胞浸润和血管炎的表现。在 30%～35% 的 EGPA 患者中可以检测到 MPO‐ANCA。ANCA 阴性时不能排除 EGPA 的可能性。

患者有鼻窦炎哮喘、嗜酸性粒细胞增多、皮肤血管炎、胃肠炎和周围神经病变，从临床表现看完全符合嗜酸性肉芽肿性多血管炎（EGPA）。

目前，EGPA 的诊断标准主要参考 1990 年美国风湿病学会提出的分类标准：①哮喘样症状；②白细胞分类计数中嗜酸性粒细胞占比≥10%；③单神经病（包括多数性）或多发性神经病；④非固定性肺浸润；⑤鼻旁窦异常；⑥活检发现血管外嗜酸性粒细胞浸润。符合 4 条及以上者，可诊断 EGPA，敏感度 85%，特异度 99.7%。

此时，病理学诊断一锤定音，并确定病程分期。重新阅读胃肠道病理片：除在血管内见嗜酸性粒细胞淤滞外，血管周也可见嗜酸性粒细胞浸润。神经病理学活检也及时回报（图 10‐6～图 10‐8）。右侧腓肠神经病理学活检结果：①有髓纤维中到重度减少；②轴索变性、萎缩、轴膜脱失、髓球伴吞噬现象及泡沫细胞形成；③束内及束间差异。病理学诊断：急性轴索损害，符合血管炎性病理学改变。诊断血管炎性周围神经病。苏木精‐伊红（HE）染色：神经外膜血管增多，血管壁明显增厚，伴有单个核细胞浸润；免疫组化检查：连续多重分析（SMA）可见神经外膜及神经内膜血管增多，CD3$^+$、CD4$^+$、CD8$^+$、CD20$^+$、CD68$^+$、病理学检查不但帮助明确诊断，明确该患者存在血管炎病变。目前，患者处于 EGPA 血管炎期，而且血管周围 CD20$^+$B 淋巴细胞的浸润，也为下一步治疗方案的制订指明了方向。

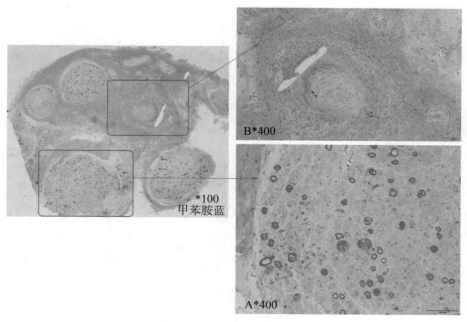

图 10－6　右侧腓肠神经活检

注：甲苯胺蓝（TB）染色。A.异常血管；B.急性轴索损害。

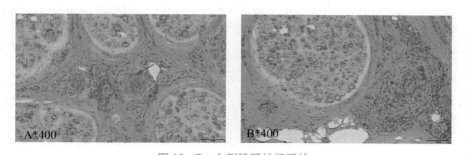

图 10－7　右侧腓肠神经活检

注：苏木精-伊红（HE）染色。A.神经外膜血管增多，血管壁明显增厚；B.炎性细胞浸润血管壁。

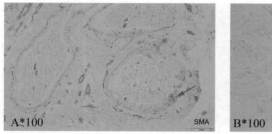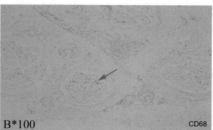

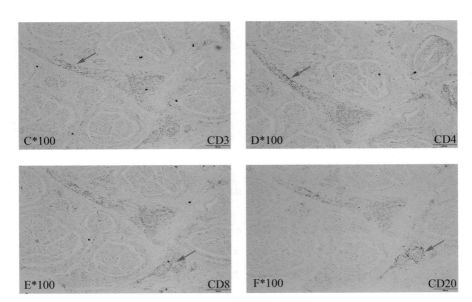

图 10‐8　右侧腓肠神经活检

注:免疫组化染色。可见神经外膜及神经内膜血管增多 A. SMA+；B. CD68+；C. CD3+；D. CD4+；E. CD8+；F. CD20+。

至此,患者诊断水落石出:嗜酸性肉芽肿性多血管炎(EGPA);嗜酸性胃肠炎;多数单神经病变;右侧肾结石术后。

EGPA 的发病机制又是怎样的呢? 为什么这个患者的 ANCA 是阴性的呢?

EGPA 按 ANCA 状态可定义为两个独特但重叠的临床疾病表型:血管炎性表型和嗜酸性表型。MPO‐ANCA 阳性,在遗传易感性上与 HLA‐DQ 相关联,往往表现为坏死性血管炎特点:活检证实的血管炎、肾小球肾炎、神经病、紫癜及肺泡出血等;MPO‐ANCA 阴性,在遗传易感性上与 GPA33(糖蛋白 A33 又称细胞表面 A33 抗原,是一种单通道 I 型膜蛋白,在正常胃肠道上皮中表达)和 IL‐5(白介素‐5)相关联,往往表现为嗜酸性和肉芽肿性血管炎,嗜酸细胞组织浸润:肺浸润、心肌病及胃肠道疾病等。

为了进一步探究嗜酸性粒细胞增高的背后驱动因素,我们进行了 GPA33 基因 rs72689399 及 IL‐5 基因 rs11745587 位点的基因测序。因为既往研究发现这两个位点的单个核苷酸多态性(SNP)与嗜酸性粒细胞增多存在明显相关性。基因检测结果显示患者在 IL‐5 基因的 rs11745587 位点出现了 G→A 的突变，呈杂合子表现（图 10-9）。嗜酸性粒细胞在 $IL-5$ 的驱动下分化成熟并从骨髓向组织运输，$IL-5$ 可活化嗜酸性粒细胞，并增强其功能。患者重度的嗜酸性粒细胞增多，可能和突变的 $IL-5$ 基因有一定相关性。

四、治疗和病情转归

制订治疗方案前，需先进行 EGPA 活动度、严重度和预后评估以帮助决策。

EGPA 疾病活动度和严重度评估可参考《2021ACR 系统性血管炎治疗指南》中关于疾病状态的定义：由 EGPA 导致的新发、持续或恶化的临床体征和/或症状，而非由原发损伤引起定义为活动性疾病。危及生命或脏器的血管炎（如肺泡出血、肾小球肾炎、中枢神经系统血管炎、多发性单神经炎、心脏受累、肠系膜缺血及肢体或手指/脚趾缺血）定义为重症疾病。活动性重症 EGPA 患者建议糖皮质激素联合环磷酰胺或利妥昔单抗治疗。

EGPA 预后评估标准主要参考 2011 年修订的 5 因子评分（Five-Factor Score，FFS）评价体系：评分越高，预后越差。5 个因素包括：①蛋白尿＞1 g/d；②肾功能不全伴血清肌酐＞139 μmol/L（1.58 mg/dL）；③胃肠道受累；④心肌病；⑤中枢神经系统受累。具体评分标准为：0 分，可使用激素控制症状；≥1分，建议激素和免疫抑制剂联合治疗。患者存在胃肠道受累，5 因子评分 1 分，需要采用糖皮质激素和免疫抑制剂联合治疗。

患者 2020 年 12 月 8 日开始接受甲泼尼龙 80 mg/d 静脉注射治疗，1 周后减量为 60 mg/d，再一周后改为 40 mg/d 口服，之后剂量逐渐递减。激素治疗后患者外周血嗜酸性粒细胞恢复正常，体温正常，腹泻、纳差较前明显好转，肢体麻木无力较前稍减轻。

免疫抑制剂选择：ANCA 血管炎患者诱导治疗期常用免疫抑制剂有环磷酰胺和靶向 B 细胞表面分子 CD20 的利妥昔单抗。2021《KDIGO 肾小球肾炎指南》（ANCA、狼疮性肾炎及抗 GBM 篇）对 ANCA 血管炎患者诱导治疗期药物选择策略进行了推荐，对于以下情况倾向选择利妥昔单抗治疗：儿童和青少年；绝经前女性和考虑生育的男性；体弱的老年人；有激素禁忌证希望能停用的；复发性疾病；PR3-ANCA 相关血管炎。

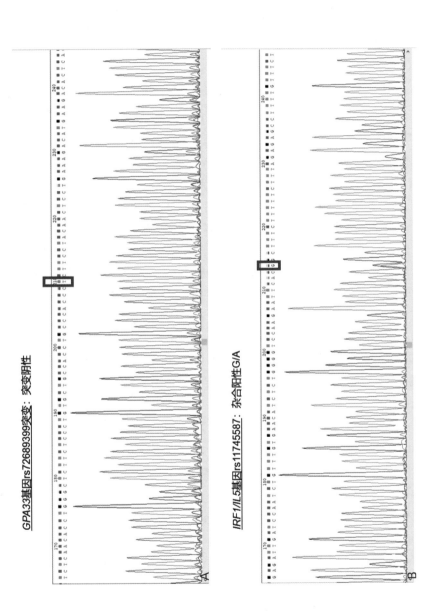

GPA33基因rs72689399突变：突变阴性

IRF1/IL5基因rs11745587：杂合阳性G/A

图10-9 基因检测结果

注：A. GPA33 rs72689399 基因位点检测结果为阴性；B. IL-5 基因的 rs11745587 位点出现了 G→A 的突变，呈杂合子表现。

根据疾病活动度、严重度和预后的综合评估，患者需要激素联合利妥昔单抗的治疗，具体方案为：甲泼尼龙[1~1.5 mg/（kg·d）]和利妥昔单抗（500 mg，2 周 1 次，半年后重复）联合治疗。在此基础上我们也给予营养支持和辅以康复训练。

出院半年后随访，患者体温正常、胃纳可，四肢肌力恢复正常，可以打网球。出院 1 年后随访，患者恢复正常生活，无明显后遗症状，体重增加 12.5 kg。

五、专家点评

风湿免疫病很多是疑难杂症，系统性血管炎更是风湿免疫病中的疑难杂症。本病例的 4 个特点值得临床医生进行学习和思考。

（一）显著增高的嗜酸性粒细胞

外周血嗜酸粒细胞增多是 EGPA 的特征之一。《2017 国内专家共识》提到 EGPA 的外周血嗜酸性粒细胞的比例常高于 10%，但绝对值低于特发性嗜酸粒细胞增多综合征，本例患者存在重度增高，超出了 EGPA 仅引起轻中度嗜酸性粒细胞增多的认识。最后经一系列鉴别诊断，包括病理学证据都符合 EGPA 表现，也提示 EGPA 可以有重度嗜酸性粒细胞增高，在临床工作中需要打破固化思维。

（二）ANCA 阴性的 EGPA

ANCA 是诊断小血管炎的重要免疫学抗体。本病例 ANCA 始终阴性，也给 EGPA 诊断带来了困难，病理学检查显得尤为重要。此病例也提示，ANCA 阴性不能除外血管炎。对于全身多系统受累的疑难疾病，克服困难获得病理学依据十分重要，临床医生有责任把病因追踪到底。病理学结果也对临床方案制订有重要指导意义。

（三）易感基因驱动高嗜酸表型

高嗜酸表型背后原因的确立有助于我们对整个疾病的理解。不局限于表面现象，对于常理不能解释现象进行进一步研究，是推动认识疾病的原动力，也是推进医学科学发展的原动力。本例患者嗜酸性粒细胞增高易感基因的鉴定和确认，最终解开了疑团和解答了疑惑。落地到基因层面的精准疾病分型，有助于认识疾病，也有助于为患者制订个体化的治疗方案。

（四）感染和免疫性疾病共存

感染和自身免疫往往互相伴随，使得治疗进退维谷，增加了难度。平衡感染和免疫治疗是本病例治疗的核心，也是临床医生的重要课题。

六、相关知识点

（一）嗜酸性粒细胞增多症的诊断思路

嗜酸性粒细胞增多症的诊断思路如图 10 - 10 所示。

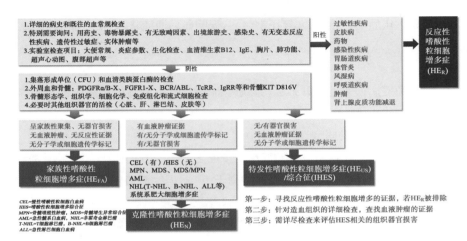

图 10 - 10　嗜酸性粒细胞增多症的诊断思路

（二）嗜酸性粒细胞性胃肠炎的诊断标准

1. Talley 标准

（1）存在胃肠道症状。

（2）活检病理学显示从食管到结肠的胃肠道有 1 个或 1 个以上部位的嗜酸性粒细胞浸润，或有放射学结肠异常伴周围嗜酸性粒细胞增多。

（3）除外寄生虫感染和胃肠道以外嗜酸性粒细胞增多的疾病，如结缔组织病、嗜酸性粒细胞增多症、克罗恩病、淋巴瘤及原发性淀粉样变性 Menetrieri 病等。

2. Leinbach 标准

（1）进食特殊食物后出现胃肠道症状和体征。

（2）外周血嗜酸性粒细胞增多。

（3）组织学证明胃肠道有嗜酸性粒细胞增多或浸润。

（三）嗜酸性肉芽肿性多血管炎

EGPA 是一种抗中性粒细胞胞质抗体相关性的系统性坏死性小血管炎，临床少见。其特征包括哮喘、高嗜酸性粒细胞综合征、血管外肉芽肿以及危及生命的血管炎，可能影响肺、心脏、周围神经、肾脏以及其他重要脏器。

目前，EGPA 诊断多采用 1990 年美国风湿病学会提出的变态反应性肉芽肿性血管炎诊断标准：①支气管哮喘；②外周血嗜酸性粒细胞计数≥10% 或绝对计数≥$1.5 \times 10^9/L$；③单发性或多发性神经病变；④非固定性肺浸润；⑤鼻窦病变；⑥血管外嗜酸性粒细胞浸润。凡具备上述 4 条或 4 条以上者可予诊断。

临床上，EGPA 一般会经历前驱、组织器官浸润和血管炎 3 个阶段：①前驱阶段的突出表现为反复发作的哮喘，伴有外周血嗜酸性粒细胞增多；②组织器官浸润阶段可出现肺、心脏和胃肠道嗜酸性粒细胞浸润；③血管炎阶段常表现为多发性单神经炎，肾脏和皮肤受累。

在制订治疗方案前，需先对患者疾病活动度、严重度和预评估进行评估以帮助决策。疾病活动度和严重度评估可参考《2021ACR 系统性血管炎治疗指南》中关于疾病状态的定义：由 EGPA 导致的新发、持续或恶化的临床体征和/或症状，而非由原发损伤引起定义为活动性疾病。危及生命或脏器的血管炎（如肺泡出血、肾小球肾炎、中枢神经系统血管炎、多发性单神经炎、心脏受累、肠系膜缺血、肢体或手指/脚趾缺血）定义为重症疾病。活动性重症 EGPA 患者建议糖皮质激素联合环磷酰胺或利妥昔单抗治疗。EGPA 患者预后评估主要参考 2011 年修订的 FFS 标准：①胃肠道受累；②心脏受累；③肾功能不全（血肌酐＞$150\,\mu mol/L$）；④年龄＞65 岁；⑤缺乏耳鼻喉部位受累的证据。以上 5 条标准中每符合 1 条则计 1 分，总分 5 分，分数越高表示患者预后越差。FFS 0 分时，EGPA 患者可用糖皮质激素治疗；FFS≥1 分时应糖皮质激素加免疫抑制剂联合治疗。《2015 年全球 EGPA 诊治专家共识》推荐诱导缓解加维持治疗总体治疗时间为疾病达到缓解后至少 24 个月。

EGPA 临床表现多见，可累及多器官组织，其预后取决于能否在疾病早期及时诊断和治疗。据统计，EGPA 患者的 5 年生存率为 68%～100%，10 年生存率约为 79.4%，而心脏严重受累和中枢神经系统受累是 EGPA 患者死亡的主要原因之一。若发现嗜酸性粒细胞增高患者，且合并哮喘、鼻窦炎等，应考虑此病，积极完善相关检查尽快明确诊断，根据《2021ACR 治疗指南》和 FFS 制定治疗方案，以改善预后。

致　谢

　　感谢一起参与讨论的各位专家，国际医疗中心顾静文教授、消化科丁伟群教授、神经内科林洁副教授、病理科杜尊国副教授、血液病实验室朱萍副主任技师等。

推荐阅读

1. 姜林娣.系统性血管炎[M].2版.北京:人民卫生出版社,2021:3-65.

2. CHUNG S A, LANGFORD C A, MAZ M, et al. 2021 American college of rheumatology/vasculitis foundation guideline for the management of antineutrophil cytoplasmic antibody-associated vasculitis [J]. Arthritis Rheumatol. 2021, 73 (8): 1366-1383

3. GARY S. FIRESTEIN M D, RALPH C, et al. Firestein & Kelley's Textbook of Rheumatology [M]. 11th ed, 2021:1512-1519.

4. KIDNEY DISEASE: IMPROVING GLOBAL OUTCOMES (KDIGO) GLOMERULAR DISEASES WORK GROUP. KDIGO 2021 clinical practice guideline for the management of glomerular diseases [J]. Kidney Int, 2021, 100(4S):1-276.

5. LYONS P A, PETERS J E, ALBERICI F, et al. Genome-wide association study of eosinophilic granulomatosis with polyangiitis reveals genomic loci stratified by ANCA status [J]. Nat Commun, 2019, 10(1):5120.

6. MOISEEV S, BOSSUYT X, ARIMURA Y, et al. International Consensus on ANCA Testing in Eosinophilic Granulomatosis with Polyangiitis [J]. Am J Respir Crit Care Med, 2020, 202(10):1360-1372.

7. WATTS R A, ROBSON J. Introduction, epidemiology and classification of vasculitis. baillières best practice and research in clinical rheumatology [J]. 2018, 32 (1),3-20.

（李　薇　薛　愉　万伟国）

第 11 期

撕心裂肺之咳嗽　一波三折之迷雾

导 读

　　年仅 26 岁,正踌躇满志、意气风发的年轻人,却被突如其来的一阵阵剧烈咳嗽、气促所困。症状逐渐加重,夜里咳到无法入睡,辗转反侧,令人忧心忡忡。一路求医,从南到北,从综合医院到专科医院,辗转多家三级医院,均诊断为肺部感染,然而经过充分的抗感染治疗,症状仍然未有一丝改善。日夜不停地咳嗽,让患者身心俱疲,身体每况愈下,家人心急如焚。

　　直至 2019 年 10 月患者于我院就诊,发现其剧烈咳嗽、气促并不是简单的肺部感染,元凶竟是消化道恶性肿瘤。入院后积极给予免疫联合化疗抗肿瘤治疗,1周后患者咳嗽、气促症状明显缓解,回归正常生活状态。然而不幸的是,肿瘤的快速进展引起大量的癌性胸腔积液让患者需要持续接受抗肿瘤治疗。在抗肿瘤治疗的不同阶段,患者肺部出现了此起彼伏、迁延不愈的不同影像学改变。在癌性胸腔积液的基础上,感染、肿瘤、自身免疫、药物及肺不张等因素掺杂其中,而每次化疗过程中预防化疗药物不良反应而使用的 3 天激素更是让肺部病变的诊断难度倍增。整个过程肺部阴影迷雾重重,扑朔迷离!

　　该病例由肿瘤科提供并主导讨论,邀请放射科、感染科、病理科、呼吸科及抗生素科共同参加。

一、病史介绍

　　患者,女,26 岁,酒吧经营者。2019 年 9 月 20 日,出现剧烈咳嗽伴气促,就诊于当地医院，考虑肺部感染。2019 年 9 月 20 日，开始予阿奇霉素片 2 片/日抗感染治疗 1 周，症状无改善。2019 年 10 月 1 日，患者自觉右侧颈部出现一核桃大小肿块，质韧，无明显压痛，活动度可，逐渐增大。2019 年 10 月 7 日，患者就诊于某肿瘤专科医院，完善相关检查示血白细胞计数 8×10^9/L，CRP 124 mg/L，PCT 0.08 ng/mL；右锁骨上淋巴结穿刺涂片：未见恶性肿瘤细胞。患者于 2019 年 10 月 8 日就诊我院感染科，查白细胞计数 7.5×10^9/L，CRP 14.1 mg/L，指脉氧饱和度为 90%；胸部 CT 示两肺散在粟粒样结节及渗出（图 11 - 1）。感染科考虑为肺部感染，不典型病原体感染可能，结核不能排除。2019 年 10 月 12 日—19 日予多西环素 0.1 g bid + 莫西沙星 0.4 g qd 抗感染，期间查 T 细胞斑点试验（T - SPOT）、隐球菌乳胶凝集试验、呼吸道九联均阴性，痰培养阴性。血沉 64 mm/h，CRP 14.1 mg/L 升高。多个肿瘤标志物显著升高：CA12 5 255.10 U/mL↑，CA19 - 9 164.40 U/mL↑，CA72 - 4 >600.00 U/mL↑；D -二聚体 22.8 μg/mL 显著升高。2019 年 10 月 19 日行腹盆腔 CT 示右侧腋静脉、右侧颈总静脉内血栓栓塞考虑；腹膜后多个肿大淋巴结，胃体小弯侧溃疡增殖灶，双侧附件区占位（图 11 - 2）。进一步行骨 ECT 检查发现全身多发骨代谢摄取增高，考虑转移（图 11 - 3）；胃镜检查病理学报告（图 11 - 4）为（贲门下胃角）印戒细胞癌，HER2（-），PD - L1 阴性。患者于 2019 年 10 月 26 日转肿瘤科。

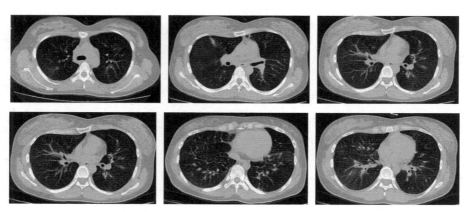

图 11 - 1　胸部 CT 表现（2019 年 10 月 8 日）

注：两肺散在粟粒样结节及渗出。

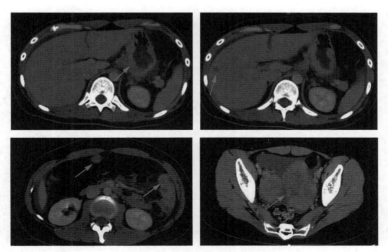

图 11-2　腹盆腔 CT 表现(2019 年 10 月 18 日)

注:胃小弯明显增厚,肝右叶转移灶? 腹腔及腹膜后多发肿大淋巴结,大网膜多发转移结节;双侧附件区种植转移瘤(左侧较大,8 cm×5.6 cm)。

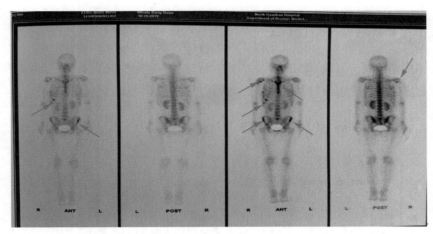

图 11-3　骨 ECT 表现(2019 年 10 月 20 日)

注:全身多发骨代谢摄取增高,考虑转移。

入院查体:T 37.5℃,R 22 次/分,HR 90 次/分,体重 40 kg;急性病容,面颈部轻微肿胀,右锁骨上淋巴结 2 cm×0.6 cm,质韧,活动度可,右上肢肿胀,局部轻微发红,双肺呼吸音弱,闻及少许湿啰音,腹平软,肝脾肋下未触及,全腹无压痛、反跳痛。

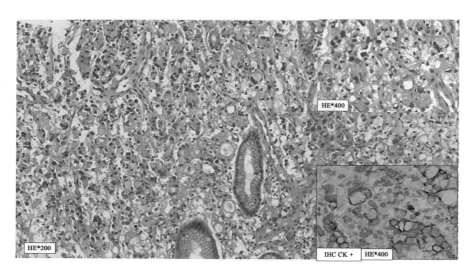

图 11‑4　胃镜病理学检查（2019 年 10 月 24 日）

注:(贲门下胃角)印戒细胞癌,HER2(－),PD‑L1 阴性。

追问病史,患者既往体健,酒吧封闭场所工作及长期熬夜,无肿瘤家族史,无抽烟等不良嗜好。2019 年 9 月 15 日有猫抓伤史予常规处理。

根据患者的影像、胃镜病理,胃印戒细胞癌多发转移 cTxNxM1(骨、盆腔、后腹膜和锁骨淋巴结)Ⅳ期,HER2 阴性,PD‑L1 阴性诊断明确。

二、探案过程

阶段一:釜底抽薪,揭开第一幕真相。

线索 1:患者持续剧烈咳嗽、气促伴肺部粟粒样结节及渗出病变,到底是什么原因呢?

对于肺部粟粒样的结节及渗出病变,首先要鉴别的是感染性疾病和非感染性疾病。

1. 感染性肺炎　指包括终末气道、肺泡腔及肺间质在内的肺实质炎症。根据病原体可以将病因可分为细菌、病毒、真菌及支原体等。临床可表现呼吸困难,发热、咳嗽、咳痰,气道内分泌物培养或者支气管肺灌洗液培养可明确病原体。该患者为年轻女性,长期熬夜并在酒吧封闭场所工作,以咳嗽、气促起病,持续时间大于 2 周,病程中出现颈部淋巴结肿大,且穿刺未见恶性肿瘤依据,白细胞正常,血沉升高,肺部 CT 检查提示多发粟粒样改变。因此,高度怀疑不典型病原体感染,尤其是急性血行播散型肺结核。确诊肺结核的"金标准"是痰结核杆菌涂片或培养阳性,而血行播散型肺结核的痰菌阳性率仅30%左右。纤维支气管镜检能直接从病变周围刷检或活检,从而提高了细菌学诊断水平。患者入院后实验室检查 T 细胞斑点试验阴性、隐球菌乳胶凝集试验、呼吸道九联阴性、多次痰培养阴性,而患者剧烈的咳嗽、急促,又无法顺利行纤维支气管镜检查。因此,并无病原学证据。由于患者无发热、无白细胞升高,在感染科住院期间先后予以阿奇霉素、莫西沙星及多西环素等抗感染治疗后症状丝毫未见改善,并呈现持续加重的状态,感染性肺炎无法完全解释。

2. 非感染性肺炎　根据肺部病变的分布特点,可分为以下 3 类:第 1 类以肺实质病变为主,包括肺腺癌、嗜酸粒细胞性肺炎、隐源性机化性肺炎、呼吸性细支气管炎间质性肺病、脱屑性间质性肺炎、过敏性肺炎及肺泡蛋白沉积症;第 2 类以肺血管病变为主,包括肺栓塞、ANCA 相关血管炎、大动脉炎、贝赫切特综合征(白塞病)、药物性血管炎;第 3 类以肺间质病变为主,包括结节病、急性间质性肺炎、免疫性肺炎、放射性肺炎、癌性淋巴管炎、肺尘埃沉着症、肺淋巴管平滑肌瘤病及药物所致肺间质损伤等。

由于患者合并晚期胃印戒细胞癌,根据一元论,患者的肺部病变是否和胃癌相关?由此将探案方向锁定在肿瘤引起的继发肺部病变上,可以从以下几点来考虑鉴别。

1. 肺肿瘤栓塞　该病见于肿瘤进展的患者,罕见,发生率约 0.19%,侵犯大静脉发生率约 0.11%。其发生原因为肿瘤栓子进入肺血管引起血栓形成和血管阻塞。临床表现为进行性呼吸困难、进行性低氧血症、咳嗽,查体可见呼吸过速、发绀、心动过速、发热、肺动脉高压、颈静脉充盈、肺动脉听诊区第 2 心音亢进。心电图可能出现房颤、心动过缓,心超检查正常或者出现右心室肥厚征象。CT 可表现为毛玻璃样致密影;肺动脉造影提示肺动脉扩张、串珠样及树芽征。该病为肺部血管性病变。因此,行肺动脉 CTA 检查可予排除。由于患者肺部 CT 呈现双肺弥漫性渗出改变,为间质性病变性质。因此,目前该诊断的可能性不大。

2. 肺栓塞　该病原因为血液高凝状态(高龄、恶性肿瘤)、血管内皮损伤[手术、创伤、骨折、血液淤滞(瘫痪、长途坐车)],引起血栓脱落阻塞肺动脉。临床可表现为呼吸困难、胸痛、咯血、晕厥、咳嗽、发热、心悸及烦躁。体征表现为呼吸急促、发绀、肺局限性哮鸣音、湿啰音、肺动脉听诊区第 2 心音亢进。实验室检查 D -二聚体升高，动脉血气提示低氧血症。影像学检查可见肺动脉阻塞征、肺动脉高压征及右心扩大征，肺野局部片状影、尖端指向肺门的楔形阴影。该病同样为肺部血管性病变，因此，行肺动脉 CTA 检查可予排除。该患者肺部 CT 提示双肺弥漫性渗出改变，该诊断可能性不大。

3. 肺癌性淋巴管炎　该病罕见，发生于肿瘤快速进展的患者，肿瘤标志物、D -二聚体明显升高，是肺转移瘤的一种，常见于肝癌及乳腺、肺、胃和结肠的黏液腺癌。其本质为肿瘤组织沿淋巴管生长、蔓延，淋巴管内的肿瘤细胞导致局部阻塞和液体积聚，支气管血管束和肺泡间隔增厚。临床表现为亚急性/急性进行性呼吸困难、低氧血症及低热，胸膜炎性疼痛。胸部 CT 常常表现为肺纹理增多、增粗，肿瘤原发灶增大，可新出现肺部结节影、斑片状影、磨玻璃影、网状结节影，可见特征性小叶间隔增厚，但结构形态正常。排除肺部感染性疾病，经支气管镜或者肺活检可确诊。由于临床上合并癌性淋巴管炎的患者常常出现严重呼吸窘迫，患者常常无法耐受活检。因此，癌性淋巴管炎的病理学诊断有一定困难。

结合该患者情况，患者发病急，进展快，实验室检查未见病原学证据，经验性抗感染未能改善症状，不能耐受支气管镜检查及经皮肺活检，而持续地咳嗽、气促无法单纯用感染性疾病解释。按照一元论的推理，患者新发现的全身多发转移的晚期胃癌很可能是引起肺部病变的元凶。经过多学科讨论会诊，考虑患者肺部病变为继发于胃印戒细胞癌的肺癌性淋巴管炎，虽然无病理学证据，但由于治疗刻不容缓，因此，我科随即开始抗肿瘤治疗。

根据指南中关于晚期胃癌的治疗原则，2019 年 10 月 31 日—2020 年 1 月 6 日予以免疫检查点抑制剂联合化疗的姑息性抗肿瘤治疗。

免疫检查点抑制剂：纳武利尤单抗注射液（PD－1 单抗）140 mg 静滴 d1 q2w×5 次。

姑息化疗方案：卡培他滨 1 500 mg 口服 bid d1～14 + 奥沙利铂 197 mg 静滴 d1 q3w×4 个疗程。同时予低分子肝素钠皮下注射抗凝治疗。

化疗后 1 周患者咳嗽、气促症状明显缓解。2 周期治疗后再次复查肺部 CT 提示双肺病变消失、附件区病灶明显缩小（图 11－5、图 11－6）。

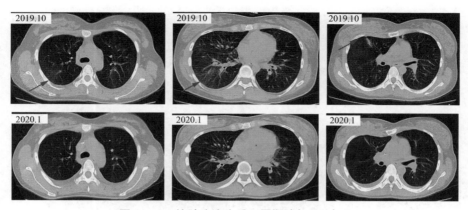

图 11-5　抗肿瘤治疗后 2 周期肺部 CT 表现

注:双肺粟粒样结节及渗出病变明显好转(箭头示治疗前肺部渗出性病变)。

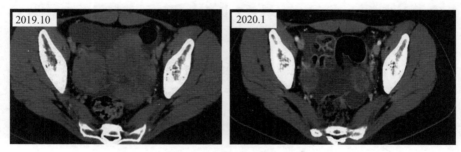

图 11-6　抗肿瘤治疗后 2 周期盆腔 CT 表现

注:双侧附件区病灶明显缩小(箭头示左侧附件区病灶)。

阶段二:环环相扣,探寻第二幕病因。

患者诊断为癌性淋巴管炎,经过抗肿瘤治疗后肿瘤缓解,咳嗽气促症状明显改善,生活一度恢复正常。但 2020 年 2 月 1 日于抗肿瘤治疗的间歇期却再次出现剧烈咳嗽、胸闷和气促,而又恰逢新冠肺炎大爆发之初,而这特殊时期再次出现的剧烈咳嗽背后的原因究竟又是什么呢? 这引起了家人的焦虑和恐慌。

患者末次接受抗肿瘤治疗时间为 2020 年 1 月 6 日,具体为纳武利尤单抗(PD-1 单抗)140 mg,其后因疫情原因中断治疗。2020 年 2 月 1 日,患者再次出现咳嗽、胸闷和气促,逐渐加重;2020 年 2 月 10 日,患者当地查胸部 CT 示双侧大量胸腔积液(图 11-7)。期间咳嗽、气促症状持续,2020 年 2 月 15 日再次前来我院就诊。

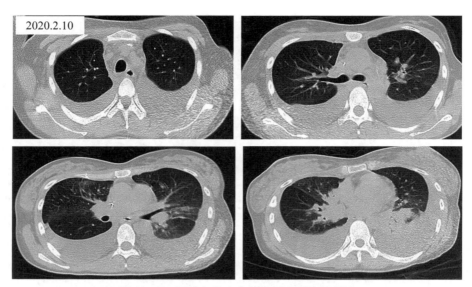

图 11-7　双肺多发病变伴双侧大量胸腔积液

入院查体：T 37.5℃，R 21 次/分，HR 95 次/分，体重 39 kg。急性病容，双肺呼吸音弱，闻及少许湿啰音。

实验室检查：白细胞计数 $5.7×10^9$/L，白蛋白 37 g/L，D-二聚体 10.5 μg/mL，ProBNP 47.5 pg/mL，CEA、CA19-9、CA72-4 指标较前明显升高。

2020 年 2 月 15 日，盆腔 CT 检查示双侧附件区病灶较前明显增大（图 11-8）。2020 年 2 月 17 日行右侧胸腔穿刺引流术，引流 500 mL 血性液体，引流后咳嗽气促症状明显缓解。胸腔积液细胞学及病理检查见大量肿瘤细胞。根据《RECIST 1.1 实体瘤疗效评估标准》，患者抗肿瘤疗效评估：疾病进展

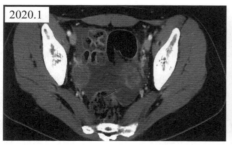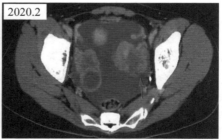

图 11-8　盆腔 CT(2020 年 1 月和 2020 年 2 月)

注：双侧附件区病灶明显增大。

(progressive disease，PD)。

2020 年 2 月 17 日，予更换方案行二线抗肿瘤治疗，具体为多西他赛 80 mg 静滴 d1 + 顺铂 80 mg 静滴 d1 + 卡培他滨 1 000 mg 口服，bid，d1～d14 q3w，继续联合纳武利单抗注射液免疫治疗。多西他赛化疗前后常规使用地塞米松片 8 mg bid 口服共 3 天(2020 年 2 月 16 日—18 日)。治疗后第 3 天(2020 年 2 月 19 日)患者出现发热、咳嗽加重，体温 38.5℃，肺部 CT 示：双肺多发病变，病毒性肺炎不能排除(图 11 - 9 左)，白细胞计数 11.1×10⁹/L，中性粒细胞计数 10.7× 10^9/L，CRP 29 mg/L，PCT 0.23 ng/mL，呼吸道九联检(－)，新冠核酸检测(－)，痰培养(－)，血培养(－)。2020 年 2 月 19 日—22 日，予莫西沙星抗感染处理，后咳嗽逐渐好转。2020 年 2 月 22 日，复查两肺炎症吸收好转(图 11 - 9 右)。

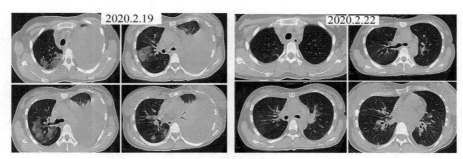

图 11 - 9　肺部 CT(2020 年 2 月 19 日和 22 日)

注：2020 年 2 月 19 日肺部 CT 示双肺多发病变，病毒肺不能排除；2020 年 2 月 22 日肺部 CT 示双肺多发病变较前明显吸收。

此次入院后诊断：胃印戒细胞癌多发转移 cTxNxM1(双肺、骨、盆腔、肝脏、后腹膜和锁骨淋巴结转移)Ⅳ期，HER2 阴性，PD - L1 阴性；肺内癌性淋巴管炎；恶性胸腔积液。

线索 2：患者经二线抗肿瘤治疗后再次出现的剧烈咳嗽和气促，胸部 CT 示双肺多发病变，是癌性淋巴管炎再次复发，还是其他原因呢？

首先，患者咳嗽气促症状在恶性胸腔积液穿刺引流后一度缓解，抗肿瘤治疗 2 天后出现咳嗽伴发热，影像学检查提示双肺多发病变明显加重，但其后 3 天(2020 年 2 月 19 日—22 日)病变又几乎消失。因此，如此急骤发生，又迅速缓解的病程与癌性淋巴管炎不符。

其次，从表面上来看，患者似乎经过 3 天的口服莫西沙星抗感染后咳嗽症状好转，肺部病变消失。但实际上，患者在此次化疗期间使用了 3 天的地塞米松 8 mg bid 口服常规处理（目的是预防化疗药物多西他赛引起的水钠潴留）。而糖皮质激素同时也是免疫抑制剂相关性肺炎的主要治疗药物。因此，是否有可能是免疫检查点抑制剂引起的肺炎，用糖皮质激素后消退的呢？

由于缺乏确诊的关键性依据，因此该阶段探案需结合患者的病史、实验室及影像学检查，肺部病变的诊断考虑以下几点。

1. 感染性肺炎　患者化疗后新发咳嗽、气促、发热，肺部出现新发多发病变，实验室检查：白细胞计数 $11.1 \times 10^9/L$，中性粒细胞计数 $10.7 \times 10^9/L$，CRP 29 mg/L，PCT 0.23 ng/mL，呼吸道九联检（－），新冠核酸检测（－），痰液培养（－）、血培养（－），并没有感染的病原学直接依据。而 3 天内该患者肺部多发病变的快速吸收，不符合感染性肺炎的转归速度。

2. 免疫检查点抑制剂相关性肺炎（checkpoint inhibitor pneumonitis, CIP）　定义是患者接受免疫检查点抑制剂治疗后，胸部影像学图像出现新的浸润影。临床除外新的肺部感染或肿瘤进展等情况下，出现呼吸困难和/或其他呼吸体征/症状（包括咳嗽和活动后气短等）。CIP 的诊断，同时满足以下三点可予诊断：

（1）免疫检查点抑制剂用药史。

（2）新出现的肺部阴影（磨玻璃影、斑片实变影、小叶间隔增厚及网格影等）。

（3）除外肺部感染、肺部肿瘤进展，其他原因引起的间质性肺病、肺血管病、肺栓塞及肺水肿等。

根据 CIP 诊断的三大要素，结合该患者存在 PD－1 单抗用药史（第一次PD－1 单抗用药时间为 2019 年 10 月 31 日），新发咳嗽、气促，肺部出现新发多发病变，实验室检查未见感染的直接依据，应高度怀疑 CIP，且化疗前后 3 天地塞米松 8 mg bid 后肺部多发病变迅速吸收，同时也进一步排除了间质性肺病、肺血管病、肺栓塞及肺水肿等疾病的可能性，符合 CIP 的临床表现。

患者恶性胸腔积液经胸腔穿刺引流及抗肿瘤治疗后好转，CIP 虽未继续使用激素治疗也未复燃，咳嗽气急明显改善。于新冠疫情爆发阶段除外了新冠肺炎，患者病情暂且平稳。因此，患者回归了抗肿瘤治疗之路。

阶段三：绝境逢生，力挽第三波狂澜。

从 2019 年 10 月份发病开始，患者反复的咳嗽、气促贯穿了整个病程，同时肺部的病变也经历了不同的阶段,而背后病因却都不尽相同。2020年2月看似有惊无险地渡过了,接下来的抗肿瘤治疗是否可以顺利进行呢? 然而,又一阵猛烈的暴风雨却又悄然而至。

2020年3月9日及2020年4月3日患者继续原方案行第3、4周期抗肿瘤治疗,治疗期间,仍有轻微咳嗽、气促症状,第3周期治疗后患者反复出现Ⅲ度血小板减少、Ⅲ度白细胞下降,予升血小板、升白细胞等对症处理后血小板恢复缓慢。2020年4月10日开始,患者咳嗽较前开始逐渐加重,无发热、咳痰。2020年4月24日门诊复查血小板计数 $42 \times 10^9/L$,肺部CT示右侧大量胸腔积液伴斑片影(图11-10左)。既往胸腔积液行基因检测示间质-上皮细胞转化(mesenchymal to epithelial transition factor,MET)基因扩增(拷贝数>20个)。考虑患者多次化疗后骨髓抑制明显,化疗耐受性差,2020年4月24日开始行三线抗肿瘤治疗,即MET抑制剂——克唑替尼250 mg bid 口服抗肿瘤治疗。然而,2020年4月30日复查肺部CT示两肺多发病变,右肺中叶及下叶膨胀不全,双侧大量胸腔积液(图11-10右)。4月30日再次收入我科。

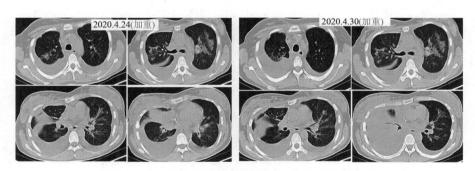

图 11-10　肺部CT表现(2020年4月24日和30日)

注:2020年4月24日肺部CT示双肺多发病变,双侧胸腔积液;2020年4月30日肺部CT示双肺病变加重,右侧大量胸腔积液。

入院查体:T 38.5℃,R 20次/分,HR 90次/分,体重 36 kg。慢性病容,面颈部及左上肢肿胀,双肺呼吸音弱,闻及少许湿啰音。

实验室检查:白细胞计数 $3.73 \times 10^9/L$,中性粒细胞计数 $2.02 \times 10^9/L$,CRP 83.13 mg/L↑,PCT 0.08 ng/mL。

行右侧胸腔穿刺引流600 ml血性胸腔积液,可见单核巨噬细胞及成熟淋巴细胞为主，可见少量中性粒细胞，未见明显肿瘤细胞。胸腔积液体液葡萄糖4.9 mmol/L，胸腔积液蛋白 37.1 g/L，呈渗出液性质。胸腔积液细菌、真菌培养阴性。胸腔引流后咳嗽症状无明显缓解。

入院后予以吸氧 3 L/min，2020 年 5 月 1 日开始，患者咳嗽、气促加重，体温 38.5～39.8℃，5 月 5 日复查白细胞计数 0.86×10^9/L。考虑患者粒细胞缺乏与服用克唑替尼相关，遂停用克唑替尼，予美罗培南抗感染、人粒细胞集落刺激因子升白对症处理。2020 年 5 月 8 日，患者血象恢复正常，5 月 9 日体温恢复正常，咳嗽、气促同前相仿，吸氧 3 L/min。2020 年 5 月 12 日开始，患者气促明显加重，吸氧 8 L/min，动脉血血气分析示血氧饱和度 98.6%，G 试验163.90 pg/ml↑；新冠抗体、呼吸道九联抗体、结核 X-pert、血培养均阴性。2020 年 5 月 12 日，复查肺部 CT 示两肺多发病变，较 2020 年 4 月 30 日明显进展，右侧胸腔积液减少，双侧胸腔积液伴两肺下叶膨胀不全；建议除外病毒性肺炎（图 11-11 左）。

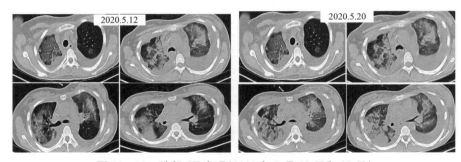

图 11-11　肺部 CT 表现（2020 年 5 月 12 日和 20 日）

注：2020 年 5 月 12 日肺部 CT 示双肺多发病变，较 2020 年 4 月 30 日加重；2020 年 5 月 20 日肺部CT 示双肺病变加重，较 2020 年 5 月 12 日片明显进展。

诊断：胃印戒细胞癌多发转移 cTxNxM1（双肺、骨、盆腔、肝脏、后腹膜和锁骨淋巴结转移）Ⅳ期，HER2 阴性，PD-L1 阴性；二线化疗后进展。

线索 3：此阶段患者出现急剧加重的咳嗽气促，持续加重的肺部多发病变。在癌性淋巴管炎、免疫抑制剂相关性肺炎、癌性胸腔积液等基础上，加上靶向药物克唑替尼、粒细胞缺乏性发热等因素的掺杂，其诊断变得更加扑朔迷离，错综复杂，那么真凶究竟是谁呢？

患者为晚期胃癌患者，且长期接受化疗后反复骨髓抑制。因此，感染性肺炎首先需要排除。由于患者剧烈咳嗽气促无法耐受支气管镜检查,缺乏确诊性证据。目前,实验室检查除了 G 试验(163.90 pg/mL↑)之外,新冠抗体、呼吸道九联抗体、结核 X - pert、血培养均阴性。因此,感染性肺炎的病原学重点考虑真菌和病毒。感染科会诊意见:结合患者病史及肺部影像学表现,高度怀疑耶氏肺孢子菌肺炎(*Pneumocystis jiroveci* pneumonia, PJP)可能,不除外病毒性肺炎。

1. 耶氏肺孢子菌肺炎(PJP)　耶氏肺孢子菌肺炎(PJP)是由耶氏肺孢子菌感染引起的容易危及生命的肺部真菌感染性疾病。耶氏肺孢子菌肺炎主要常见于 HIV 感染的患者、器官移植尤其是异基因造血干细胞移植受者、肿瘤患者、自身免疫疾病患者、应用 CD20 抗体、Bruton 酪氨酸激酶(Bruton tyrosine kinase, Btk)药物等患者。复方磺胺甲噁唑(复方新诺明)预防策略可以降低 PJP 的发生率,但用药疗程不足和用药不耐受仍可导致 PJP 时有发生。临床表现为干咳、呼吸困难、低热及体重减轻等;症状重,体征轻如发热、呼吸急促、肺部干湿啰音;肺部 CT 示磨玻璃征、肺气囊征、月弓征;斑片状融合多见于 HIV 感染的患者。确诊依赖于肺组织、痰液找到 PJP 或血清、痰液 PCR 检测出其 DNA。

2. 病毒性肺炎　指因病毒感染引起的肺部炎症性疾病,免疫力低下者如肿瘤放化疗、骨髓或者器官移植、艾滋病患者等容易感染,发热、咳嗽、气急是其常见临床症状,治疗上主要以对症支持治疗为主。

虽然高度怀疑 PJP 及病毒性肺炎,由于缺乏病原学证据,结合该患者既往肺部的病变原因以及用药因素,非感染性肺炎同样也需要考虑。

1. 免疫检查点抑制剂相关肺炎(CIP)　虽然患者已经停用 PD - 1 单抗,但是据文献报道,CIP 的发生在用药开始和停药后都可能发生。且患者在既往病程中已经高度怀疑 CIP,在该阶段没有激素保驾护航的情况下,CIP 再次发生的可能性无法完全被排除。

2. 药物引起的间质性肺病(drug-induced interstitial lung disease, DILD)　常见于表皮生长因子受体(EGFR)抑制剂,也可见于间变淋巴瘤激酶(ALK)抑制剂、间充质上皮转换因子(Met)抑制剂等。根据文献报道胃癌患者 *Met* 基因扩增<1%～10%,Met 抑制剂克唑替尼相关间质性肺炎发生率约为 1.2%,致死率达到 50%;发生中位时间 23 天,3～763 天,大部分患者 2 个月内发生。结合患者克唑替尼用药史,临床表现、实验室及影像学等检查,目前该病无法排除。

另外,此阶段在多种因素作用下,感染合并药物相关性肺炎、感染合并免疫抑制剂相关性肺炎、感染合并药物相关间质性肺病等,都无法明确排除。

由于此阶段肺部病变高度怀疑为感染性肺炎(PJP 和病毒性肺炎)和非感染性肺炎的叠加所致,患者的病情发展迅速,症状严重,无法行经皮肺穿刺或支气管镜等有创检查获取病原学证据,治疗刻不容缓。因此,2020 年 5 月 12 日—20 日行抗真菌及抗病毒治疗:奥司他韦、更昔洛韦、卡泊芬净、SMZ 2# tid (体重:38 kg)。然而,抗感染治疗后 1 周,2020 年 5 月 20 日查肺部 CT 示双肺病变较 2020 年 5 月 12 日明显进展(图 11 - 11 右)。考虑到可能同时合并的非感染性肺炎,2020 年 5 月 20 日—6 月 1 日予甲泼尼龙 40 mg qd 静滴对症处理,2020 年 5 月 23 日开始,患者诉咳嗽、气促好转,2020 年 5 月 25 日复查肺 CT 示双肺炎症较前吸收,2020 年 6 月 1 日开始泼尼松(强的松)35 mg 口服每日,2020 年 6 月 5 日复查双肺炎症明显吸收好转(图 11 - 12)。

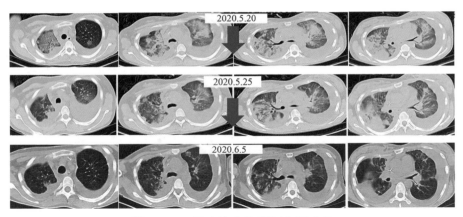

图 11 - 12　激素治疗前后胸部 CT 变化

注:2020 年 5 月 20 日—6 月 1 日甲泼尼龙 40 mg 静滴,2020 年 6 月 1 日开始泼尼松 35 mg 每日口服。2020 年 5 月 25 日和 2020 年 6 月 5 日复查双肺 CT 显示炎症进行性好转。

三、最终诊断

最终诊断:胃印戒细胞癌多发转移 cTxNxM1(双肺、骨、盆腔、肝脏、后腹膜和锁骨淋巴结转移)Ⅳ期,HER2 阴性,PD - L1 阴性。

四、治疗和病情转归

该病例为 26 岁年轻女性,职业为酒吧经营者,其工作场所封闭且有长期熬夜史,以剧烈咳嗽起病,胸部 CT 提示双肺粟粒样渗出病变,感染性病变必须首先排除,尤其是血型播散型肺结核。患者辗转多家三级医院(包括肿瘤专科医院),均诊断为肺部感染,反复给予抗感染治疗但症状未有一丝改善。过程中实验室检测结果 T-SPOT(-)、隐球菌乳胶凝集试验(-)、呼吸道九联检(-),痰培养阴性,支气管肺泡灌洗液二代测序寻找病原体检测势在必行,无奈患者的剧烈咳嗽导致其根本无法耐受该项检查,究竟是何病因让人捉摸不透。

过程中出现右侧锁骨上淋巴结肿大,行穿刺涂片未见恶性肿瘤细胞。该结果干扰了医生对肿瘤的诊断思路。在无意中发现的肿瘤标志物全线升高:CA12 5 255.10 U/mL↑,CA19-9 164.40 U/mL↑,CA72-4 >600.00 U/mL↑,又对病情的判断方向上产生了改变。进一步的腹盆腔 CT 检查发现腹膜后多个肿大淋巴结,胃体小弯侧溃疡增殖灶,双侧附件区占位。最终胃镜病理学检查提示:(贲门下胃角)印戒细胞癌。至此,患者胃癌多发转移的诊断明确。因此,根据一元论,强烈怀疑双肺病变为胃癌所致的癌性淋巴管炎,在停止抗感染、给予了积极的抗肿瘤治疗后,仅仅 1 周时间患者咳嗽症状明显好转。2 周期化疗后盆腔转移灶缩小的同时双肺粟粒样病变亦消失。

本例的双肺癌性淋巴管炎的诊断未经支气管镜或者肺活检的确诊。结合患者的症状、体征、实验室及影像学检查,在停止抗感染治疗同时予积极抗肿瘤治疗后咳嗽迅速好转、影像学改变好转。因此,临床诊断考虑咳嗽伴双肺病变的原因为癌性淋巴管炎。

该患者 2020 年 2 月 17 日更换抗肿瘤治疗方案,化疗前后给予 3 天地塞米松 8 mg bid 口服处理(预防化疗药物多西他赛的水钠潴留不良反应)。2020 年 2 月 19 日出现双肺多发病变,2020 年 2 月 22 日肺部病变明显吸收。此阶段患者存在药物的重叠使用,即 2 月 16 日—18 日共 3 天的地塞米松 8 mg bid 口服以及 2 月 19 日—22 日共 3 天的莫西沙星。而糖皮质激素同时也是免疫抑制剂相关性肺炎的主要治疗药物。因此,此阶段的肺炎需要重点鉴别 CIP 和感染性肺炎。

由于病情转归迅速,缺乏确诊性的检查依据,诊断难度增加。但是根据 CIP 的 3 条诊断标准,且患者现有的实验室检查未见染的直接依据。因此,CIP 的诊断可能性很大。而患者肺部多发病变在 3 天内的迅速吸收,进一步排除了癌性淋巴管炎、间质性肺病、肺血管病、肺栓塞及肺水肿等疾病的可能性,也不符合常规感染性肺炎的发展规律。若是考虑肺部病变吸收和 3 天 8 mg bid 的地塞米松相关,则符合免疫抑制剂相关性肺炎使用激素后的临床表现。

2020 年 4 月 10 日开始,患者出现急剧加重的咳嗽气促,持续加重的肺部多发病变。引起肺部病变的因素诸多,由于依然缺乏确诊的关键性依据,因此患者的诊断为一个开放性讨论点。考虑到患者为晚期胃癌多线化疗后的患者,骨髓功能抑制明显,为耶氏肺孢子菌及病毒感染的高风险人群,而由于 PJP 的患者病情发展迅速,预后凶险。目前,患者 PJP 合并病毒感染无法完全排除。因此,行积极的抗耶氏肺孢子菌及抗病毒治疗是必须的。在患者虽使用 7 天抗感染治疗肺部病变持续加重,但足量足疗程的抗耶氏肺孢子菌治疗并联合甲泼尼龙 40 mg 对症处理,最后患者咳嗽气促症状逐渐好转,肺部病变逐渐吸收。综合判断,PJP 可能为此部分首要致咳嗽伴双肺病变的原因。

五、专家点评

该年轻女性短短半年内,经历了“撕心裂肺之咳嗽,一波三折之迷雾”。以咳嗽气急起病,确诊为晚期胃癌伴癌性淋巴管炎,随着抗肿瘤治起效癌性淋巴管炎几近消失。肿瘤进展发生恶性胸腔积液后再次出现咳嗽气促,但影像检查发现的双肺病变出现和消失与肿瘤发展、抗肿瘤起效并不平行,究其原因抗肿瘤过程中使用的 PD - 1 单抗导致的免疫检查点抑制剂相关性肺炎是咳嗽气促的元凶,好在化疗药物预处理时使用的激素恰好帮助患者安然度过免疫相关性肺炎的发作期;随着胃印戒细胞癌的快速进展、多种抗肿瘤药物的使用、骨髓抑制的持续存在,患者再次出现咳嗽及双肺弥漫性病变,尤其是影像学上有典型改变时特殊感染中的 PJP 要作为重点考虑。联合抗感染治疗十分必要,同时抗肿瘤药物相关的肺部改变包括自身免疫性肺炎、药物相关间质性肺炎也需要警惕。

由于晚期肿瘤患者在支气管镜检查等有创检查寻找病原学或病理学依据方面存在较大的困难,整体预后不良又使得患者在肿瘤快速进展后对肿瘤合并症的治疗比较消极。晚期患者的病程中非特异性的咳嗽、双肺改变的临床诊断思路对于临床一线医生是很大的考验,合理的临床诊断对于帮助患者闯过一个个难关、提高生活质量、延长生存时间有非常重要的导向作用。回顾性讨论这例病例的意义也就在于此。

六、相关知识点

(一) 肺癌性淋巴管炎

肺癌性淋巴管炎(pulmonary lymphangitic carcinomatosis，PLC)罕见，属于肺转移瘤的一种，是指肿瘤组织沿淋巴管生长、蔓延，淋巴管内的肿瘤细胞导致局部阻塞和液体积聚，支气管血管束和肺泡间隔增厚。常见于肝癌及乳腺、肺、胃和结肠的黏液腺癌，常呈亚急性/急性进行性呼吸困难、低氧血症及低热；胸膜炎性疼痛。肺部 CT 最常见的变化(图 11 - 13)为肺纹理增多、增粗，小叶间隔增厚，但结构形态正常属于其特征性表现。确诊依赖于经支气管镜活检或者肺穿刺获得病理确诊，特征性变化为淋巴管扩张及肿瘤细胞阻塞(图 11 - 14)。肺癌性淋巴管炎通常为恶性肿瘤终末期表现，通常不可能治愈，多数患者在就诊后 3～12 个月内死亡。

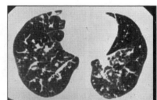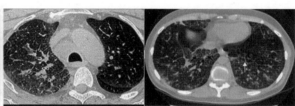

图 11 - 13　肺内癌性淋巴管炎 CT 表现

注：小叶间隔增厚呈"结节样"。

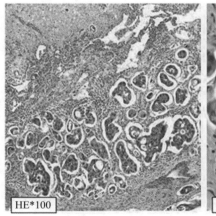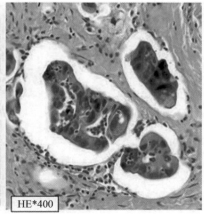

图 11 - 14　肺转移性癌性淋巴管炎的病理学表现

（二）免疫检查点抑制剂相关性肺炎

1. 定义　患者接受免疫检查点抑制剂治疗后，胸部影像学出现新的浸润影，临床除外新的肺部感染或肿瘤进展等情况下，出现呼吸困难和/或其他呼吸体征/症状（包括咳嗽和活动后气短等）。

2. 诊断　同时满足以下三点可诊断：①免疫检查点抑制剂用药史；②新出现的肺部阴影（磨玻璃影、斑片实变影、小叶间隔增厚及网格影等）；③除外肺部感染、肺部肿瘤进展、其他原因引起的间质性肺病、肺血管病、肺栓塞及肺水肿等。

3. 特点　临床表现为新发的呼吸困难、咳嗽、发热及胸痛，需除外感染性肺炎；约 1/3 患者无症状，缺乏特异性体征。实验室检查：白细胞、中性粒细胞计数正常或升高；CRP、血沉常升高；影像学改变呈现多样性如磨玻璃影、实变、纤维条索、小叶间隔增厚、小结节影及网状影等。根据临床试验报道，CIP 的发生率大多在 3%～5%，3 级以上肺炎发生率为 0～1.5%，发生中位时间：2.8 个月（9 天～19 月），给药开始到停药后均可出现。根据病理的影像学分型如下：机化性肺炎、特发性间质性肺炎、过敏性肺炎及弥漫性肺泡损伤/急性呼吸窘迫综合征。

4. 分级　根据《2021 年 CSCO 关于免疫检查点抑制剂相关毒性管理指南》，CIP 分级如下。

（1）G1：无症状，局限于肺的一个叶或＜25% 的肺实质。

（2）G2：出现新的呼吸道症状或原有症状加重，包括气短、咳嗽、胸痛、发热，以及所需吸氧条件升高；涉及多个肺叶且达到 25%～50% 的肺实质，影响日常生活，且需要药物干预。

（3）G3：严重的新发症状，病变累及所有肺叶或＞50% 肺实质，日常活动受限，需吸氧住院治疗。

（4）G4：危及生命的呼吸损害，如急性呼吸窘迫综合征，需要插管等紧急干预措施。

5. 治疗　根据《2021 年 CSCO 关于免疫检查点抑制剂相关毒性管理指南》建议，CIP 分级治疗原则如下。

（1）G1：建议观察，完善胸部高分辨率 CT、血氧饱和度、血常规、肝肾功能、电解质、TFTs、ESR 及肺功能检查。在 3～4 周后复查胸部 CT 及肺功能，如影像学好转，密切随访并恢复治疗如影像学进展，升级治疗方案，暂停 ICIs 治疗；

如影像学无改变,考虑继续治疗,并密切随访直至出现新的症状。

(2) G2:完善胸部高分辨率 CT 检查,血常规、肝肾功能、电解质及肺功能,暂停 ICIs 治疗,直至降至≤G1。静滴甲泼尼龙,1～2 mg/(kg・d),治疗 48～72 小时后若症状改善,激素在 4～6 周内按照每周 5～10 mg 逐步减量;若症状无改善,按 G3～G4 反应治疗;如不能完全排除感染,需考虑加用经验性抗感染,治疗 3～4 周后复查胸部 CT,若症状和影像学改变缓解至≤G1,免疫检查点抑制剂可在评估后使用。

(3) G3～G4:胸部高分辨率 CT 检查,血常规、肝肾功能、电解质及肺功能分析;永久停用 ICIs 治疗,住院治疗,如果尚未完全排除感染,需经验性抗感染治疗。静脉滴注甲泼尼龙 2 mg/(kg・d),酌情行肺通气治疗;激素治疗 48 小时后,若临床症状改善,继续治疗至症状改善至≤G1,然后在 4～6 周内逐步减量;若无明显改善,可考虑接受英夫利昔单抗(5 mg/kg)静脉滴注(在 14 天后可重复给药),或吗啡麦考酚 1～1.5 g/次,bid,或静脉注射免疫球蛋白。

(三) 耶氏肺孢子菌肺炎

又称为肺孢子菌肺炎(pneumocystis carinii pneumonia,PCP),曾经被命名为卡氏肺孢子菌(pneumocystis carinii),发生于免疫功能受损者,特别是 HIV 感染者、造血干细胞移植(HCT)和实体器官移植受者、血液系统恶性肿瘤,以及接受糖皮质激素、肿瘤化疗药物和其他免疫抑制药物的患者。PJP 首选复方磺胺甲噁唑(TMP - SMX)治疗,肾功能正常患者的 TMP - SMX 剂量为 15～20 mg/(kg・d),分 3 次或 4 次静脉给药或口服。由于 TMP - SMX 的生物利用度极好,所以胃肠道功能正常的所有患者都适合口服给药。

(四) 药物引起的间质性肺病

本质为药物相关间质性肺炎,常与 EGFR 抑制剂、ALK 抑制剂等的使用有关。

1. 发病机制　发病机制可能为药物的细胞毒作用,也可能为过敏反应。由过敏反应引起发病较快,数日或数周发病,如及时停药,预后较好。由细胞毒反应引起发病较缓慢,常需数月甚至数年,预后较差。

2. 诊断　对于 DILD 的诊断首先是详细询问服药史;其次是症状和体征,如果出现红色斑丘疹、多形红斑及红皮症等皮疹(药疹)时应怀疑药物性肺炎;影像学检查如胸部 X 线、CT 等,实验室检查在症状和影像学所见的基础上,如果再合并肝肾功能损害、IgE 升高、外周血嗜酸性粒细胞增加等有必要怀疑药物性肺炎;对于病理学检查:药物性肺炎没有特异的病理学表现,但是通过肺组织的病理学检查可以对其他疾病进行排除诊断。而胸腔镜下肺活检病理学诊断是最可信的,但手术后可能会导致肺部病变加重,因此,应慎重选择。仅凭支气管肺泡灌洗(BAL)不能确诊药物性肺炎,但若 BAL 所见正常则 DILD 的可能性小。尽管 DILD 还没有特异性诊断标准,但满足以下 4 点,可诊断:①用药后出现症状和胸部阴影;②停药后症状改善;③可以除外肺部其他疾病;④同种药物偶然间再用后症状再次出现可以确诊为 DILD。

3. 临床表现　表现为呼吸困难、咳嗽及气促等,体征可有呼吸频率增快、心动过速,是 DILD 患者的最早表现。重症患者多出现发绀;部分 DILD 患者同时出现严重贫血,即使严重缺氧,发绀亦不明显或不出现,肺部听诊有捻发音或表浅、连续、细小及高调的湿啰音。晚期 DILD 患者出现体循环淤血体征,严重缺氧、酸中毒可引起心肌损害,出现血压下降,心律失常,甚至心跳停搏。根据肺部 CT 表现分为以下类型:机化性肺炎、特发性间质性肺炎、过敏性肺炎及弥漫性肺泡损伤/急性呼吸窘迫综合征。

4. 治疗　建议停用相关药物;根据肺损害的严重程度与加剧速度,决定是否予以糖皮质激素治疗;支持治疗包括辅助供氧、支气管扩张剂以及机械通气等。当抗肿瘤药物所致的症状性肺毒性诊断相当可靠时,一般不建议重新启用该药物。

致　谢

感谢一起参与讨论的各位专家,放射科黎元教授、感染科陈澍教授、病理科樊洁副教授、呼吸科龙丰副教授及抗生素研究所王明贵教授等。

推荐阅读

1. 冈康幸,史春虹. 药物性肺损害的诊断[J]. 日本医学介绍,2007,28(3):107-109.
2. BATEMAN M, OLADELE R, KOLLS J K. Diagnosing Pneumocystis jirovecii pneumonia: a review of current methods and novel approaches [J]. Med Mycol, 2020,58(8):1015-1028.

3. IM Y, LEE H, LEE H Y, et al. Prognosis of pulmonary lymphangitic carcinomatosis in patients with non-small cell lung cancer [J]. Transl Lung Cancer Res, 2021,10(11): 4130 - 4140.

4. MOUBAX K, WUYTS W, VANDECAVEYE V, et al. Pulmonary lymphangitic carcinomatosis as a primary manifestation of gastric carcinoma in a young adult: a case report and review of the literature [J]. BMC Res Notes, 2012,5:638.

5. PELOSI G, PAPANIKOLAOU N. Book Review — Diagnostic pathology: thoracic, 2nd edition [J]. Virchows Archiv, 2018,472(3):513 - 514.

6. SAITO Y, GEMMA A. [Interstitial lung disease associated with chemotherapy and molecularly-targeted drug: diagnosis and management]. gan to kagaku ryoho [J]. Cancer & chemotherapy, 2011,38(13):2531 - 2537.

7. SALZER H J F, SCHÄFER G, HOENIGL M, et al. Clinical, diagnostic, and treatment disparities between HIV-infected and non-HIV-infected immunocompromised patients with pneumocystis jirovecii pneumonia [J]. Respiration, 2018,96(1):52 - 65.

8. WANG H, GUO X, ZHOU J, et al. Clinical diagnosis and treatment of immune checkpoint inhibitor-associated pneumonitis [J]. Thorac Cancer, 2020,11(1):191 - 197.

（王　玉　周鑫莉　梁晓华）

第 12 期

晕厥反复寻缘由，心事重重觅生机

导 读

本案记录的是一位 25 岁青年女性，反复晕厥探寻病因的故事。

患者正值青春，风华正茂，在艺术学习的道路上刚刚起步，夜以继日的辛勤求学求知中却一而再的突发晕厥，频频上演生死一线间。来到本院前，患者已先后在多家医院反复紧急求医 3 次了，却仍前途未卜。

一般而言，晕厥是急诊极为常见的急症，大多可以很快得以明确晕厥原因，如脑血管疾病、心血管疾病、耳源性疾病、颈椎病、低血糖、自主神经功能紊乱，甚至癔症等疾病，都是晕厥的常见病因，大多可以快速识别。但该病人似有她的独特之处，急诊医生套用既定流程格式，不得其解。

患者紧急来到我院急诊时已清醒，但深感乏力，对答没问题。依据患者所述征象及外院诊治资料：体位改变时突发晕厥、反复发作、发热、血性胸腔积液、低血压、脉压差增大、血象白细胞增多及初期抗菌药物治疗后病情一度缓解。这一切看似心源性因素为主，但血性胸腔积液如何解释？考虑结核性感染播散累及中枢，那晕厥反复发作且不伴头痛等颅内压增高等其他表现，这一切又该如何解释呢？一连串的问题，终于在探寻患者脉压差增大、血流动力学不稳定的病因中发现了端倪。

本病例讨论由急诊科提供并主持，邀请胸心外科、心内科与病理科共同参加讨论。

一、病史介绍

患者于 10 月 28 日凌晨自感浑身发冷，胸前区憋闷，无头晕头痛，无恶心呕吐，无心悸，随后与他人交谈过程中突发晕厥，意识不清，无手脚抽搐，无口眼歪斜，无流涎，无大小便失禁。约 10 min 后，他人呼唤后清醒，后逐渐出现恶心，呕吐 2 次，均为清水样液体，伴周身乏力，无头晕头痛，无意识障碍，于早晨 6 时左右由"120"送至 A 院急诊就诊。当时生命体征：T 36.3℃，BP 74/39 mmHg，P 125 次/分，SPO$_2$ 100%。血常规：白细胞计数 20.04×10^9/L，中性粒细胞百分比 83%；血生化指标：CPK 1.57 ng/mL；尿素 3.85 mmol/L；肌酐 108 μmol/L；高敏肌钙蛋白 0.02 ng/mL；钾 2.88 mmol/L、钠 139 mmol/L；ALT 163 U/L；AST 248 U/L。自身免疫抗体、肿瘤指标、补体未见明显异常；胸部 CT 扫描提示心包积液，积血？左肺上叶磨玻璃小结节；右肺上叶条索影；右侧少量胸腔积液。腹部 CT 扫描提示：腹水，胆囊壁水肿、增厚，阑尾粪石形成，盆腔积液。心电图检查：窦性心动过速，逆钟向转位，ST - T 改变。心脏超声检查：心包腔少量积液。肺动脉 CTA 检查未见明显栓塞。B 超检查未见淋巴结肿大。初步考虑脓毒症、重症肺炎。予扩容补液纠正休克、头孢吡肟联合莫西沙星抗感染。随后的右侧胸腔穿刺引流提示血性胸腔积液，李凡他试验(1＋)，红细胞数 85×10^9/L，有核细胞 370，胸腔积液蛋白 32 g/L。患者诉引流 2 日均为血性液体。治疗 4 日后复查血常规：白细胞计数 6.82×10^9/L；PCT 0.04 ng/ml；TNT 0.0223 ng/mL；ALT 288 U/L。炎症表现明显改善，周身乏力较前有所好转，但患者血压仍偏低，仍有恶心，无呕吐，无头晕头痛，无发热，无盗汗。

次日，患者在出院转至家乡医院继续治疗途中，再次出现胸闷不适，在下车时再次出现突发晕厥，呼之不应，持续约 2 min，其父殷切呼唤后意识恢复，同时出现恶心干呕，胸闷，轻度呼吸困难，头痛，无头晕，于是再次急送至 B 院急诊就诊。到 B 院急诊时生命体征：T 36.8℃，BP 113/92 mmHg，P 108 次/分，SPO$_2$ 99%。急诊胸部 CT 扫描提示：①双肺下叶多发炎症，双侧少量胸腔积液，请结合临床；②心包积液。腹部 CT 扫描：未见明显异常。心脏超声检查：心包积液(中量)、下腔静脉内径增宽，估测右房压增高，各房室大小正常范围，未见明显节段性室壁运动异常。血常规检查：白细胞计数 14.7×10^9/L，中性粒细胞百分比 82.7%，予莫西沙星抗感染，辅以护胃、营养支持等治疗，后患者要求转至我院，遂于 11 月 4 日转至我院急诊。

11 月 4 日，我院行急诊检查。血常规检查：白细胞计数 12.21×10^9/L，中性粒细胞计数 8.10×10^9/L，降钙素原 0.13 ng/mL。血清钠 136 mmol/L。NT - proBNP 335.0 pg/mL；DIC：纤维蛋白原降解产物 16.1 μg/mL；D -二聚体

7.43 FEUmg/L。心电图检查提示：窦性心律。为求进一步诊治，收住 EICU。

患者既往体健，否认其他系统慢性疾病史。近 1 月学习生活压力较大，作息极度不规律，熬夜较为频繁，有吸烟、饮酒史，但体重近期未有下降。

患者具有家族肿瘤病史，母亲及阿姨均为宫颈癌患者。

入院查体：T 36.6℃，P 84 次/分，R 20 次/分，BP 93/60 mmHg。神志清，精神可，全身皮肤黏膜未见异常。双肺呼吸音粗，未闻及明显干湿啰音。心率：84 次/分，律齐，心脏各瓣膜听诊未闻及明显杂音；腹平坦，腹壁软，全腹无压痛，无肌紧张及反跳痛，肝、脾肋下未触及，肝、肾脏无叩击痛，双下肢无水肿。

初步诊断：晕厥原因待查。

二、探案过程

该患者病程中以反复晕厥为主要表现，伴之以较多的伴随表现，其中血性胸腔积液、血流动力学不稳定是重要的伴随表现。

阶段一：前期线索提炼。

晕厥为急诊科常见症状，潜在病因多种多样。急诊科诊治思维常常为"先开枪，后瞄准"。在急诊处理晕厥患者时，首先应考虑筛查致命性原因所致晕厥。例如，心律失常、主动脉夹层及肺栓塞等。患者来院时，生命体征平稳，神志清楚，精神状态良好，但考虑到患者既往存在血流动力学紊乱，且病因不详，外院查 D-二聚体升高，致命性原因仍不完全除外，风险系数较高，遂立即进入抢救室，予多功能监护、密切监测生命体征。《罗森急诊医学》认为，引起晕厥的原因常常为脑的急性低灌注导致双侧大脑半球或脑干（网状上行激动系统）功能障碍，将晕厥分为中枢神经系统结构局部低灌注所致晕厥、全身性低灌注所致中枢神经系统功能障碍从而引起的晕厥、脑灌注正常时中枢神经系统功能障碍所致晕厥。同时书中提出了更适用于急诊医生的诊疗思路（图12-1）。

心内科施海明教授的病史分析与会诊意见：患者以晕厥为首发表现。晕厥的定义为一过性全脑血液低灌注导致的短暂意识丧失，特点为起病迅速、持续时间短、可以自行完全恢复。《2018 年 ESC 晕厥诊断和治疗指南》将晕厥分为神经介导性晕厥、直立性低血压晕厥和心源性晕厥。

1. **神经介导性晕厥** 包括血管迷走性晕厥、情境性晕厥、颈动脉窦综合征、不典型反射性晕厥。特点为均有自主神经反射过程在其中，发病前往往有

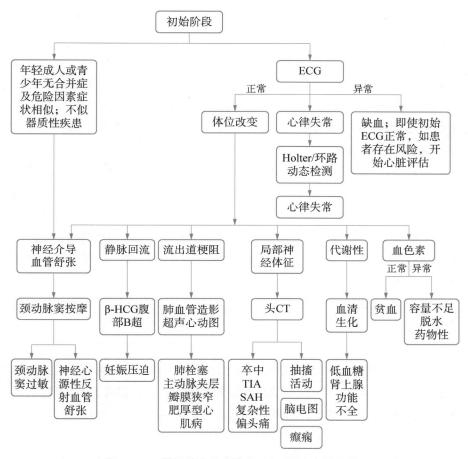

图 12-1　晕厥诊疗思考流程——《罗森急诊医学》

自主神经亢进的先兆症状。例如，大汗、面色苍白、恶心及呕吐等，往往在特定情况下发生。例如，体位变化、面对不愉快的视觉及听觉、惊恐发作、极度疼痛等，从而造成迷走神经一过性亢进，引起心率减慢、血压下降。

　　2. 直立性低血压晕厥　往往没有很明显的神经反射过程。主要为调节血压的神经功能障碍，往往发生于基础合并有高血压、糖尿病、帕金森病的老年人群以及长期服用精神类药物的人群。

　　3. 心源性晕厥　包括心律失常导致的晕厥及机械障碍导致的晕厥。心律失常导致的晕厥可分为快速性心律失常。例如，尖端扭转型室速、阵发性室上速所导致的心搏量减少从而引起晕厥，以及缓慢性心律失常，如窦性静止。机械障碍往往由嵌顿引起,如左房黏液瘤、左房球型血栓。心源性晕厥往往时间较为短暂,以秒计算。

该患者为青年女性,每次晕厥发作与体位改变具有一定关系,均持续数分钟,血流并未完全终止,脑灌注仍然存在,心室率较慢,血压低,清醒后具有恶心、呕吐等迷走神经亢进等表现。故目前考虑患者神经介导性晕厥,或混杂有直立性低血压晕厥可能性较大,而常见原因(如心律失常、黏液瘤、肺栓塞及主动脉夹层等)所导致的心源性晕厥可能性较小。

尽管患者具有神经介导性晕厥及直立性低血压晕厥的类似表现,但需要关注的是,此类晕厥可发生在身体完全健康、无任何器质性疾病的人群中,也可发生于肿瘤恶病质、严重感染等具有器质性疾病、既往容量不足的人群中。且患者外院 CT 扫描提示多浆膜积液,外院胸腔穿刺证实为血性胸腔积液,李凡他试验(+),D-二聚体升高,故患者晕厥的背后仍需进一步探查是否存在器质性疾病。

关于急诊血性胸腔积液的诊治思路,急诊科陈明泉教授结合该患者的病史做了分析与讨论。

正常人的胸膜腔内含有 5~15 mL 微量液体,具有润滑作用。每 24 小时有500~1 000 mL 液体形成和再吸收,两者处于动态平衡。任何因素造成其生成增多和/或再吸收减少,出现胸膜腔内液体增多时即称为胸腔积液,其发病机制主要包括:①胸膜毛细血管静水压增加;②胸膜毛细血管胶体渗透压降低;③胸膜毛细血管通透性增加;④壁层胸膜淋巴回流障碍。

西班牙一项针对 3 077 名接受诊断性胸腔穿刺的胸腔积液患者的回顾性分析结果显示,由肿瘤所导致的胸腔积液占 27%,但在青年患者中,绝大多数胸腔积液为结核所导致。同时,我国的一项多中心研究结果显示,肺炎伴胸腔积液及脓胸、恶性胸腔积液、结核性胸腔积液为胸腔积液最主要的 3 个病因。

血性胸腔积液的原因可分为:外伤、结核、肺栓塞、肿瘤及自身免疫性疾病。①外伤:患者为晕厥发生后摔倒,且有人搀扶,未曾发生头部撞击,而非摔倒后导致头部外伤所致晕厥,且外院头颅 CT 扫描未见明显异常,查体未见头颅有外伤痕迹,故不考虑外伤所致晕厥;②结核:患者青年女性,营养良好,既往否认免疫系统疾病病史,白细胞升高,曾有一过性低热,但无消耗性表现,尽管未见明显肺结核、骨结核及肠结核等常见相关表现,但结核性病变仍不能完全除外；③肺栓塞：患者 D-二聚体升高，伴有胸闷，但无胸痛，入院时血氧饱和度正常，外院肺动脉 CTA 检查未见血栓形成，且治疗后 D-二聚体迅速下降，故肺栓塞可予以排除；④肿瘤：患者近期无消耗性表现，目前尚无实质性肿瘤存在依据，但患者母亲及阿姨为宫颈癌患者，故肿瘤所导致血性胸腔积液仍需考虑在内；⑤自身免疫性疾病：患者年轻女性，血性胸腔积液常源于以血管炎为基础的一类自身免疫性疾病，如系统性红斑狼疮、系统性血管炎，但患者无皮疹、脱发、光敏及龋齿等一系列伴随表现，尽管概率较低，但仍不可完全排除，需进一步完善自身免疫抗体等相关检验。

综合前期线索，考虑患者晕厥原因系神经介导性晕厥及直立性低血压晕厥可能大，而血性胸腔积液的存在，其上游病因系肿瘤性病变、结核性病变可能性较大，自身免疫相关疾病不可完全排除。基于可治性疾病诊断原则和一元论诊断原则，故暂予以 HRZE 诊断性抗结核及甲泼尼龙抗炎治疗，同时立即收住 EICU。

阶段二：继续线索追踪。

2021 年 11 月 5 日 14:00，患者转入 EICU。尽管患者来院时精神状态良好，生命体征暂平稳，但考虑到患者病因复杂，晕厥背后的凶手仍隐藏在暗处，且既往存在血流动力学紊乱情况。所以，我们将其收住 EICU。密切监测生命体征的同时，HRZE 方案（异烟肼 0.3 g qd + 利福平 0.45 g qd + 吡嗪酰胺 0.5 g tid + 乙胺丁醇 0.75 g qd）诊断性抗结核及莫西沙星 0.4 g qd，甲泼尼龙 40 mg qd 治疗，积极完善相关检验检查从而寻找病因。患者 EICU 监护期间，我们注意到患者未有发热，但收缩压持续偏低，波动于 83～95 mmHg，但患者诉既往血压正常，收缩压基本波动于 120～130 mmHg。

2021 年 11 月 6 日 18:30，患者出现突发情况。患者下床行走后，再次出现胸闷，血压：94/57 mmHg，体温正常，血糖正常，稍感乏力，无头晕头痛，无恶心呕吐，无大汗淋漓，无咳嗽咳痰。查体：双肺呼吸音粗，未闻及明显干湿啰音，心律齐，80 次/分，各瓣膜区未闻及明显杂音。急查血气分析未见明显异常；心电图检查提示：①窦性心律；②逆钟向转位；③T 波改变（Ⅱ、aVF、V_4、V_5、V_6 T 波直立，Ⅲ、V_2、V_{3T} 波浅倒）。患者卧床稍作休息后，症状缓解。

2021 年 11 月 7 日 10:00，部分检验结果回示：T-SPOT、心肌标志物、自身免疫相关指标均为阴性；头颅 MRI 增强扫描未见明显异常；CA125 190.00 U/mL（正常范围≤24.0 U/mL）。

患者反复晕厥仍然无法解释。考虑到患者胸闷似乎与活动具有相关性,血压持续偏低,外院心超检查提示少量心包积液,为进一步评估是否存在心包积液增多,我们对患者再次行心脏超声检查。

2021 年 11 月 8 日 09:10,心脏超声检查结果回报:右房内见团块状中等回声占位,无蒂,约 42 mm×31 mm,形态不规则,无活动度,附着于右房前壁及房间隔,部分延伸至上腔静脉入口,心包腔内见无回声区,左室后壁后方约 16 mm,左室侧壁侧方约 7 mm,右室前壁前方约 2 mm,右室游离壁外侧约 6 mm。结构诊断:右房内实质性占位,少至中等量心包积液。功能诊断:左心收缩功能正常;左心舒张功能正常(图 12 - 2)。

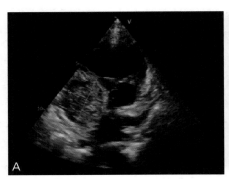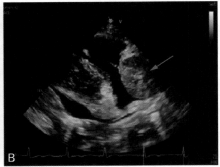

图 12 - 2 超声心动图表现

注:A. 变异心尖四腔心切面;B. 右室流出道切面。

心内科黄国倩主任(心超室)会诊分析:

1. 心脏的实质性占位性质 可分为肿瘤性和非肿瘤性。非肿瘤性占位包括:赘生物、血栓等,常发生于左心,右心较为少见。结合患者既往病史,且目前暂无病原学依据,占位物质未见活动度,故感染性心内膜炎所产生赘生物而形成的占位可能性不大。另一方面,患者 D -二聚体为一过性升高,下腔静脉未有明显占位表现,故暂不考虑下腔静脉来源血栓。综上,暂考虑患者心脏内实质性占位为肿瘤性可能较大,同时结合肿瘤位置,无明显活动度、形态不规则、血性胸腔积液且肿瘤标志物存在升高,考虑恶性程度较高。

2. 占位来源 在超声探查过程中,下腔静脉、心包、纵隔及周围脏器均未见明显占位,未探寻到转移性肿瘤依据。进一步完善全身影像检查。

3. 占位影响 患者右心房占位体积较大,从而导致心房内有效腔室减少,右心充盈不佳,临床可表现为血压持续偏低,同时占位延伸至上腔静脉,对上腔充盈产生影响,需胸心外科进一步评估。

PET/CT 结果(图 12-3):①右心房见低密度肿块影,形态不规则,边界欠清,较大截面范围约 4.8 cm×4.6 cm×5.4 cm,PET 检查示其放射性摄取异常增高,标准摄取值(SUV)最大值 14.0;心包腔内见游离液体密度影。②余所见全身(包括脑)PET/CT 现象未见荧光脱氧葡糖(FDG)代谢明显异常增高灶,排除转移瘤可能。

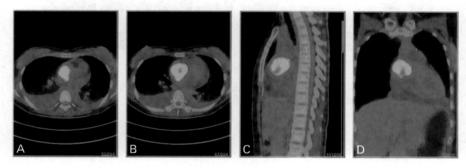

图 12-3 PET/CT 表现

胸心外科庞烈文教授病情分析:患者占位局限于右心房,代谢值异常增高,形态不规则,考虑高度恶性肿瘤可能大。首要任务需明确其病理学性质,与家属沟通排除禁忌证后于 2021 年 11 月 19 日于体外循环下行手术探查。术中见心包内大量血性积液,肿块侵犯至心外膜,向上累及上腔静脉开口,向下侵犯至左房顶。冰冻病理学检查提示:梭形细胞圆细胞肿瘤,倾向恶性。考虑到肿瘤高度恶性可能,活动度不佳,进行完全根治性切除可能性极低,行姑息性切除意义不大,甚至会带来进一步加剧肿瘤扩散的不良后果,故行肿瘤部分切除完善病理学检查及上腔静脉补片扩大,改善患者回心血量减少所致晕厥发生(图 12-4)。

病理科胡小木医生病情分析:如图所见,患者肿瘤细胞成片分布,中间穿插呈红色条索状组织,为正常心肌组织,肿瘤细胞与心肌组织分界不清,提示肿瘤呈侵袭性生长。高倍镜下可见肿瘤细胞异型性明显,核分裂象多见,提示肿瘤生长迅速。对于生长迅速、侵袭性强,排除转移瘤可能的肿瘤,术中病理

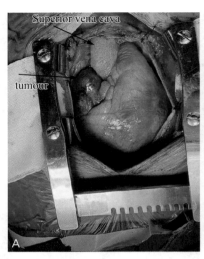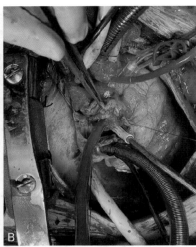

图 12-4 患者术中图片

注:A.右心房肿瘤位于上腔静脉根部的右心房附近,部分穿透右心房并进入心包;B.在手术过程中,发现肿瘤位于右心房顶部,靠近右冠状动脉和窦房结。因此暂不能行整体切除肿瘤,只能部分切除肿瘤。

学检查提示恶性可能(图 12-5)。在石蜡切片中,可见局部肿瘤坏死及大量炎症细胞聚集。同时,肿瘤细胞形成了大量不规则腔隙样结构,肿瘤细胞内皮向内突出,形成鞋钉样结构,为血管来源的恶性肿瘤诊断依据。其中,恶性血管肉瘤、横纹肌肉瘤、恶性黑色素瘤、恶性间皮瘤及肺腺癌均可表现出鞋钉样结构(图 12-6),故仍需进一步完善免疫组化检查,明确肿瘤类型。

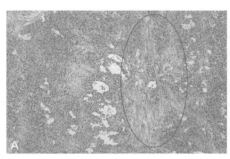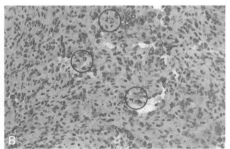

图 12-5 患者病理学图片

注:术中可见:肿瘤浸润性生长在边缘不清的心脏组织中(40×)。A.患者肿瘤细胞成片分布,中间穿插呈红色条索状组织,为正常心肌组织,肿瘤细胞与心肌组织分界不清,提示肿瘤呈侵袭性生长;B.高倍镜下可见肿瘤细胞异型性明显,核分裂象多见,提示肿瘤生长迅速。

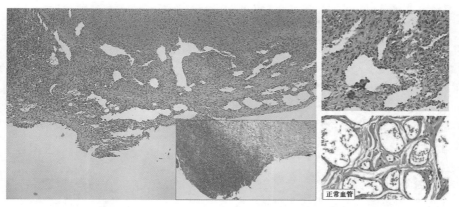

图 12-6　石蜡切片与正常血管组织比较图片

注:在肿瘤组织中可以观察到血管形成,其中通道排列着鞋钉样细胞(×200)。

11 月 21 日免疫组化结果回报:Desmin(-),MyoD1(-),myoglobin(-),myosin(-),MDM2(-),CK(-),S-100(-),Syn(-),calretinin(-),CK5/6(-),ALK(-),cal-desmin(-),CDK4(-),HMB45(-),Ki67(50%+),CD34(+),ERG(+),CD31(+),SMA(+),CD117(+),FLI-1(+),INI-1(+)。(右心)结合形态及酶标,符合血管肉瘤。

病理科医生病情分析:患者免疫组化结果示 CD34(+),ERG(+),CD31(+),FLI-1(+),均为血管标记物;desmin(-),MyoD1(-),排除横纹肌肉瘤、平滑肌肉瘤可能;CK(-),calretinin(-),CK5/6(-),排除间皮瘤和癌可能;MDM2(-)有助于区分肺动脉内膜肉瘤;S-100(-)可协助排除转移恶性黑色素瘤;INI-1(+)说明不伴有特殊分子学异常。综上分析所述,考虑此肿瘤为血管来源肿瘤,但仍需明确为血管交界性肿瘤及血管肉瘤,前者常具有其独特的临床及病理学特征。例如,网状血管内皮瘤,较为罕见,常见于皮肤,呈缓慢生长趋势;卡波西肉瘤常见于艾滋病患者,具有特殊地域性分布。最终结合临床、形态及免疫组化,将其定性为血管肉瘤(图 12-7)。

阶段三:综合线索分析。

综合线索分析,患者以晕厥为首发表现,心脏超声检查可见肿瘤体积较大,右心房有效腔室减少,右心房及右心室压力差明显减少从而引起心输出量减少,即可表现为持续血压偏低,在体位改变时,不能维持脑部血流灌注。当低灌注引起脑血流量减少 35%或以上时,常可导致意识障碍,从而出现晕厥表

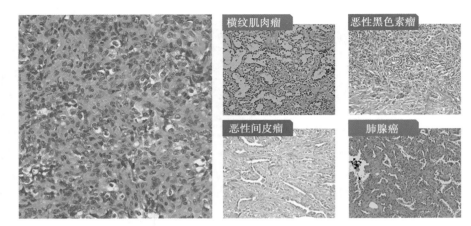

图 12-7　免疫组化检查结果比较分析

现。随着肿瘤后期发展,右心房肿瘤延伸至房腔,阻碍血流从而导致类似三尖瓣狭窄表现,即右心衰竭表现(肝大、腹水)。

其次,患者入院时提示既往胸腔穿刺为血性胸腔积液。肿瘤胸腔积液产生机制相对比较复杂,结合本病例外科手术中见肿瘤已侵及心脏外膜,引起血性心包积液,血性胸腔积液考虑为肿瘤侵犯胸膜毛细血管或直接侵犯胸膜所致。

患者 D-二聚体升高与肺栓塞息息相关,往往引起急诊科医生高度警觉,但值得注意的是,D-二聚体的阴性值相对于阳性值而言,更具有临床意义。皮肤过敏反应、重症感染、肿瘤等均会导致 D-二聚体升高。对于此病例,患者 D-二聚体升高与原发性肿瘤分泌各种细胞因子引起凝血功能异常具有相关性。

三、最终诊断

至此,历时 14 天,凶手——"心脏血管肉瘤"终于捕获归案。

四、治疗和病情转归

2021 年 11 月 22 日患者术后出院。之后,我们对患者再次进行了电话随访,患者自诉:目前平地行走 40 米即出现气促,正等待心脏移植。

五、专家点评

该例患者青年女性，反复晕厥，多方求医，病情惊心动魄，病因扑朔迷离，快速明确病因是解决危急问题的关键。过程中，发热、肺部炎症表现、血象白细胞增多，一度把大家的目光聚焦到急性感染、脓毒休克综合征的方向。血性胸腔积液和病情好转后再次反复，再次把大家带到了现实。最终在探寻血流动力学不稳定的原因时，心脏超声检查提供了极大的帮助。在初步明确心脏占位病因的基础上，通过 PET/CT 检查进一步明确病变范围和病变性质后，及时通过手术，解决了患者再次晕厥的风险。整个诊治过程非常高效，团队之间的合作非常流畅，MDT 的力量得到了很好的体现。

该患者病理学诊断为心脏血管肉瘤。这是一种较为常见的原发性心脏恶性肿瘤，但由于其起病隐匿，临床表现多样，很容易误诊，以晕厥为首发表现的目前未见报道。该病的诊断中，心脏超声检查的作用十分重要，常常是发现诊断信息的重要来源。因此，对于晕厥原因不明者，常规心脏超声检查是必要的。关于心脏血管肉瘤的治疗，因没有特别有效的化疗方案，早发现、早诊断与及时手术切除是改善其预后的主要影响因素，大多情况下是需要心脏移植的。

晕厥是急诊科常见症状，其背后原因多样。患者急诊入院时，往往病情紧急危重，这更需要急诊医生对于患者的病史、生命体征及伴随表现有一个更精准的把握，不迷惑于表现，不轻易放过任何细节，对患者进行准确评估，善于发现潜在风险因素，合理分流。同时各科的协作诊疗对该病例的最终诊断给予了极大的帮助。

六、相关知识点

（一）晕厥急诊评估和处理

晕厥是急诊科常见症状。接诊晕厥的患者，首先要核查生命体征，如果生命体征不稳定或考虑存在危及生命的病因时优先安排患者入抢救室或留观室，给予心电监护及适当的治疗和处理。如果生命体征稳定考虑低风险的病因时可在诊室接诊和处理。任何晕厥患者都需全面采集病史和体格检查，都需完成相关实验室检查和辅助检查，包括但不限于：血常规、粪常规 + OB，肝肾功能、电解质、心肌酶谱、心肌标志物、pro - BNP、DIC、血糖、动脉血气、心电图、头部 CT 及胸部 CT 检查。

　　急诊科医生的首要及重要任务是评估。欧洲心脏病学会指出,在急诊室对晕厥患者评估时,医生应考虑 3 个关键问题:①患者是否存在能够导致晕厥的严重的基础疾病。表 12 - 1 列举了能够引起晕厥事件的高危因素及低危因素,从而帮助急诊医生能够早期识别出具有高危因素的患者,做到密切监测,早期治疗;②如果病因不明,需对患者预后进行初步评估。如图 12 - 8 所示,合理的风险分层可以识别低风险患者,对患者进行宣教后即可让患者离院,同时可以识别高危的心血管患者,从而进一步完善各种紧急检查,收住入院;③患者是否需住院治疗,即患者的分流方向。在急诊科,以晕厥为主诉的患者最终约有 50% 被收住入院(住院率为 12%～86%)。

表 12 - 1　在急诊科初步评估晕厥患者的高危特征(提示严重)和低风险特征(提示良性)

项目	晕厥相关风险因素评估
晕厥事件	低危因素 　与反射性晕厥有关的典型的前驱症状(如:头昏、发热感、出汗、恶心及呕吐等) 　在遇到意外出现的令人不适的场景、声音、气味或疼痛后发生 　长时间站立或拥挤、燥热的场所 　在餐时或餐后发生 　咳嗽、排便或排尿引起 　头部转动或压迫颈动脉窦(如肿瘤、刮脸及紧颈) 　从仰卧位/坐卧位站立 高危因素 　主要 　　新发的胸部不适、呼吸困难、腹痛或头痛 　　在劳力或卧位时晕厥 　　突发心悸后即刻出现晕厥 　次要(只有伴发结构性心脏病或心电图异常才视为高危) 　　没有前驱症状或前驱症状短暂(<10 s) 　　有早发的心脏猝死的家族史 　　坐位晕厥史
既往史	低危因素 　具有与当前发作事件特点相同的、反复发作的低危特点的晕厥病史(数年) 　没有结构性心脏病史 高危因素 　主要

项目	晕厥相关风险因素评估
	严重的结构性心脏病或冠状动脉疾病(心功能衰竭、低射血分数或陈旧性心肌梗死)
体格检查	低危因素
	正常体检
	高危因素
	主要
	急诊科不明原因的收缩压<90 mmHg
	直肠检查提示消化道出血
	清醒状态下非运动锻炼所致的持续的心动过缓(<40 次/分)
	不明原因的收缩期杂音
心电图检查	低危因素
	正常的心电图
	高危因素
	主要
	心电图检查提示急性心肌缺血的改变
	莫式Ⅱ型Ⅱ度和Ⅲ度房室传导阻滞
	缓慢型心房颤动(<40 次/分)
	在清醒的状态下持续窦性心动过缓(<40 次/分)、反复窦房阻滞或者窦性停搏>30 s 而非体育运动训练所致
	束支传导阻滞,室内传导阻滞,心室肥厚,Q 波符合心肌缺血或者心肌病
	持续性和非持续性室性心动过速
	植入性心脏装置功能障碍(起搏器或 ICD)
	1 型 Brugada 波
	ST 段抬高伴有 $V_1 \sim V_3$ 导联 1 型(Brugada 波)
	反复 12 导联心电图 QTc>460 ms,提示长 QT 综合征
	次要(仅在有心律失常晕厥病史的人)
	莫式Ⅰ型Ⅱ度房室传导阻滞和显著的 PR 间期延长的Ⅰ度的房室传导阻滞
	无症状的轻度窦性心动过缓(40～50 次/分)或缓慢房颤(40～50 次/分)
	阵发性室上性心动过速或心房颤动
	预激 QRS 综合波
	短 QT 间期(≤340 ms)
	非典型性 Brugada 波
	右胸导联 T 波倒置,Epsilon 波提示 ARVC

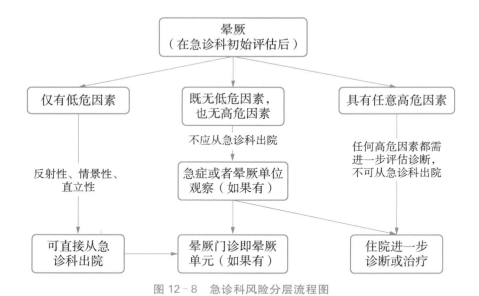

图 12-8　急诊科风险分层流程图

（二）心脏肿瘤

　　心脏肿瘤是指发生在心腔内或心肌内的良性和恶性肿瘤。1599 年，Columbus 在尸检报告中首次报道；1934 年，Barnes 首次临床诊断心脏原发性肉瘤；1954 年，Crafoord 等首次成功切除心脏原发肿瘤。心脏肿瘤，按肿瘤的发生分原发性肿瘤、继发性肿瘤；按肿瘤的性质分为：良性肿瘤、恶性肿瘤。其中，心肌黏液瘤是最常见的原发性心脏肿瘤，占 61%～83%。原发性心脏恶性肿瘤很少见，病理学类型以肉瘤为主。原发性恶性心脏肿瘤的临床特征取决于肿瘤的位置、大小、浸润性、脆性和生长速率。大多数恶性心脏肿瘤早期无症状，当患者就医时，往往已发生转移。

（三）心脏血管肉瘤

　　心脏血管肉瘤是最常见的原发性心脏恶性肿瘤之一，约占 40%，发病年龄30～50 岁，男性多于女性。组织学上起源于血管或淋巴内皮细胞，通常在右房室沟，经常累及心包和右心房壁。肿块倾向于向外延伸到邻近的心包，并在疾病的后期通过大静脉和三尖瓣在心脏的右侧发展（图 12-9，术中见心脏血管肉瘤多种形态）。心脏血管肉瘤起病隐匿，侵袭性强，患者常常以发热、气促、呼吸困难为主诉来就诊，当诊断明确时，患者往往已发生多处转移。目前，以晕厥为首要表现的心脏血管肉瘤尚未见有报道。

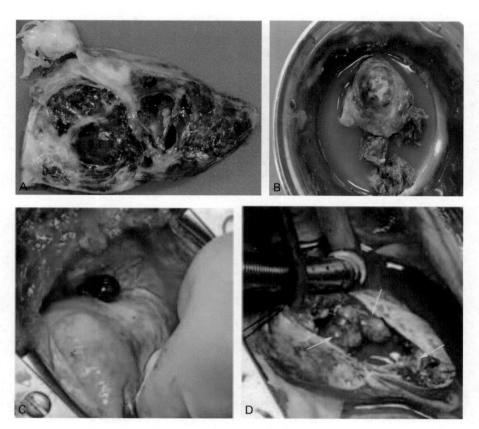

图 12 - 9　术中心脏血管肉瘤形态

引自：QIAN L F，XU X J，HENRY D，et al. Cardiac angiosarcoma：a case report and review of current treatment [J]. Medicine（Baltimore），2019，98（49）：e18193.
KIM C H，DANCER J Y，COFFEY D，et al. Clinicopathologic study of 24 patients with primary cardiac sarcomas：a 10-year single institution experience [J]. Hum Pathol，2008，39（6）：933 - 938.

在诊断上，超声心动图检查仍然是无创诊断的第一方案。梅奥诊所的研究数据表示，超声心动图检查对于诊断心脏肉瘤的敏感性为 75%，优于 CT 检查，且可通过观察肿瘤柄的有无进一步区分血管肉瘤与良性肿瘤（图 12 - 10）。但由于超声心动图存在一定的主观性，同时受到体位、角度等影响，且视野仅限于纵隔窗，其结果可能不具有完整性，无法全面分析是否存在转移可能。CT

及 MRI 检查做为诊疗手段之一，可对于超声心动图检查的结果进行一定程度的补充。在心脏 MRI 检查中，血管肉瘤在右心房呈异质性。

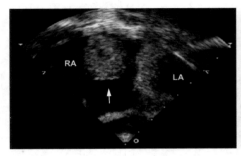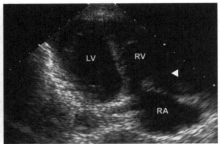

图 12-10　超声下心脏血管肉瘤

注：LA，左心房；RA，右心房；LV，左心室；RV，右心室。箭头示超声下心脏血管内瘤。

目前，细胞学及免疫组化仍是心脏血管肉瘤诊断的"金标准"。在组织学上，原发性心脏血管肉瘤通常主要为实体生长模式，具有上皮样或纺锤形形态。除了对常规血管标志物 CD31 和 CD34 具有强阳性，肿瘤细胞还持续表达 *FLI-1* 和 *WT-1*，对 *p53* 有局部反应，*Ki67* 表达率较高。

心脏血管肉瘤通常预后较差，生存期较短，平均约为 1 年。在临床上，同时考虑到病灶所在的位置、深度、血管肉瘤的高度侵袭性、严重的术后并发症、转移性扩散等，完全切除又往往存在一定困难，且切除后易复发。对于腔内心脏原发恶性肿瘤或肿瘤侵犯心肌等周围组织时，行手术治疗多属姑息性，进行部分切除解除梗阻，以期改善血流动力学。术后放疗或化疗可能延长生存期。对于无浸润转移的心脏原发恶性肿瘤，心脏原位移植术可明显提高长期生存率。

从基因层面上，原发性心脏血管肉瘤存在许多可值得进一步探索的领域，使得靶向免疫治疗为其预后开辟出了一条新的道路。内皮细胞中 *PLCg1-R707Q* 的表达对增殖率无影响，但增加了细胞凋亡抵抗、迁移和侵袭性，*PLCg1-R707Q* 突变导致 *PLCg1* 的结构性激活，其构成的 *KDR/PLCg1* 信号通路参与了很大部分心脏血管肉瘤的发病机制，这可能是治疗心脏血管肉瘤的潜在靶点。

致　谢

感谢一起参与讨论的各位专家，胸心外科王宜青教授、心内科施海明教授、心内科黄国情教授、胸心外科庞烈文教授、急诊科陈明泉教授、病理科胡小木医生，多科协作，守护生命。

推荐阅读

1. BELLITTI R, BUONOCORE M, DE ROSA N, et al. Primary cardiac angiosarcoma in a 25-year-old man: excision, adjuvant chemotherapy, and multikinase inhibitor therapy [J]. Tex Heart Inst J, 2013,40(2):186-188.

2. BURKE A, TAVORA F. The 2015 WHO Classification of Tumors of the Heart and Pericardium [J]. J Thorac Oncol, 2016,11(4):441-452.

3. CHEN T W, LOONG H H, SRIKANTHAN A, et al. Primary cardiac sarcomas: a multinational retrospective review [J]. Cancer Med, 2019,8(1):104-110.

4. BRIGNOIE M, MOYA A, DE LANGE F J, et al. 2018 ESC Guidelines for the diagnosis and management of syncope [J]. Rev Esp Cardiol (Engl ed), 2018,71(10):837.

5. GE Y, RO J Y, KIM D, et al. Clinicopathologic and immunohistochemical characteristics of adult primary cardiac angiosarcomas: analysis of 10 cases [J]. Ann Diagn Pathol, 2011,15(4):262-267.

6. JANG Y, KIM J, SHIM J W, et al. Primary cardiac angiosarcoma: a prolonged response to surgical resection followed by concurrent chemoradiotherapy with docetaxel [J]. Springerplus, 2016,5:648.

7. KUNZE K, SPIEKER T, GAMERDINGER U, et al. A recurrent activating PLCG1 mutation in cardiac angiosarcomas increases apoptosis resistance and invasiveness of endothelial cells [J]. Cancer Res, 2014,74(21):6173-6183.

8. LI H, YANG S, CHEN H, et al. Survival after heart transplantation for non-metastatic primary cardiac sarcoma [J]. J Cardiothorac Surg, 2016,11(1):145.

9. MOTWANI M, KIDAMBI A, HERZOG B A, et al. MR imaging of cardiac tumors and masses: a review of methods and clinical applications[J]. Radiology, 2013,268(1):26-43.

10. NAKAMURA-HORIGOME M, KOYAMA J, EIZAWA T, et al. Successful treatment of primary cardiac angiosarcoma with docetaxel and radiotherapy [J]. Angiology, 2008,59(3):368-371.

11. RAY-COQUARD I L, DOMONT J, TRESCH-BRUNEEL E, et al. Paclitaxel Given Once Per Week With or Without Bevacizumab in Patients With Advanced Angiosarcoma: A Randomized Phase II Trial [J]. J Clin Oncol, 2015,33(25):2797 - 802.

12. TORABI S, ARJOMANDI RAD A, VARDANYAN R, et al. Surgical and multimodality treatment of cardiac sarcomas: A systematic review and meta-analysis [J]. J Card Surg, 2021,36(7):2476 - 2485.

13. ZHANG Z Y, GAO X, BAI C M, et al. Clinical and radiologic characteristics as well as outcomes of patients with primary cardiac angiosarcoma [J]. Zhonghua Xin Xue Guan Bing Za Zhi, 2019,47(9):731 - 736.

（吴　若　陈明泉）

图书在版编目(CIP)数据

华山探案疑难病例集. 第一季/王惠英,叶红英主编.—上海:复旦大学出版社,2023.6
ISBN 978-7-309-16496-1

Ⅰ.①华… Ⅱ.①王… ②叶… Ⅲ.①疑难病-病案-汇编-中国 Ⅳ.①R442.9

中国版本图书馆 CIP 数据核字(2022)第 194487 号

华山探案疑难病例集(第一季)
王惠英　叶红英　主编
责任编辑/王　瀛

复旦大学出版社有限公司出版发行
上海市国权路 579 号　邮编:200433
网址:fupnet@ fudanpress.com　http://www.fudanpress.com
门市零售:86-21-65102580　　团体订购:86-21-65104505
出版部电话:86-21-65642845
上海丽佳制版印刷有限公司

开本 787×1092　1/16　印张 15.25　字数 250 千
2023 年 6 月第 1 版
2023 年 6 月第 1 版第 1 次印刷

ISBN 978-7-309-16496-1/R·1993
定价:118.00 元